儿童生长发育
简明手册

Ertong Shengzhang Fayu Jianming Shouce

U0370406

主 编

张雪荣 刘建忠 段云雁

副主编

邓丽华 陈逸驰 王文广 张 明 于晓林

参 编

蔡 燕	陈 瑶	崔荣华	郭杏华	黄晓琳	李桂花	李 卉
刘 洋	罗接红	彭 真	邱 悦	王 莉	王林群	余远瞻
吴玉芳	蔡 强	陈格格	冯曼琳	何柳霞	黄田田	霍菀菁
江锦雯	雷恩泽	王 格	赵长青	朱 瑶		

华中科技大学出版社
http://press.hust.edu.cn
中国 · 武汉

内 容 简 介

　　本书以儿童生长发育为主题,采用问答形式,总体介绍了儿童生长发育基础知识,儿科疾病中医药治疗护理与儿童行为矫正,儿童营养与营养性疾病基础知识等。本书大部分章节中还穿插了面向家长等非专业人群的"你问我答"环节,让知识更具亲和力和实用性。

　　本书可作为从事儿童生长发育相关疾病临床诊疗工作医师、护士、医技人员的案头工具书,也可作为高等院校相关专业研究生及本科生的教学参考书,还可作为面向家长等非专业人群的医学科普读物。

图书在版编目(CIP)数据

儿童生长发育简明手册 / 张雪荣,刘建忠,段云雁主编.—武汉:华中科技大学出版社,2024.4
ISBN 978-7-5772-0683-7

Ⅰ.①儿… Ⅱ.①张… ②刘… ③段… Ⅲ.①儿童-生长发育-手册 Ⅳ.①R179-62

中国国家版本馆 CIP 数据核字(2024)第 078182 号

儿童生长发育简明手册
Ertong Shengzhang Fayu Jianming Shouce

张雪荣　　刘建忠　　段云雁　主编

策划编辑:黄晓宇　周　琳
责任编辑:马梦雪　李　佩
封面设计:廖亚萍
责任校对:朱　霞
责任监印:周治超
出版发行:华中科技大学出版社(中国·武汉)　　　电话:(027)81321913
　　　　　武汉市东湖新技术开发区华工科技园　　　邮编:430223
录　　排:华中科技大学惠友文印中心
印　　刷:武汉科源印刷设计有限公司
开　　本:787mm×1092mm　1/16
印　　张:19.25
字　　数:483 千字
版　　次:2024 年 4 月第 1 版第 1 次印刷
定　　价:78.00 元

序

　　"儿童健康事关家庭幸福和民族未来。"党中央、国务院高度重视儿童青少年健康问题，不断完善相关制度体系，并制定了一系列促进儿童健康发展的计划和方案。针对儿童医疗卫生服务，国务院有关部门提出："以推进儿童医疗卫生服务高质量发展为目标，坚持中西医结合，强化体系创新、技术创新、模式创新、管理创新，加快儿科优质医疗资源扩容和区域均衡布局，助力人口高质量发展和健康中国建设。"各级医院、医务人员、医学教育工作者积极响应中央号召，将各项方针政策一一落实落细。

　　湖北省中医院儿科在湖北省及周边地区儿科疑难病诊断与治疗、临床骨干力量培养、中医儿科优势病种临床研究等方面发挥着辐射带动作用。值得一提的是，湖北省中医院儿科的生长发育专科从筹备到发展壮大已有十余年历史，现已形成了自己的特色，但在临床、教学中，许多一线或基层医务人员对于儿童生长发育疾病的诊治存在认识上的不足，未能充分发挥中医药的优势，未紧跟现代医学的脚步。鉴于此，湖北省中医院儿科组织长期从事儿童生长发育疾病诊疗工作的专家学者和一线医务人员编写了这本书。

　　相信本书的出版将填补相关专著的空白。它不仅将成为专业人士的得力指南，帮助他们提升应用中医药诊治儿童生长发育疾病的能力，夯实知识基础，扩充知识储备，还将成为广大家长的护航助手，帮助家长正确面对儿童生长发育问题，与儿童一起迎接更美好的明天！

中华中医药学会儿科分会名誉主任委员
中国中药协会儿童健康与药物研究专业委员会主任委员

前言

儿童是家庭的宝贝、祖国的未来、民族的希望。儿童健康是全民健康的基石,促进儿童健康成长,是建设社会主义现代化强国、实现中华民族伟大复兴中国梦的必然要求。在全社会参与的背景下,我们作为一线医务人员,肩负着贯彻《"健康中国 2030"规划纲要》和《中国儿童发展纲要(2021—2030 年)》等政策的责任,承担着为儿童健康成长保驾护航的使命。

近年来,随着全民生活水平的提升、文化教育水平的提高以及预防保健意识的增强,家长对儿童健康的需求不断增加,要求也日益提高。与此同时,儿童生长学习环境的改变和家庭养育方式的调整导致儿童疾病谱发生巨大变化,家长对儿童从生命孕育到生长发育成熟这一特殊阶段的了解可能偏于表浅,对遇到的儿童健康问题可能充满疑惑,对接触的各种科普宣传缺乏正确判断;从事儿童生长发育疾病诊疗工作的医务人员需要不断巩固自己的医学基础,更新知识储备,不仅要吸收前沿的西医理论技术,也要深入发掘中医药宝库的精华,将它们应用于儿科临床实践。一本内容权威、语言精练、体系完备、逻辑清晰的儿童生长发育相关图书或将惠及相关群体,这正是本书的"缘起"。

本书以儿童生长发育为主题,采用问答形式,总体介绍了儿童生长发育基础知识、儿科疾病中医药治疗护理与儿童行为矫正、儿童营养与营养性疾病基础知识等,在疾病专论部分以营养素、激素或内分泌腺体为主线详细阐释了常见儿童生长发育疾病的发生与发展机制、诊疗思路和方法。特别值得一提的是,本书大部分章节中穿插了面向家长等非专业人群的"你问我答"环节,让知识更具亲和力和实用性。我们希望这本书能够成为家庭、学校和医疗机构等不同场合的实用工具,为儿童的健康成长贡献一份力量。

最后,由衷感谢您选择阅读本书。尽管本书是集体智慧的结晶和精心编写的成果,我们期望本书可以成为您案头的"宝贝",但书中不妥之处在所难免,恳请广大读者不吝赐教。

编　者

目　录

第1章
儿童生长发育基础知识

本章重要主题词提示

胎儿期(fetus period),新生儿期(neonatal stage),婴儿期(infancy),幼儿期(toddlerhood),学龄前期(preschool stage),学龄期(school stage),青春期(puberty)

体重(body weight),身高(height),头围(head circumference),胸围(chest circumference),骨龄(bone age),标准差(standard deviation,SD),百分位数(percentile),标准差的离差(standard deviation score,SDS;Z-score,Z 积分),体质指数(body mass index,BMI),智龄(mental age,MA),智商(intelligence quotient,IQ),发育商(developmental quotient,DQ)

1.1　儿童年龄分期

1.1.1　对儿童进行年龄分期有何意义

儿童生命活动自胚胎时期开始,始终处在生长发育的动态、连续变化过程中。不同年龄段的儿童,其形体、生理、病理等方面有不同的特点,养育、保健、疾病防治等方面也有不同要求。因此,有必要对儿童进行年龄分期。

1.1.2　如何对儿童进行年龄分期

古代医家已有儿童年龄分期的概念。《灵枢·卫气失常》中就已提出"十八已上为少,六岁已上为小"。《小儿卫生总微论方》认为"当以十四以下为小儿治"。《寿世保元》中更将儿童细分为婴儿、孩儿、小儿、龆龀、童子、稚子等。

现代将 18 岁以内的儿童,根据各阶段特点分为胎儿期(fetus period)、新生儿期(neonatal stage)、婴儿期(infancy)、幼儿期(toddlerhood)、学龄前期(preschool stage)、学龄期(school stage)、青春期(puberty)七个阶段。

1. 胎儿期

从男女生殖之精相合而受孕,直至分娩断脐,属于胎儿期。胎龄从孕妇末次月经的第 1 天算起为 40 周。

胎儿与其母借助胎盘、脐带相连,完全依靠母体气血供养,在胞宫内生长发育。这一时期既受到父母体质强弱、遗传因素的影响,又受到孕母之营养、心理、精神状况、卫生环境等条件的影响。《小儿药证直诀·变蒸》指出的"小儿在母腹中乃生骨气,五脏六腑成而未全",是对胎儿期特点的高度概括。另外,国际上将胎龄满 28 周至出生后 7 足天,定义为围生期。

2. 新生儿期

自出生后脐带结扎时起至生后满 28 天,称为新生儿期。新生儿刚刚脱离母体独立生存,需要在短时期内适应新的内外环境变化。由于生理调节和适应能力不成熟,常有产伤、感染、窒息、出血、溶血及先天畸形等现象发生。此时体质尤其稚嫩,五脏六腑皆成而未全、全而未壮,极易受到损伤。

3. 婴儿期

出生 28 天后至 1 周岁为婴儿期,亦称乳儿期。本期婴儿已初步适应了外界环境,生长发育特别迅速。1 周岁与出生时相比,儿童体重增至 3 倍,身长增至 1.5 倍,头围增大 1/3 左右。脏腑功能也在不断发育完善,处于乳类喂养并逐渐添加辅食的阶段,机体发育快,营养需求高。

4. 幼儿期

1 周岁后至 3 周岁为幼儿期。本期幼儿体格生长速度减慢,但功能方面的发育速度加快,如学会了走路,接触周围事物的机会增多,智能发育迅速,语言、思维和感知、运动的能力增强。同时,此期幼儿 20 颗乳牙逐渐出齐,咀嚼能力增强,并处于断乳后食物品种转换的过渡阶段。

5．学龄前期

3周岁后至6周岁为学龄前期，也称幼童期。本期儿童体格生长速度减慢而智能渐趋完善，好奇、爱问、求知欲强、可塑性高，是儿童性格特点形成的关键时期，也是智能开发的最佳年龄段。应加强思想品德教育，重视口腔及眼卫生，保护好牙齿和视力。

6．学龄期

6周岁后至青春期来临为学龄期。本期泛指进入小学以后至青春期到来的一段时间。此期儿童体格生长稳步增长，乳牙脱落，换为恒牙，脑的形态发育已基本与成人相同，智能发育更成熟，自控、理解分析、综合等能力均进一步增强，已能适应学校、社会的环境。

7．青春期

女孩自11～12岁（也有文献认为是10～12岁）到17～18岁，男孩自13～14岁（也有文献认为是12～14岁）到18～20岁，为青春期，是儿童向成人过渡的时期。本期体格生长迅速，生殖系统逐渐发育成熟，第二性征（secondary sexual characteristics）逐渐明显。因受地区、气候、种族等因素的影响，发育年龄有一定差异。一般女孩比男孩发育约早2年。近几十年来，儿童进入青春期的平均年龄有提前的趋势。

本期儿童生理特点是肾气盛、天癸至、阴阳和。形体增长出现第二个高峰，精神发育由不稳定趋向成熟，是人生观和世界观形成的关键期。生殖系统迅速发育成熟是本期的突出特点，此期女孩乳房隆起、月经来潮；男孩喉结显现、变音、长胡须、遗精等。因此，应做好本期多发疾病的防治工作，合理进行生理、心理卫生和性知识教育，培养良好的道德情操，建立正确的人生观，保障青春期的身心健康。

1.1.3　各个年龄分期的保健要点是什么

1．胎儿期及围生期的保健要点

胎儿完全依靠母体而生存，孕母的饮食营养、起居劳逸、情绪状况等都影响着胎儿的生长发育，故要特别强调做好胎儿期与围生期的保健。

（1）父母婚前应做遗传咨询，预防遗传性疾病。

（2）避免接触放射线、烟、酒以及铅、苯、汞、有机磷农药等有害物质。

（3）保证孕母的营养充足，妊娠后期应加强铁、锌、钙、维生素D等重要营养素的补充。

（4）定期产检，特别是高危产妇须做产前筛查。

（5）预防并及时处理围生期缺氧、窒息、低体温、低血糖、低血钙和颅内出血等症状。

（6）预防产时感染，对早产儿、低体重儿、宫内感染儿、产时异常儿等高危儿应予以特殊监护。

2．新生儿期的保健要点

（1）出生时应注意保暖，产房室温宜为25～28 ℃。

（2）新生儿娩出后迅速清理其口腔内黏液，保证呼吸道通畅；保暖及严格消毒，结扎脐带。

（3）记录出生时评分、体温、呼吸、心率、体重与身长。

（4）除高危新生儿外，应做到新生儿与母亲的早接触、早开奶，并应母婴同室，按需喂母乳。

（5）新生儿居室内温度宜保持在 22 ℃左右,湿度为 55％左右。

（6）指导母亲维持良好的乳汁分泌,以满足新生儿生长所需,确实母乳不足或无法进行母乳喂养时,应正确指导母亲进行科学的人工喂养。

（7）保持皮肤清洁,选择柔软的衣服与尿布。

（8）进行早教,开展新生儿抚触。

3. 婴儿期的保健要点

本期是婴儿生长发育最迅速的时期,需要丰富的营养物质,必须合理喂养。

（1）提倡婴儿纯母乳喂养至 4～6 个月,如母乳不足可根据需要选择适合年龄段的配方奶。

（2）4～6 个月开始添加辅食。

（3）每 3 个月体检一次,早期筛查缺铁性贫血、佝偻病、发育异常等疾病。

（4）训练婴儿被动体操,促进感知觉发育。

（5）按计划免疫程序接受基础免疫。

4. 幼儿期的保健要点

本期幼儿体格发育速度较前减慢,与周围环境接触增多,语言、动作及思维活动发展迅速。

（1）注意断奶前后的合理喂养。

（2）培养幼儿良好的生活习惯,并重视幼儿的早期教育。

（3）预防疾病,同时也要注意防止异物吸入、烫伤、跌伤等意外事故的发生。

5. 学龄前期的保健要点

本期儿童大脑皮质功能迅速发育,智能发育快,理解能力增强,具有不少抽象的概念,如数字、时间等;能开始用较复杂的语言表达自己的思维和感情,求知欲强,好奇,好问,好模仿。

（1）接触外界机会较前明显增多,感染机会增多。

（2）逐步、正确地引导其认识客观世界。

（3）加强看护、教育,并继续做好预防保健工作。

6. 学龄期的保健要点

（1）本期儿童求知欲强,除保证营养外,应培养良好的学习习惯。

（2）加强素质教育,开展体育锻炼。

（3）合理安排生活,预防屈光不正、龋齿等的发生。

（4）进行法治教育,学习交通规则,减少意外事故的发生。

7. 青春期的保健要点

青春期为体格发育的第二个高峰期。不仅体重、身高有较大幅度的增长,且第二性征逐渐明显。"肾气盛,天癸至",生殖器官迅速发育,女孩开始有月经,男孩可发生遗精等。

（1）本期应对儿童进行正确的性教育。

（2）培养良好的性格和道德情感,树立正确的人生观。

（3）注意心理及行为的教育,促进青少年身心健康成长。

1.2　儿童体格生长

1.2.1　儿童体格生长的一般规律有哪些

由于生长是受先天遗传和后天环境因素综合影响的复杂生物学过程,因此,每个儿童的生长过程必然会有差别。但是每个儿童的生长过程大致是相同的,一般遵循以下规律。

(1)生长呈连续性和阶段性。所有儿童的生长过程都是连续不断进行的,连续的生长过程又具有阶段性的特点。

(2)身体各部位的生长有一定程序。胎儿形态发育首先是头部,然后是躯干,最后为四肢。

(3)生长速度不均衡。人体的生长发育是快慢交替的,在生长全过程中有两个生长突增高峰。由于身体各部位的生长速度不同,因此在整个生长发育过程中身体各部位的增加幅度也不一样。

(4)体格生长存在个体差异,但又相对稳定。由于遗传因素和环境因素的共同作用,儿童的生长存在个体差异,同时每个儿童生长的实测值在各个时期都相对稳定于同一等级中,一般不超越上一个等级或低于下一个等级。相关的生长指标间的发育等级也基本一致,即某一指标测量值较大的儿童,其另一相关指标测量值通常也较大,反之亦然。

1.2.2　儿童体格生长如何评价

1. 生长标准值(参照值)的制定

为了确定个体或儿童群体的生长是否正常,就需要提供生长的客观数据以供比较。有了一个可供比较的标准,就能够:

(1)识别一个地区中需要特别护理的个体和儿童群体。

(2)用于诊断影响生长发育的疾病,了解患儿对治疗的反应。

(3)判别一个人群或亚人群的健康和营养状态。

出于这些目的,生长的标准应该具有代表性,只有没有任何疾病或疾病危险因素的健康儿童才能用于建立这种标准。

大多数儿童的生长标准是在相对有代表性的大样本儿童群体的体格发育横断面调查基础上制定的。如果要评价个体儿童的生长过程,就需要纵向标准,并按性别、年龄分别制定。

2. 标准值(参照值)的统计学表示方法

(1)离差法(标准差法):以平均值($\bar{x}$)加减标准差(standard deviation,SD)的方法来表示。适用于呈正态分布的数据。$\bar{x}\pm1\,SD$ 包括样本的 68.2%;$\bar{x}\pm2\,SD$ 包括样本的 95.4%;$\bar{x}\pm3\,SD$ 包括样本的 99.7%。一般以 $\bar{x}\pm2\,SD$ 为正常范围。

(2)百分位数法:将变量值按从小到大的顺序排列,将最小值与最大值分为 100 等份,每一等份为一个百分位。按从小到大的顺序确定各百分位的数值,即百分位数(percentile)。当变量值呈非正态分布时,百分位数能更准确地反映出所测数值的分布情况。一般多采用第 3、10、25、50、75、90、97 百分位数制成表格或曲线供使用,还可以根据需要算出更多更细的百分位数值。一般以 $P_3 \sim P_{97}$ 为正常范围。

3. 离差法和百分位数法的关系

两者的相应数字非常接近。例如 P_{50} 相当于 $\bar{x}$，$P_3 \sim P_{97}$ 包括了样本 94% 的人数，其数据范围相当于 $\bar{x} \pm 2$ SD（包括 95.4% 的人数）。由于样本常呈不完全正态分布，所以用两种方法计算出来的相应数字常略有差别。

在大规模体格发育调查时，所获样本的数据基本呈正态分布，两者的相应数字极近似。百分位数与标准差的关系如下。

(1) $P_{97} = \bar{x} + 1.881$ SD。

(2) $P_{90} = \bar{x} + 1.282$ SD。

(3) $P_{50} = \bar{x}$。

(4) $P_{10} = \bar{x} - 1.282$ SD。

(5) $P_3 = \bar{x} - 1.881$ SD。

4. 标准差的离差法

标准差的离差（standard deviation score，SDS；Z-score，Z 积分）法用偏离该年龄组标准差的程度来反映生长情况，可用于不同人群间的比较。

$$Z = (X - \bar{x})/SD$$

式中，X 为实际测量值；$\bar{x}$ 为平均值；SD 为标准差。Z 在 ± 2.0 以内属正常范围，$Z=0$ 表示实际测量值与该年龄组平均值相等。

5. 指数法

指数法用两项指标间相互关系做比较，比如体质指数（body mass index，BMI）（也称为体重指数或者体质量指数）。

$$BMI = \frac{体重（kg）}{[身高（m）]^2}$$

体质指数能较为敏感地反映体形的胖瘦，受身高的影响较小，与皮脂厚度、上臂围等反映体脂累积程度指标的相关性较高，常用于区别正常或肥胖和评价肥胖程度。

6. 生长曲线图

生长曲线图是根据不同年龄的体格生长标准值（参照值）按百分位数法绘成的曲线图，可以直观、快速地了解儿童的生长情况，通过连续追踪观察可以清楚地了解生长的趋势和变化情况，及时发现生长偏离的现象，以便及早发现原因并采取措施（图 1.1 和图 1.2）。

1.2.3　体重的定义是什么，体重增长如何评价

1. 体重的定义和测量

体重（body weight）是各器官、系统、体液的总重量，其中骨骼、肌肉、内脏、体脂、体液为主要成分。体重是衡量儿童生长发育和营养状况的灵敏指标，也是计算用药剂量及输液量的依据。

测量体重，应在清晨空腹、排空大小便、仅穿单衣的情况下进行。

2. 体重的增长规律

儿童体重增长不是匀速的。儿童年龄越小，体重增长越快。我国儿童体格发育调查资料显示：

(1) 正常足月儿出生后第 1 个月体重增长可达 $1.0 \sim 1.7$ kg，出生后 $3 \sim 4$ 个月体重约为

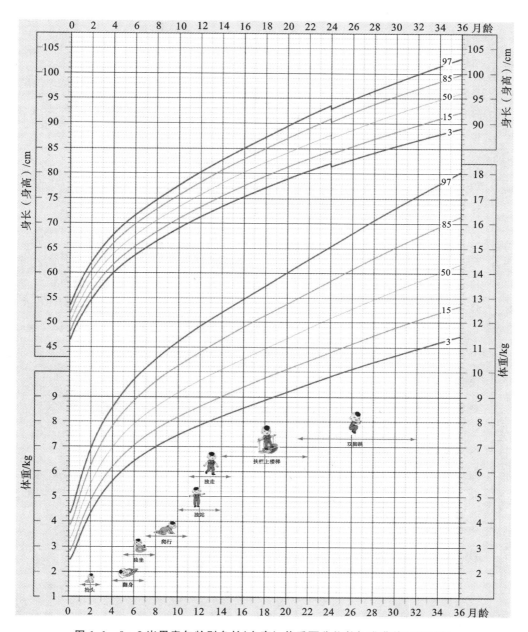

图 1.1 0～3 岁男童年龄别身长(身高)、体重百分位数标准曲线图(示例)

出生体重的 2 倍;出生后前 3 个月体重的增长约等于后 9 个月体重的增长,即 12 月龄时婴儿体重约为出生体重的 3 倍。

(2) 出生后第 1 年是体重增长最快速的时期,为"第一个生长高峰"。

(3) 出生后第 2 年体重增加 2.5～3.0 kg;2 岁后到青春前期体重增长趋于稳定,年增长 2.0～3.0 kg。

(4) 进入青春期后体格生长再次加快,呈现"第二个生长高峰"。

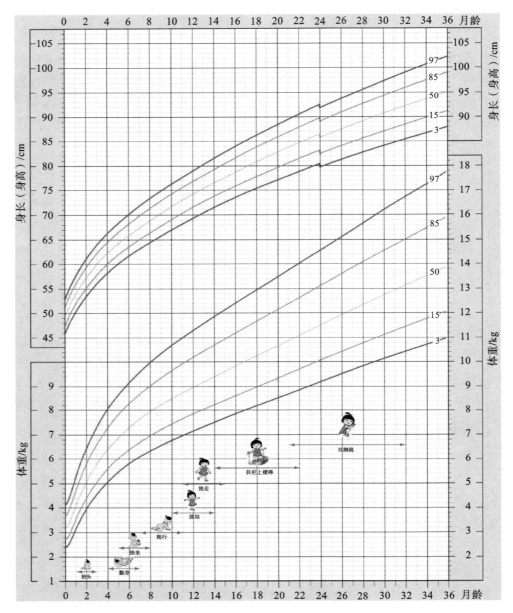

图 1.2　0～3 岁女童年龄别身长(身高)、体重百分位数标准曲线图(示例)

无条件测量体重时,为便于医务人员计算儿童用药量和输液量,可用公式估算体重(表 1.1)。

表 1.1　正常儿童体重估算公式

年　　龄	体　　重/kg
出生	3.25
3～12 个月	[年龄(月)＋9]/2
1～6 岁	年龄(岁)×2＋8
7～12 岁	[年龄(岁)×7－5]/2

3. 体重增长的评价

体重增长过快常见于肥胖症,体重明显低下常见于疳证。

1.2.4　身高(长)的定义是什么,身高(长)增长如何评价

1. 身高(长)的定义和测量

身高(height)是指从头顶至足底的垂直距离,是头、躯干(脊柱)与下肢长度的总和。3 岁以下儿童立位测量结果不够准确,应采取仰卧位测量,称身长(body length);3 岁以后可进行立位测量,称身高。仰卧位与立位测量值相差 1~2 cm。

测量身高时,应脱去鞋袜,摘帽,取立正姿势,枕、背、臀、足跟均紧贴测量尺。

2. 上部量和下部量的测定

此外,还有上部量和下部量的测定。从头顶至耻骨联合上缘的长度为上部量,从耻骨联合上缘至足底的长度为下部量。上部量与脊柱增长关系密切,下部量与下肢长骨的生长关系密切。12 岁前上部量大于下部量,12 岁以后下部量大于上部量。

3. 身高(长)的增长规律

身高(长)的增长规律与体重增长规律相似,年龄越小增长越快,也有婴儿期和青春期两个生长高峰。

(1) 新生儿出生时身长平均为 50 cm。

(2) 出生后第 1 年身长平均增长约 25 cm,其中前 3 个月增长 11~13 cm,约等于后 9 个月的增长,故 1 岁时身长约 75 cm。

(3) 第 2 年增长速度减慢,平均为 10~12 cm,到 2 岁时身长为 85~87 cm。

(4) 2~6 岁平均每年增长 6~8 cm。

(5) 此后到青春前期身高稳步增长,平均每年增长 5~7 cm,至青春期出现第二个身高增长加速期。

正常儿童身高(长)估算公式如表 1.2 所示。

表 1.2　正常儿童身高(长)估算公式

年　　龄	身高(长)/ cm
出生	50
1 岁	75
2~6 岁	年龄(岁)×7+75
7~12 岁	年龄(岁)×6+80

4. 身高(长)增长的评价

身高(长)增长与种族、遗传、内分泌、营养、运动、疾病、睡眠等因素有关,身高(长)显著异常是疾病的表现,身高(长)低于正常值过多,应考虑侏儒症、克汀病、营养不良等。

1.2.5　头围指的是什么,头围如何评价

1. 头围的定义和测量

自眉弓上缘处,经过枕骨结节,绕头一周的长度为头围(head circumference)。

测量时用软卷尺齐双眉上缘,经枕骨结节绕头一周所得的长度即为头围。

2. 头围的增长规律

（1）胎儿期脑发育居各系统的领先地位，故出生时头围相对较大，平均为 34～35 cm。

（2）头围在 1 岁以内增长较快，前 3 个月和后 9 个月都增长 6～7 cm，故 3 个月时约为 40 cm，1 岁时为 45～47 cm。

（3）1 岁以后头围增长速度明显减慢，2 岁时为 47～49 cm；5 岁时为 50～51 cm；15 岁时接近成人，为 54～58 cm。

3. 头围的评价

头围是反映脑发育和颅骨生长的一个重要指标。头围测量在 2 岁以内最有价值。头围过小常提示脑发育不良；头围过大或增长过快则提示脑积水、脑肿瘤的可能。

1.2.6　胸围指的是什么，胸围增长如何评价

1. 胸围的定义和测量

由乳头向后背经肩胛角下缘绕胸一周的长度为胸围（chest circumference），胸围大小与肺和胸廓的发育有关。

测量胸围时，3 岁以下儿童可取立位或卧位，3 岁以上儿童则取立位。被测者处于安静状态，两手自然下垂或平放（卧位时），两眼平视，测量者立于被测者右前侧，用软卷尺由乳头向后背绕肩胛角下缘一周，取呼气和吸气时的平均值。测量时软卷尺应松紧适中，前后左右对称。

2. 胸围的正常增长规律

（1）出生时胸围比头围小 1～2 cm，为 32～33 cm。

（2）1 岁左右胸围约等于头围，出现头围、胸围生长曲线交叉。

（3）1 岁以后胸围发育开始超过头围，1 岁至青春前期胸围超过头围的厘米数约等于儿童年龄（岁）减 1。

3. 胸围增长的评价

头围、胸围生长曲线交叉时间与儿童营养和胸廓发育有关。

（1）肥胖儿由于胸部皮下脂肪厚，胸围可于 3～4 个月时暂时超过头围。

（2）营养较差、患佝偻病等儿童的胸围超过头围的时间可推迟到 1.5 岁以后。

1.2.7　人有几副牙齿，何时萌出，萌出时间和次序与疾病有何关联

1. 人的牙齿

人一生中有两副天然牙，根据萌出时间可分为乳牙（deciduous tooth）和恒牙（permanent tooth）。

（1）乳牙：有 20 颗，上下牙列左、右侧各 5 颗。名称从中线起向两旁，分别为乳中切牙、乳侧切牙、乳尖牙、第一乳磨牙、第二乳磨牙。

（2）恒牙：共 28～32 颗，上、下颌的左右侧各 7～8 颗，名称从中线起向两旁，分别为中切牙、侧切牙、尖牙、第一前磨牙、第二前磨牙、第一磨牙、第二磨牙、第三磨牙。切牙和尖牙位于牙弓前部，统称为前牙；前磨牙和磨牙位于牙弓后部，统称为后牙。牙列中恒牙的数目并非恒定，少数人还有畸形的多余牙；也可因先天牙胚缺失而少牙，以第三磨牙缺失常见。

2. 乳牙与恒牙的萌出时间和次序

一般从出生后 6～8 个月开始萌出乳中切牙，然后依次萌出乳侧切牙、第一乳磨牙、乳尖

牙和第二乳磨牙,2 岁半左右乳牙全部萌出(表 1.3)。

表 1.3　乳牙萌出时间和次序

乳牙名称与次序	萌出时间/月
乳中切牙	6～8
乳侧切牙	8～10
第一乳磨牙	12～16
乳尖牙	16～20
第二乳磨牙	24～30

恒牙萌出早者可于 5 岁、晚者可于 7 岁,一般从 6 岁左右开始,在第二乳磨牙后方萌出第一磨牙(俗称六龄牙),同时中切牙萌出,乳中切牙开始脱落。随后侧切牙、第一前磨牙、尖牙、第二前磨牙、第二磨牙及第三磨牙依次萌出(表 1.4)。有时第二前磨牙较尖牙更早萌出。

一般左、右同名牙多同期萌出,上、下同名牙则下颌牙较早萌出。

表 1.4　恒牙萌出时间和次序

恒牙名称与次序	萌出时间/岁	
	上　　颌	下　　颌
第一磨牙	5～7	5～7
中切牙	7～8	6～7
侧切牙	8～10	7～8
第一前磨牙	10～12	10～12
尖牙	11～13	10～12
第二前磨牙	11～13	11～13
第二磨牙	12～14	11～14
第三磨牙	17～26	17～26

3. 牙齿萌出时间和次序与疾病的关联

出牙时间推迟或出牙顺序混乱,常见于佝偻病、克汀病(又称呆小病)、营养不良等。

1.2.8　颅骨发育有何特点,评价颅骨发育有何意义

1. 骨缝和囟门

颅骨随脑的发育而增长,故其发育较面部骨骼(包括鼻骨、下颌骨)为早。颅骨间小的缝隙为骨缝,大的缝隙为囟门。囟门有前囟、后囟之分。前囟是额骨和顶骨之间的菱形间隙,后囟是顶骨和枕骨之间的三角形间隙。

2. 颅骨的发育和评价

可根据头围大小,骨缝及前囟、后囟闭合早晚来评价颅骨的发育。

(1)因为分娩时婴儿头颅通过产道,故出生时骨缝稍有重叠,出生后 2～3 个月颅骨重叠逐渐消失。

(2)前囟在出生时其对边中点连线长度为 1.5～2.0 cm,后随颅骨发育而增大,6 个月后逐渐骨化而变小,一般在 12～18 个月完全闭合,最迟于 2 岁闭合。

（3）后囟出生时已很小（大约 0.5 cm）或已闭合，最迟于出生后 6～8 周闭合。

前囟检查在儿科非常重要，大小及张力的变化均提示某些疾病的可能。

（1）前囟早闭、头围小提示脑发育不良、小头畸形。

（2）前囟迟闭或过大见于佝偻病、甲状腺功能减退症等。

（3）前囟张力增加常提示颅内压增高。

（4）前囟凹陷则见于脱水。

1.2.9　脊柱发育有何特点

脊柱的变化反映椎骨的生长。出生后第 1 年脊柱生长快于四肢，以后四肢生长快于脊柱。

（1）新生儿时脊柱仅轻微后凸。

（2）婴儿 3～4 个月抬头动作的发育使颈椎前凸，形成颈曲。

（3）6～7 个月会坐时，胸椎后凸形成胸曲。

（4）1 岁左右开始行走，腰椎前凸逐渐形成腰曲，脊柱形成类似于 S 形的弯曲。

（5）6～7 岁时韧带发育完善，以上 3 个脊柱自然弯曲为韧带所固定，脊柱的生理弯曲使身体姿势得到平衡。

1.2.10　什么是骨龄，骨龄如何评价

长骨干骺端的骨化中心随年龄的增长而按一定的顺序和部位有规律地出现，依此可反映骨的发育成熟程度。用 X 线检查测定不同年龄儿童长骨干骺端骨化中心出现时间、数目、形态的变化，并将其标准化，即为骨龄（bone age）。

临床上，婴儿早期应摄膝部 X 线片，年长儿摄左手腕骨的正位片，以了解骨的发育情况，判断骨龄。

出生时腕部无骨化中心，腕部次级骨化中心出现的顺序如下：头状骨、钩骨（3～4 个月）；下桡骨骺（约 1 岁）；三角骨（2～2.5 岁）；月骨（3 岁左右）；大、小多角骨（3.5～5 岁）；舟骨（5～6 岁）；下尺骨骺（6～7 岁）；豆状骨（9～10 岁）。10 岁时出全，共 10 个。故 1～9 岁腕部骨化中心的数目约为其岁数加 1。

临床常测定骨龄以协助诊断某些疾病，如生长激素缺乏症和甲状腺功能减退症、肾小管酸中毒等骨龄明显延后；中枢性性早熟和先天性肾上腺皮质增生症骨龄常超前。

1.2.11　儿童生殖系统的发育过程是怎样的

1. 女性生殖系统发育过程

女性生殖系统发育包括女性生殖器官的形态、功能发育和第二性征发育。第二性征发育顺序为乳房、阴毛、腋毛。乳房发育是第二性征发育出现最早的征象，为青春期始动的标志，多发生在 9～11 岁，继而阴毛和外生殖器发育，出现月经来潮及腋毛发育。女孩从乳房增大到月经初潮平均历时 2.5～3 年。月经初潮标志女性生殖功能发育成熟。

2. 男性生殖系统发育过程

男性生殖系统发育包括男性生殖器官的形态、功能发育和第二性征发育。第二性征发育顺序为睾丸、阴茎、阴囊、阴毛、腋毛发育，以及变声，出现胡须及喉结。出生时睾丸大多已降至阴囊，约 10% 尚位于下降途中某一部位，一般于 1 岁内都会下降到阴囊，少数未降者即为隐睾。睾丸增大是男孩青春期的第一征象，其分泌的雄激素促进第二性征的出现。首次

遗精标志男性性功能发育成熟。从睾丸增大到遗精出现平均历时 3 年。

1.3　儿童智能发育

1.3.1　儿童的感知觉发育有怎样的规律

1. 视觉发育

新生儿出生后对光感已有反应,强光可引起闭目,能看见 20 cm 以内的物体,2～3 个月出现头眼的协调运动,4～5 个月时开始认识母亲的面容,可初步分辨颜色。儿童视觉至 12 岁发育成熟,3 岁之前是视觉发育的关键期。

2. 听觉发育

出生 3～7 天的新生儿已有听力,且相当好,对声音有呼吸节律减慢等反应。3 个月时可以随着声源转头;6 个月时可对母亲的语言有明显的反应;1 岁时能听懂自己的名字;4 岁时听觉发育完善。

3. 味觉发育

新生儿对甜、酸、苦已有不同反应。4～5 个月的婴儿对食物的微小改变很敏感,故应适时添加各种辅食,使之习惯不同味道。

4. 嗅觉发育

儿童的嗅觉发育较慢,6 个月以后才能分辨香臭。

5. 皮肤感觉发育

皮肤感觉包括触觉、痛觉、温度觉和深感觉。新生儿触觉已很灵敏,特别是眼、口、手掌、足底等部位。3 个月时已能区分 31.5 ℃ 与 33 ℃ 水温的差别。

6. 知觉发育

知觉包括空间知觉、时间知觉。婴儿 5～6 个月时已有手眼协调动作;1 岁末开始有时间和空间知觉;3 岁时能辨上下;4 岁时能辨前后;5 岁时能辨自身左右;4～5 岁时有早上、晚上、今天、明天、昨天的时间概念;5～6 岁时能区别前天、大前天、后天、大后天。

1.3.2　儿童的运动发育有怎样的规律

运动发育分为大运动(包括平衡)和细运动两大类,发育规律为自上而下、由近到远、由不协调到协调、先正向动作后反向动作。

1. 大运动

大运动(包括平衡)有抬头、翻身、坐、爬、站立、走、跑、跳等。一般婴儿 3 个月时抬头较稳,6 个月时能双手向前撑住独坐,8～9 个月时可用双上肢向前爬,1 岁时能走,2 岁时会跳,3 岁时能快跑。

2. 细运动

细运动主要是手指的精细动作。一般新生儿能紧握拳,3 个月时能有意识地握物,3～4 个月时能玩弄手中物体,6～7 个月时出现换手、捏与敲等探索性动作,9～10 个月时能用拇指取细小物品,12～15 个月时能用匙取食、乱涂画,2～3 岁时会用筷子,4 岁时能自己穿衣、绘画及写字。

1.3.3　儿童的语言发育有怎样的规律

语言是表达思维、意识的一种方式,正常的听觉和发音器官是语言发育的基础;语言发育与神经发育密切相关,并与后天教养有关。儿童学说话一般分为以下四个阶段。

(1) 发音阶段:新生儿会用哭声表达饥饿或疼痛,没有其他发音。2个月时能发出和谐喉音;3个月时发出喃喃之声。

(2) 咿呀学语阶段:5～6个月时会发出单调音节;7～8个月时会发复音,如"爸爸""妈妈"等,并可重复成人所发简单音节。

(3) 单语单句阶段:1岁以后能说日常生活用语,如吃、睡、走等;15个月时能说出自己名字;18个月时能讲单句,能用语言表达自己的要求,如喝奶等。

(4) 成语阶段:2岁后能进行简单交谈,4～5岁时能用完整的语言表达自己的意思,7岁以后能较好掌握语言。

1.3.4　儿童注意的发展过程是怎样的

注意是人的心理活动集中于一定的人或物,是一切认知过程的基础。注意可分无意注意和有意注意,前者是自然发生的,不需要任何努力;后者为自觉的、有目的的行为。两者在一定条件下可以互相转化。

新生儿已有非条件的定向反射,如大声说话可使其停止活动。婴儿期以无意注意为主,3个月开始能短暂地集中注意人脸和声音,强烈的刺激如鲜艳的色彩、较大的声音或需要的物品(奶瓶等)都能成为婴儿无意注意的对象。随着年龄的增长,活动范围的扩大,生活内容的丰富,以及动作和语言的发育,儿童逐渐出现有意注意,但幼儿期注意的稳定性差,易分散、转移;5岁以后儿童才能较好地控制注意力。

1.3.5　儿童的记忆发展过程是怎样的

记忆是将所学得的信息"贮存"和"读出"的神经活动过程,是人脑对过去认识的反映,凡是见过、听过、吃过、读过、做过和学过的……都会在大脑留下痕迹,并在一定条件下得到恢复,这就是记忆。记忆分为形象记忆、逻辑记忆、情绪记忆和动作记忆。

1岁以内婴儿只有再认而无重现,随着年龄的增长,重现能力亦增强。3岁儿童可重现几个星期前的事情,4岁可重现几个月前的事情。婴幼儿期的记忆特点是时间短、内容少,易记忆带有欢乐、愤怒、恐惧等情绪的事情,且以机械记忆为主,精确性差。随着年龄的增长和思维、理解、分析能力的发展,儿童有意识的逻辑记忆逐渐发展,记忆内容也越来越广泛、复杂,记忆的时间也越来越长。

1.3.6　儿童思维的发育规律是怎样的

思维是应用理解、记忆、综合和分析能力来认识事物的本质和掌握其发展规律的一种精神活动,是心理活动的高级形式。思维的发展可分为四个阶段:感知动作思维、具体形象思维、抽象逻辑思维和辩证逻辑思维。儿童3岁前只有最初的形象思维,随着年龄的增长,逐渐学会了综合、分析、分类、比较和抽象等思维方法,使思维具有目的性、灵活性和判断性,最后发展成独立思考的能力。

1.3.7　儿童性格的发育规律是怎样的

性格是指人在对事、对人的态度和行为方式上所表现出来的心理特点,如英勇、刚强、懦弱、粗暴等。儿童性格的形成、变化是在社会生活和教育条件的影响下,经过不断的量变和质变而发展起来的。由于每个人的生活环境、心理特征不同,因而表现在对人、对事的兴趣、能力、适应程度等方面的性格特征也各不相同。儿童性格特征的形成和建立,是随着儿童的生长发育逐步完成的。

(1) 新生儿期开始有相应的性格表现。比如当母亲将新生儿抱在怀里时,其会有积极的探寻母乳的表现。在出生后的第 2 个月,就能对照顾者表现出特有的"天真快乐反应",注视照顾者的脸,手脚乱动,甚至表现出微笑的样子。这种最初的性格表现是多变而不稳定的,个体特征也是不鲜明的。儿童不断成长发育,性格的个体特征逐渐鲜明、稳定。

(2) 婴儿期由于一切生理需要依赖于成人的照顾,因而随之建立的是以相依情感为突出表现的性格。2～3 个月的婴儿以笑、停止啼哭、伸手、用眼神或发出声音等表示见到父母的愉快心情;3～4 个月会对外界感到高兴的事情表现出大笑;7～8 个月会对不熟悉的人表现出认生;9～12 个月会对外界不同的事情做出许多不同的面部表情;18 个月的幼儿逐渐建立了自我控制能力,在成人附近可以独自玩耍较长时间。

(3) 幼儿期由于已经能够行走,并且具备了一定的语言表达能力,性格的相依性较前减弱。但是,由于幼儿的行为能力和语言表达能力都非常有限,对成人仍有很强的依赖性,因此常表现为相依情感与自主情感或行为交替出现的性格特征。幼儿在 2 岁左右就表现出对父母的依赖性减弱,不再认生,较之前易与父母分开;3 岁后可与小朋友做游戏,能表现出自尊心、害羞等。

1.3.8　儿童智能发育如何评价

1. 智能评价方法

儿童神经心理发育水平表现在感知、运动、语言和心理过程等各种能力及性格方面,对这些能力和特征的检查称为心理测验(psychological test)。婴幼儿期心理测验常称为发育测验或发育评估。采用的儿童心理测验方法有发育量表、智力测验、适应行为等多种类型,依据其作用和目的又可分为筛查性测验(screening test)和诊断性测验(diagnostic test)两大类,其区别如表 1.5 所示。

表 1.5　儿童智能发育筛查性测验与诊断性测验的区别

项　　目	筛查性测验	诊断性测验
测验目的	了解被测儿童发育程度,将智能发育可疑或有问题的儿童筛查出来	对智能发育有问题的儿童做全面评估
量表特点	方法简单	设计严谨,方法复杂
测试时间	10～15 分钟	1～2 小时
结果判断	正常或可疑、异常	智商或发育商
适用对象	正常儿童、高危儿以及可能有问题的儿童	筛查结果有问题的儿童、需要早期干预的对象

2. 智龄、智商、发育商

（1）智龄（mental age，MA）。1908 年法国实验心理学家比奈（Alfred Binet）在比奈-西蒙量表（Binet-Simon scale）首次提出用智龄的概念描述一个人智力发育水平的年龄。如一个人智力测试的结果是 7 岁智龄，则智力水平相当于 7 岁儿童。一般认为：智龄大于生理年龄的儿童智力水平高，智龄等于生理年龄者智力水平中等，智龄低于生理年龄者则智力水平落后。采用智龄表示使智力测验的结果变得简单明了，易于理解，有益于临床制订康复干预计划和评估效果。但智龄只表示一个人智力的绝对水平，难以进行不同年龄儿童智力水平比较，也难以进行儿童群体间的评估。

（2）智商（intelligence quotient，IQ）。1916 年德国汉堡大学心理学教授斯腾（William Stern）提出心理商数的概念，即智龄与实际年龄的比值（心理商数＝智龄/实际年龄）。美国斯坦福大学著名心理学教授推孟（L. M. Terman）将心理商数修改为智商，即智商＝（智龄/实际年龄）×100。智商用以表示一个人的智力水平，采用智商可比较不同年龄儿童的智力水平。如一个 5 岁儿童智龄为 5 岁，则 IQ 为 100 分；若 5 岁儿童智龄为 3 岁，则智商为 60 分。因智商结果表示的是相对智力水平，可进行不同年龄儿童的智力水平比较。智商和智力是两个不同的概念。智力是心理测试的绝对分数，随年龄增长智力分数增加，但智商是智力水平（测试分数）与同龄儿童的平均数之比，因此智商相对稳定。

（3）发育商（developmental quotient，DQ）。婴幼儿期是中枢神经系统和感知、运动、语言发展迅速而更趋完善的时期，用发育测试来评价婴幼儿神经心理行为发展，了解被测儿童神经心理发展所达到的程度，结果用发育商表示。

1.3.9　儿童有哪些较为常见的心理行为问题

心理行为问题在儿童生长发育过程中较为常见，对儿童身心健康的影响较大。调查显示，我国儿童心理行为问题检出率为 13.97%～19.57%。儿童心理行为问题多表现在儿童日常生活中，容易被家长忽略或被过分夸大。因此，区别正常或异常的儿童心理行为非常必要。

儿童心理行为问题一般可分为以下几种。

（1）生物功能行为问题，如遗尿、夜惊、睡眠不安、磨牙等。

（2）运动行为问题，如吮手指、咬指甲、挖鼻孔、儿童擦腿综合征、儿童多动综合征等。

（3）社会行为问题，如攻击、破坏、说谎等。

（4）性格行为问题，如忧郁、社交退缩、违拗、发脾气、屏气发作、胆怯、过分依赖、嫉妒等。

（5）语言问题，如口吃等。

儿童心理行为问题的发生与生活环境、父母教养方式、父母对子女的期望等显著相关。男孩的心理行为问题多于女孩，男孩多表现为运动行为问题和社会行为问题，女孩多表现为性格行为问题。多数心理行为问题可在发育过程中自行消失。

1.4　儿童生理病理特点

1.4.1　为什么要了解儿童的生理病理特点

儿童从出生到成人,处在不断生长发育的过程中,在形体和生理、病因、病理、对药物治疗的反应等多方面,都与成人有着显著的不同,不同年龄阶段的儿童也有不同的生理病理特点。

1.4.2　儿童的生理特点是什么

儿童的生理特点概括起来就是"脏腑娇嫩,形气未充;生机蓬勃,发育迅速"。儿童时期机体各系统和器官的形态发育及生理功能均不完善,处在不断成熟和不断完善的过程中,年龄越小,这种特点表现得越突出。不过在生长发育过程中,无论是机体的形态结构,还是各种生理功能,都能迅速地向着成熟完善的方向发展,年龄越小,这种发育速度越快。

1.4.3　儿童的病理特点是什么

儿童的病理特点归纳起来就是"发病容易,传变迅速,脏气清灵,易趋康复"。儿童的病理特点是由生理特点决定的。脏腑娇嫩,形气未充,抗病能力也较弱,故发病容易,传变迅速;生机蓬勃,发育迅速,故脏气清灵,易趋康复。

1.4.4　为什么有的说儿童是"稚阴稚阳",有的又说是"纯阳"

"稚阴稚阳"是古代医家对儿童脏腑娇嫩,形气未充特点的概括,主要是指儿童在物质基础与生理功能上都是幼稚和不完善的,需要不断地生长发育,充实完善。"纯阳"则是对生机蓬勃,发育迅速这一特点的概括,好比旭日之初升,草木之方萌,蒸蒸日上、欣欣向荣的蓬勃景象。"稚阴稚阳"和"纯阳"分别从两个方面概括了儿童的生理特点,相互之间并不矛盾。

1.4.5　为什么儿童发病容易,传变迅速

由于儿童脏腑娇嫩,形气未充,形体和功能均较脆弱,对疾病的抵抗力较差,加之寒暖不知自调,乳食不知自节,一旦调护失宜,则六淫易犯、乳食易伤,故病理上表现为易于发病,易于传变,年龄越小则越突出。

儿童疾病的发生,在病因和临床表现方面与成人相比均有明显差别,这是由儿童的生理特点所决定的,主要包括两个方面:一是机体正气不足,御邪能力低下;二是对某些疾病有易感性。

1. 儿童常患的疾病

除先天禀赋不足(如解颅、五迟、五软)和新生儿特有疾病外,儿童外感疾病和脾胃疾病更为多见。儿童肺常不足,肌肤疏薄,腠理不密,加之寒暖不知自调,护理失当,外邪易从口鼻而入,以致肺气失宣,发生感冒、咳嗽、肺炎喘嗽等肺系病证;儿童脾常不足,运化力弱,由于生长发育的需要,力求多摄取营养以供其所需,胃肠负担相对较重,加之儿童乳食不知自节,若稍有调护不当,内伤饮食,易发生呕吐、泄泻、积滞、疳证等脾胃系病证;儿童脏腑经络

柔嫩,内脏阴精不足,感邪后邪气易于枭张,从阳化热,由温化火,易致热极生风、邪陷心肝而发生惊搐、昏迷等心肝系证证;儿童肾常虚,精髓未充、骨气未成,先天肾气虚弱,若后天失于调养,影响儿童生长发育,易患五迟、五软、鸡胸、龟背等证;肾阳不足、下元虚寒,不耐寒凉攻伐,若用药不慎,易患遗尿、虚损等病证。总之,儿童有"肺娇易病、脾弱易伤、心热易惊、肝肾易搐、肾虚易损"的特点。

2. 容易感冒的原因

从中医理论而言指"肺常不足"。肺为娇脏,主一身之气,开窍于鼻,司呼吸,外合皮毛。儿童肺脏娇嫩不足,卫外功能未固,对外感邪毒侵袭后的抗御能力较差,外感诸因易客犯肺系而发病。从现代医学看,儿童呼吸功能发育不完善。一来儿童肺泡数量少且面积小,弹力纤维发育较差,二来儿童呼吸道免疫功能低下,呼吸道短且较狭窄,从母体获得的先天免疫抗体逐渐消失,后天免疫抗体尚未产生,免疫功能较差,因此易感染呼吸道疾病。

3. 容易消化不良的原因

理论上来说是"脾常不足",是指脾胃之体成而未全,脾胃之气全而未壮,儿童脾胃功能发育未完善,运化能力比较薄弱。消化道的腺体(如唾液腺、胃腺、胰腺等)发育不足,消化酶分泌量少,导致对食物的消化力弱,传导功能也弱。另外,儿童生长发育迅速,对水谷精微营养的需求相对较多,胃肠负担过重,脾胃功能相对不足,所以特别容易消化不良。

4. "肾常虚"的内涵

"肾常虚"是指儿童之肾阴肾阳均未充盈、成熟。中医言"肾藏精,主骨,为先天之本",肾的生理功能对处在生长发育动态中的儿童尤为重要,直接关系到儿童骨骼、脑、发、耳、齿的形态和功能。儿童气血未充,肾气未固,则表现为:①儿童肾的气血未充,骨骼未坚,齿未长或长而未坚。②儿童生殖系统到青春期才开始迅速发育并逐渐成熟,具备生殖能力。③婴幼儿二便不能自控或自控能力弱等。年龄越小,对二便的控制力越弱。

1.4.6　为什么儿童病起来变化很快,好得也很快

儿童一旦患病,邪气易实而正气易虚。实证往往迅速转化为虚证,或者转为虚实并见之证;虚证往往兼见实象,出现错综复杂的证候。如感受外邪,化热化火,灼伤肺津,炼液为痰,痰热闭肺,发生肺炎喘嗽(实证);肺气闭阻,气滞血瘀,心血运行不畅,出现心阳虚衰、阳气外脱之证(虚证);又如内伤乳食,发生泄泻(实证),但若暴泻或久泻,津伤液脱,则出现伤阴或阴损及阳、阴阳两伤之证(虚证)。同时,又由于儿童"稚阴稚阳"的特点,患病之后不但寒证易于转化为热证,也容易从热证转化为寒证,如表寒证不及时疏解,风寒可迅速化热入里,或致阳热亢盛,热盛生风。如急惊风(实热证),可因正不胜邪瞬即出现面色苍白、脉微肢冷等虚寒危象;实热证误用或过用寒凉清下,也可导致下利厥逆之证(里寒证)。总之,儿童病证的寒、热、虚、实的相互转化特别迅速,寒热互见,虚实并存,或寒热虚实错综复杂,是儿科病证的表现特点。

虽然儿童发病容易,传变迅速,但儿童活力充沛,对药物的反应灵敏;病因单纯,忧思较少,精神乐观。只要诊断正确、辨证准确、治疗及时、处理得当、用药适宜,疾病就容易很快康复,正如张景岳《景岳全书》云:"其脏气清灵,随拨随应,但能确得其本而撮取之,则一药可愈。"

参考文献

［1］ 王天有,申昆玲,沈颖.诸福棠实用儿科学［M］.9 版.北京:人民卫生出版社,2022.

［2］ 崔焱,张玉侠.儿科护理学［M］.7 版.北京:人民卫生出版社,2021.

［3］ 王卫平,孙锟,常立文.儿科学［M］.9 版.北京:人民卫生出版社,2018.

［4］ 赵霞,李新民.中医儿科学［M］.5 版.北京:中国中医药出版社,2021.

［5］ 张志愿.口腔科学［M］.9 版.北京:人民卫生出版社,2018.

［6］ 王雪峰,郑健.中西医结合儿科学［M］.4 版.北京:中国中医药出版社,2021.

（张雪荣　罗接红　陈　瑶　蔡　强）

第2章
儿科疾病中医药治疗护理与儿童行为矫正

本章重要主题词提示

推拿（massage），捏脊（spinal pinching），针灸（acupuncture and moxibustion），拔罐疗法（cupping therapy）

儿科护理（pediatric nursing）

行为矫正（behavior modification）

2.1　　儿科中医适宜技术

2.1.1　儿童推拿有效果吗,适用于哪些疾病

推拿(massage)疗法是儿童常用的一种外治法,根据经络腧穴、营卫气血的原理,结合西医学神经、循环、消化、代谢、运动等解剖生理知识,用手法物理刺激经穴和神经,以达到促进气血运行、经络通畅,调节神经功能,增强体质和调和脏腑的作用。常用手法有按法、摩法、推法、拿法、揉法、搓法等。手法应轻快柔和。儿童推拿治疗范围广泛,主要用于治疗儿童泄泻、厌食、疳证、便秘、腹痛、遗尿、肌性斜颈、脑瘫等。

2.1.2　什么是捏脊,有何好处

捏脊(spinal pinching)疗法是通过对督脉和膀胱经的捏拿,调整阴阳、通理经络、调和气血、恢复脏腑功能以防治疾病的一种疗法。捏背疗法常用于疳证、泄泻及脾胃虚弱的患儿。脊背皮肤感染及紫癜患儿禁用此法。

2.1.3　什么是挑疳积,有何功效

挑疳积又称刺四缝疗法,常用于治疗疳证、厌食。四缝是经外奇穴,位于示指、中指、无名指及小指四指中节横纹中点,是手三阴经所过之处。操作方法:皮肤局部消毒后,用三棱针或粗毫针针刺约一分深,刺后用手挤出黄白色黏液少许,每天 1 次。针刺四缝有解热除烦、通畅百脉、调和脏腑的功效。

2.1.4　儿童也可以针灸吗

针灸(acupuncture and moxibustion)疗法是针刺或温灸一定的穴位或部位,以达到通经脉、调气血的目的,使人体阴阳平衡,以治疗疾病的一种外治法。儿童针灸循经取穴基本与成人相同,但一般采用浅刺、速刺、不留针的针法;儿童灸法常用于慢性虚弱性疾病及以风寒湿邪为患的病证。另外,打刺疗法也称皮肤针刺法(皮肤针又分为梅花针、七星针)。目前研究认为,用皮肤针打刺大脑皮质控制区(运动区、感觉区)或脊柱两侧,可改善其血流,刺激大脑皮质,可用于治疗脑瘫后遗症。

2.1.5　儿童也可以拔火罐吗

拔罐疗法(cupping therapy)适用于 3 岁以上的儿童,可促进气血流畅、营卫运行,也有祛风散寒、宣肺止咳、舒筋活络的作用,常用于治疗肺炎喘嗽、哮喘、腹痛、遗尿等证证。拔火罐常用口径4～5 cm 的竹罐或玻璃罐。操作方法:先在局部皮肤上涂抹凡士林,将酒精棉球点燃,置罐内数秒,迅速取出,将罐紧罩在选定的皮肤上,约 5 分钟后取下。

2.1.6　穴位敷贴有何功效,适合哪些儿童

穴位敷贴疗法,是将药物熬制成膏药、油膏后,做成药饼、药膜或将药物研成粉撒于普通膏药上,敷于局部的一种外治法。穴位敷贴具有清热解毒、理气活血、止咳平喘、散寒止痛、

祛风除湿等功效,常用于发热、咳嗽、哮喘、惊风、疳证、痄腮等病证。

 # 2.2　儿科护理

2.2.1　儿科护理有哪些一般原则

（1）以儿童及其家庭为中心。家庭是儿童生活的中心,护理人员必须重视不同年龄阶段儿童的特点,关注家庭成员的心理感受和服务需求,与儿童及其家庭建立信任、尊重的合作关系;为儿童家长创造机会,让他们展示照顾儿童的才能;为儿童及其家庭提供预防保健、健康指导、疾病护理和家庭支持等服务。

（2）实施身心整体护理。护理工作既要满足儿童的生理需要和维持已有的发育状况,又要维护和促进儿童心理行为的发展和精神心理的健康;应重视环境带给儿童的影响。

（3）减少创伤和疼痛。对于儿童来说,大多数治疗手段是有创的、疼痛的,是令他们害怕的。护理人员应安全执行各项护理操作,防止或减少儿童的创伤和疼痛,并采取有效措施防止或减少儿童与家庭的分离,帮助儿童及其家庭建立把握感和控制感。

2.2.2　相比成人护理,儿童护理有哪些特别之处

年龄和发展程度是影响护理活动的两个重要因素。儿童从生命开始直到长大成人,整个阶段都处在不断生长发育的过程中,在解剖、生理、病理、免疫、疾病诊治、心理社会等方面均与成人不同,且各个发育阶段儿童在各器官功能,对疾病的免疫能力,对疾病的反应、药物剂量和对药物的耐受程度,心智发育和运动能力,情绪反应方式和类型等方面也均表现出明显差异,在护理上有独特之处。

1. 儿童解剖生理特点

（1）解剖特点。熟悉儿童的正常生长发育规律,才能做好保健护理工作。如新生儿和婴儿头部相对较大,颈部肌肉和颈椎发育相对滞后,抱婴儿时应注意保护头部;儿童骨骼比较柔软并富有弹性,不易折断,但长期受压易变形;儿童髋关节附近的韧带较松,臼窝较浅,易脱臼及损伤,护理中动作应轻柔,避免过度牵拉。

（2）生理生化特点。儿童对营养物质及能量的需要量相较成人为多,但胃肠消化功能未发育成熟,故极易发生营养缺乏和消化紊乱;婴儿代谢旺盛而肾功能较差,容易发生水和电解质紊乱;幼儿神经系统功能不成熟,受刺激后神经传导易于扩散兴奋,故高热易引起惊厥。此外,不同年龄阶段的儿童有不同的生理生化正常值。熟悉这些生理生化特点才能做出正确的判断和处理。

（3）免疫特点。儿童免疫系统发育不成熟,防御能力差,易患呼吸道及胃肠道疾病。适当的预防措施对儿童特别重要。

2. 儿童心理社会特点

感知觉的发育、情感的表达、性格的形成、语言的发展等使不同年龄阶段的儿童具有不同的心理行为特征。儿童身心未成熟,缺乏适应及满足需要的能力,依赖性较强,合作性差,需特别的保护和照顾;儿童好奇、好动、缺乏经验,容易发生各种意外,同时儿童心理发育过程也受家庭、环境的影响。在护理中应以儿童及其家庭为中心,与儿童父母、幼教工作者、学

校教师等共同合作。根据不同年龄阶段儿童的心理发育特征和心理需求,提供相应措施,促进其心理健康发展。

3. 儿科临床特点

(1)疾病特点。儿童疾病种类及临床表现与成人有很大不同,不同年龄阶段儿童的疾病种类也有相当大的差异。如新生儿疾病常与先天遗传和围生期因素有关,婴幼儿疾病中以感染性疾病占多数;心血管疾病中,儿童以先天性心脏病多见,而成人则以冠心病多见。儿童病情发展过程易反复、波动、变化多端,故应密切观察才能及时发现问题并处理。

(2)诊治特点。儿童语言表达能力有限,往往不能主动反映或准确诉说病情,多由家长或其照顾者代述,其可靠性与代述者的既往经验及其与患儿的亲密程度有关。学龄儿童虽能简单陈述病情,但他们的时间知觉和空间知觉尚未发育完善,陈述的可靠性降低;部分儿童可能因害怕打针、吃药而隐瞒病情,少数儿童为逃避上学而假报或夸大病情,使病史/健康史可靠性受到干扰。在诊治过程中,除应详细向家长等询问病史/健康史,还须细致观察儿童表情、姿势、动作,并结合全面的体格检查和必要的辅助检查进行研判,才能做出确切的诊断和处理。此外,儿童用药剂量与成人不同,应按年龄和体重计算。

(3)预后特点。儿童处于生长发育时期,生命力旺盛,组织修复和再生能力强。儿童患病时虽起病急、来势猛、变化多,但若处理及时、有效,护理得当,度过危险期后,往往恢复也快,后遗症一般比成人少。但年幼、体弱、营养不良者病情容易突变,需严密监护、积极处理。

2.3　行为矫正

2.3.1　什么是行为矫正

儿童在成长过程中,无论是正常发育儿童、发育障碍儿童还是患躯体疾病的儿童,无例外地都会出现行为问题。在患发育迟缓、智力障碍和孤独症谱系障碍等神经发育障碍的儿童中出现严重行为问题的比例更高,这些行为会不同程度地妨碍儿童的人际关系、社会适应、认知提高以及教育过程,也会对患儿家庭功能和障碍本身带来不良影响。

儿童行为矫正(behavior modification)是指在行为分析的基础上,在理清相应的行为与环境之间的相互作用之后,再运用某些程序和方法,来帮助儿童改变他们的行为。这些要被改变的行为称为目标行为或靶行为。行为过度、行为不足和行为不当都可以成为行为矫正的目标行为。

(1)行为过度是指某一类行为发生太多。

(2)行为不足是指人们所期望的行为很少发生或从不发生。

(3)行为不当是指该行为不符合社会规范,如辱骂、攻击行为。

其实,一个行为是否构成问题行为,不仅与它发生的频率有关,还依赖于谁在干什么,谁在评价它,它在什么环境下发生。例如,12岁的儿童上课经常随意离开教室是问题行为,而一个2岁的幼儿"动个不停"可能是正常现象;祖父母与年轻的父母对问题行为的看法可能会有显著区别;在家里可以接受的行为在另一环境中也许就不可接受;儿童偶然发脾气会比经常发脾气更少受到关注。

2.3.2　行为矫正有哪些方法

行为矫正在程序和方法上以行为主义理论为基础。行为主义认为,行为问题是习得的,儿童的行为是否出现取决于前导事件和行为的后果。行为矫正通常不将过去的事件作为引发行为的原因加以重视,拒绝对行为的潜在动因进行假设。

行为矫正主要包括四种方法:正强化、惩罚、负强化和消退。

1. 正强化

正强化与奖赏一词意义相似,是指个体在某一情境下做某件事情(即行为),如果获得满意的结果,下次遇到相同情况时,再做这件事情的概率就会提高。此种令个体满意的东西,不管是物质的还是精神的,均称为强化物。强化物可简单分为物质性、活动性和社会性三类。

(1) 物质性强化物,包括冰激凌、球、书、点心等。

(2) 活动性强化物,包括与母亲玩游戏、去公园、与父亲一起看书、帮忙烤饼干或点心、看晚场电视或电影、请朋友到家里来等。

(3) 社会性强化物,包括微笑、拥抱、拍肩、鼓掌、口头表扬、关注等。

例如,当小明在课堂上注意力集中时,教师就会对他微笑并给予表扬。结果,小明就更有可能集中注意力(即当教师讲课时全神贯注)。

影响正强化效果的因素如下。

(1) 正强化实施前,将计划告诉儿童,以期取得其积极配合。

(2) 在目标行为出现后立即予以强化。

(3) 给予强化物时,要向儿童描述被强化的具体行为。例如,表扬时应说"你把房间打扫得很干净"而不是说"你是一个好孩子",这样能使他明确日后该怎么做。

(4) 给予强化物时,最好能结合其他奖励,如口头表扬、拥抱、微笑等。

(5) 为了防止饱厌情况出现,矫正者在每次强化时只给予少量的正强化物,并应时常更换所用的表扬语句。适当地控制正强化物的发放数量,可以保证正强化物在整个治疗过程中的最大有效性。

正强化适用于多种行为问题,如儿童注意缺陷多动障碍、孤独症、神经性厌食等,以及新行为的塑造等。

2. 惩罚

惩罚是指当儿童在一定情境下表现出某一行为后,若及时使之承受厌恶刺激(又称惩罚物)或撤除正在享用的正强化物,那么其以后在类似情境下,该行为的发生率就会降低。与正强化或负强化相反,惩罚过程企图减少某种行为的发生。事实上,同样的事件对一些儿童可能是正强化,而对另一些儿童可能是惩罚,例如教师对上课说话的儿童进行批评,对有些儿童来说是惩罚,而对那些希望引起全班同学注意的儿童来说则是正强化。

一般地,惩罚只能部分地减少或暂时抑制不良行为,而不能使之完全消除。全面彻底地消除儿童的不良行为,需要其他行为矫正方法的辅助。

惩罚的方式有多种,常用的包括谴责、自然结果惩罚、逻辑结果惩罚和隔离等。

惩罚适用于攻击性行为、违纪、伤人自伤等。

3. 负强化

负强化是指在某一情境下,一种行为的发生,导致厌恶刺激(或称负强化物)的移去或取消,以后在同样情境下,该行为的出现率会提高。负强化与惩罚不同,但两者常被混淆,惩罚是施加厌恶刺激,而负强化是除去厌恶刺激;惩罚施用厌恶刺激的目的只是阻止问题行为出现,不一定形成良好行为。负强化则是通过厌恶刺激抑制问题行为,并达到建立良好行为的目的。惩罚是当儿童出现问题行为时及时施以厌恶刺激,以便阻止问题行为。负强化是针对正在受惩罚的个体,激发他"改过向善"的动机,或鼓励他去从事良好行为。惩罚的后果是不愉快、痛苦和恐惧的,而负强化效果是愉快的。负强化与正强化同样能增加个体行为的出现率,不同点是正强化使用愉快刺激,而负强化使用厌恶刺激。有人习惯出门带伞其实就是一个典型的负强化例子,因为多次带伞结果避免了淋雨,于是就总是带伞,淋雨是负强化物。进门低头也是如此。

负强化适用于多种行为障碍和情绪障碍等。

4. 消退

消退是指在一确定情境中,一个以前被强化的行为,若这个行为之后并不伴随通常的强化,那么在下一次遇到相似情境时,该行为的发生率就会降低。也就是说:当曾被奖励过的行为不再被奖励时,该行为会消退。因此,我们可以通过强化程序来使某种行为的发生率增加,也可以通过消退程序即停止强化来使某种行为的发生率降低。消退法是一种简单易行且效果显著的行为矫正方法,通过消退法可以消除已建立的不良行为。当儿童产生良好行为以取代不良行为时,应对良好行为进行强化。例如,小明在想要某种东西时总是哭哭啼啼地讲话,妈妈应该在他想要某种东西而没有哭哭啼啼地讲话时予以表扬,而在发生哭闹时不予理睬,此即消退,而不是因为反复啼哭最终给予满足,这是对问题行为的正强化。在应用消退法时,如果能很好地利用"自然结果",则可大大提高消退效果。即当儿童的错误行为发生时,我们不必去追究原因,只让这种错误行为获得自然的结果。

消退适用于多种行为障碍、情绪障碍、神经性呕吐等。

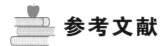 **参考文献**

[1]　陈荣华,赵正言,刘湘云.儿童保健学[M].5版.南京:江苏凤凰科学技术出版社,2017.

[2]　王卫平,孙锟,常立文.儿科学[M].9版.北京:人民卫生出版社,2018.

[3]　任献青,熊磊.中西医结合儿科学[M].北京:科学出版社,2022.

(罗接红　蔡　燕　陈　瑶　蔡　强　郭杏华　吴玉芳)

第3章
儿童营养与营养性疾病基础知识

本章重要主题词提示

营养(nutrition)，营养素(nutrient)

宏量营养素(macronutrient)，微量营养素(micronutrient)

蛋白质(protein)，脂肪(fat)，碳水化合物(carbohydrate，CHO)

膳食营养素参考摄入量(DRI)，平均需要量(EAR)，推荐摄入量(RNI)，适宜摄入量(AI)，可耐受最高摄入量(UL)

3.1 儿童营养基础知识

营养(nutrition)是指人体获得和利用食物维持生命活动的整个过程。充足的营养、科学合理的喂养、措施有效的保健是保证儿童健康成长的重要因素。儿童生长发育迅速,早期营养供应失衡不仅影响儿童生长发育的潜能,甚至可引起成年后的一些慢性代谢性疾病。家长需要重视儿童的营养,特别是加强对婴幼儿期的营养管理,促进母乳喂养,及时发现并纠正营养不良(malnutrition)和营养不足(undernutrition),为一生健康打下坚实的基础。

3.1.1　成长阶段的儿童(从婴儿期到青春期)有哪些营养需求

胎儿依靠孕母供给营养,出生后营养素(nutrient)则主要来自所摄取的食物。营养素为维持机体繁殖、生长发育和生存等一切生命活动和过程,需要从外界环境中摄取的物质。根据化学性质和生理作用,营养素分为五大类,即蛋白质(protein)、脂肪(fat)、碳水化合物(carbohydrate,CHO)、矿物质(minerals)和维生素(vitamin)。根据人体需要量或体内含量多少,营养素可分为宏量营养素和微量营养素。

(1)宏量营养素(macronutrient)。人体需要量较大,包括碳水化合物、脂肪和蛋白质;这三种营养素经体内氧化可以释放能量,又称为产能营养素(energy-yielding nutrient)。脂肪作为能源物质(fuel)在体内氧化时释放的能量较多,可在机体大量储存。一般情况下,人体主要利用碳水化合物和脂类氧化供能;机体所需能源物质供能不足时,可将蛋白质氧化分解获得能量。

(2)微量营养素(micronutrient)。相对宏量营养素而言,人体需要量较少,包括矿物质和维生素。

1. 能量需求

1)能量平衡和失衡　生物都需要能量(energy)来维持生命活动。人体的能量主要来源于食物中的产能营养素,包括碳水化合物、脂肪和蛋白质。这些物质通过被氧化释放能量,以维持机体代谢、神经传导、呼吸、循环及肌肉收缩等功能,同时在产能过程中释放热量以维持体温。

(1)对于健康人来说,能量代谢的最佳状态应为能量平衡(energy balance),即能量摄入量与需要量相等。

(2)如果能量需要量高于摄入量,即能量摄入不足,机体会动用体内的能量储备甚至消耗自身的组织以满足生命活动所需。能量长期摄入不足则导致生长发育迟缓、消瘦、活力消失,甚至死亡。

(3)若能量摄入量高于需要量,多余能量将转化为脂肪储存在体内,长期摄入过剩,将导致超重、肥胖及相关的慢性病。

2)儿童能量的消耗

(1)基础代谢:用于维持体温、呼吸、心跳、血液循环及其他组织器官和细胞的基本生理功能。单位时间内人体基础代谢消耗的能量,称为基础代谢率(basal metabolism rate,BMR)。基础代谢率代表了机体基础代谢的水平。基础代谢率受年龄、性别、内分泌、体温及应激状态等因素的影响。儿童生长发育快,基础代谢率相对较高。随着年龄的增长,生长发育速度减慢,基础代谢率逐渐下降。

(2) 食物的特殊动力作用:也就是食物的消化吸收代谢也需要消耗能量;食物性质、成分不同,消耗量也不同,蛋白质较高,碳水化合物和脂肪较低。

(3) 生长所需:这部分需要量与生长速度成正比。1 岁以内婴儿增长最快,以后逐渐减少,至青春期又增加。

(4) 活动消耗:多动好哭者比安静者需要的能量可高出 3～4 倍。随着年龄的增长,需要量渐增。

(5) 排泄消耗:未经消化吸收的食物排泄至体外所损失的能量通常占总能量的 10%;腹泻及其他消化功能紊乱时,可成倍增加。

以上五项能量相加,称总能量。不满 6 月龄的婴儿所需的总能量平均为 376 kJ/(kg·d)(90 kcal/(kg·d));7～12 月龄的婴儿约为 334 kJ/(kg·d)(80 kcal/(kg·d));1 岁以后所需能量逐渐下降。

深入阅读

国际上通用的能量单位是焦耳(joule,J)、千焦耳(kilojoule,kJ)和兆焦耳(megajoule,MJ)。营养学以前习惯使用的能量单位是卡(calorie,cal)和千卡(kilocalorie,kcal)。

(1) 1 J 指用 1 N(牛顿)的力,其作用点在力的方向上移动 1 m(米)的距离所做的功。

(2) 1 kcal 指在 1 个标准大气压下,1 L(升)纯净水由 15 ℃升高到 16 ℃所需要的能量。

两种能量单位的换算关系如下:

①1 cal＝4.184 J;

②1 kcal＝4.184 kJ;

③1 J＝0.239 cal;

④1 kJ＝0.239 kcal。

---

2. 营养素需求

1)碳水化合物 碳水化合物是供给机体热能的主要来源。1 岁以内约需碳水化合物 12 g/(kg·d),2 岁以上约需 10 g/(kg·d)。2 岁以上儿童碳水化合物供能应占总能量的 55%～65%。碳水化合物的主要来源是谷类食物。食物中碳水化合物过多,过分刺激肠蠕动,可引起腹泻。碳水化合物摄入不足可引起低血糖。

2)脂肪 脂肪是能量密度最大的宏量营养素,也是人体最重要的体成分和能量的储存形式。脂肪还协助脂溶性维生素的吸收,维持体温,保护脏器不受损伤。必需脂肪酸对细胞膜功能、基因表达、防止心脑血管疾病和生长发育都有重要作用。婴儿脂肪每日需要量约 4g/kg,不满 6 岁儿童每日需要量为 2.5～3 g/kg。长期缺乏脂肪,可致营养不良和脂溶性维生素缺乏症;脂肪摄入过多可引起腹泻及食欲不振。

3)蛋白质 蛋白质是一切生命的物质基础。蛋白质既是构造组织和细胞的基本材料,又与各种形式的生命活动紧密相关;机体的新陈代谢和生理功能都依赖蛋白质的不同形式。婴儿蛋白质每日需要量为 1.5～3 g/kg,由于婴幼儿生长发育迅速,保证优质蛋白质供给非常重要,应占50%以上。1岁以后蛋白质需要量逐渐减少。长期缺乏蛋白质可致营养不良、生长发育停滞、贫血、水肿等;进食过多蛋白质可致消化不良、便秘。

深入阅读

　　每1 g碳水化合物、脂肪、蛋白质在体内氧化产生的能量值称为能量系数(energy coefficient)。食物中每1 g碳水化合物、脂肪和蛋白质在体外弹式热量计内充分燃烧可分别产生17.15 kJ(4.1 kcal)、39.54 kJ(9.45 kcal)和23.64 kJ(5.65 kcal)的能量。碳水化合物和脂肪在体内氧化与体外燃烧时的最终产物均为二氧化碳和水,所产生的能量也相同。但蛋白质在体内氧化不如体外燃烧完全,最终产物除了二氧化碳、水,还有尿素、尿酸、肌酐和氨等含氮物质,这些物质若在体外继续氧化,每1 g蛋白质还可产生5.44 kJ的能量。另外,食物中的营养素在体内消化过程中并不能100%被吸收,一般混合膳食中碳水化合物的吸收率为98%,脂肪的吸收率为95%,蛋白质的吸收率为92%。所以,此三种产能营养素在体内氧化,实际产生的能量如下。

　　(1) 1 g碳水化合物:17.15 kJ×98%=16.807 kJ≈17 kJ (4.06 kcal)。

　　(2) 1 g脂肪:39.54 kJ×95%=37.563 kJ≈38 kJ (9.08 kcal)。

　　(3) 1 g蛋白质:(23.64−5.44)×92%=16.744 kJ≈17 kJ (4.06 kcal)。

---

　　4)矿物质和维生素

　　(1) 矿物质可分为常量元素(macroelement)和微量元素(microelement)。在矿物质中,人体含量大于体重0.01%的各种元素称为常量元素,如钙、磷、钾等。微量元素在体内含量很低,绝大多数小于体重的0.01%,需要通过食物摄入,如碘、锌、硒、铜、钼、铬、钴、铁、镁等。其中铁、碘、锌缺乏症是全球较主要的微量元素缺乏病。部分矿物质的作用及来源见表3.1。

表 3.1　部分矿物质的作用及来源

矿物质种类	作　用	来　源
钙	维持神经和肌肉的兴奋性;构成骨骼和牙齿的主要成分;维持细胞膜的渗透性,保持其正常功能;为凝血因子;促进酶活性及激素分泌	乳类、蛋类含量多,豆浆中含量较牛奶少
铁	血红蛋白、肌红蛋白、细胞色素和其他酶系统的主要成分,运输氧气和二氧化碳	动物肝脏、蛋黄、豆类、瘦肉、绿色蔬菜、杏、桃等;乳类中含量较少,羊乳尤其少
锌	参与200种酶的合成,可激活80多种酶;缺乏时胸腺萎缩,免疫力低下、发育受阻、身材矮小、食欲差,有贫血、皮炎、肠炎等,性发育差,男性需要量高于女性	鱼类、蛋类、肉类、禽类、全谷、麦胚、豆类、酵母等;动物性食物利用率高

　　(2) 维生素一般不能在体内合成(维生素D、部分B族维生素及维生素K例外)或合成量太少,必须由食物供给。维生素分为水溶性(water-soluble)维生素(维生素B_1、维生素B_2、维生素B_6、维生素B_{12}、维生素C、烟酸、叶酸、泛酸、生物素等)和脂溶性(lipid-soluble)维生素(维生素A、维生素D、维生素E、维生素K)两大类。对儿童来说维生素A、维生素D、维生素C、B族维生素、维生素K、叶酸是容易缺乏的维生素。部分维生素的作用及来源见表3.2。

表 3.2 部分维生素的作用及来源

维生素种类	作 用	来 源
维生素 A	促进生长发育和维持上皮组织的完整性;构成视觉细胞内的感光物质;为免疫刺激剂	动物肝脏、脂肪、牛乳、蛋黄、鱼肝油;维生素 A 原来源于黄、红色蔬菜如胡萝卜、番茄、南瓜等
维生素 D	调节钙磷代谢,促进肠道对钙、磷的吸收和骨骼、牙齿的正常发育	动物肝脏、蛋黄、鱼肝油;人体皮肤内 7-脱氢胆固醇经日光中紫外线照射形成
维生素 K	催化凝血酶原前体转化或合成凝血酶原	动物肝脏、蛋类、豆类、青菜;一部分维生素 K 由肠内细菌合成
维生素 B_1	构成脱羧辅酶的主要成分,为糖代谢所必需;维持神经和心肌的活动机能;调节胃肠蠕动,促进生长发育	米糠、麦麸、豆类、花生;肠内细菌和酵母可合成一部分
维生素 B_2	参与体内氧化过程;维持皮肤、口腔和眼的健康;防止病变	蛋黄、乳类、动物肝脏、绿色蔬菜
烟酸	是辅酶 I 及辅酶 II 的组成成分,为体内氧化过程所必需;维持皮肤、黏膜和神经的健康,防止癞皮病,促进消化系统功能	肉类、动物肝脏、花生、酵母
维生素 B_6	为转氨酶和氨基酸脱羧酶的组成成分,参与神经、氨基酸及脂肪代谢	各种食物中,亦由肠内细菌合成
维生素 B_{12}	参与核酸的合成、促进四氢叶酸的形成等;促进细胞及细胞核的成熟;对生血和神经组织的代谢有重要作用	动物性食物如肝脏、肾脏、肉类等
叶酸	叶酸的活性形式四氢叶酸是体内转移"一碳基团"的辅酶,参与核苷酸的合成,特别是胸腺嘧啶核苷酸的合成,有生血作用;胎儿期缺乏,可引起神经畸形	绿色蔬菜、动物肝脏、肾脏、酵母中含量较丰富;肉类、鱼类、乳类中含量次之;羊乳中含量甚少
维生素 C	参与人体的羟化和还原过程,对胶原蛋白、细胞间黏合质、神经递质(如去甲肾上腺素等)的合成,类固醇的羟化,氨基酸的代谢,抗体及红细胞的生成等均有重要作用;预防坏血病	各种水果及新鲜蔬菜

5)水及其他膳食成分

(1)水:水参与机体的一切代谢和生理功能,对维持体内环境起着重要作用。水的需要量取决于热量的需要,并与饮食的质和量以及肾脏浓缩功能有关。婴儿水的需要量相对较多,6月龄前婴儿水总摄入量为700 ml/d(主要来自母乳),6月龄至1岁前为900 ml/d,1~4岁为1.3~1.6 L/d。

(2) 食物中的生物活性成分包括膳食纤维、酚类、萜类、含硫化合物、γ-氨基丁酸、左旋肉碱、氨基葡萄糖、低聚果糖等。它们具有保护、预防心血管疾病和癌症等慢性非传染性疾病的作用或者在人类营养过程中具有特定的作用。例如,膳食纤维主要来自植物的细胞壁,不被小肠吸收,在大肠被细菌分解,产生短链脂肪酸,降解胆固醇,改善肝代谢,预防肠萎缩。膳食纤维的功能包括吸收大肠水分、软化大便、增加大便体积、促进肠蠕动。

3.1.2　膳食三大营养素(碳水化合物、脂肪、蛋白质)有哪些分类

1. 碳水化合物(糖)

碳水化合物,亦称糖,是自然界最丰富的能量物质。碳水化合物由碳、氢、氧三种元素组成,大多数碳水化合物分子式中氢和氧的比例与水相同(2:1),因此得名。国际化学名词委员会在1927年曾建议用"糖"(glucide)一词来代替碳水化合物,但由于习惯和接受率,"碳水化合物"一词至今仍被广泛使用。

1)碳水化合物的分类　碳水化合物是一个大家族,按糖单元的数量可分为单糖、双糖(2个单糖)、寡糖(3~10个单糖)、多糖(10个以上单糖)和糖醇(单糖和双糖的水解产物)。

(1) 单糖(monosaccharide)。单糖有葡萄糖、半乳糖、果糖等。单糖是不能被水解的最简单的碳水化合物,按照羰基在分子中的位置可分为多羟醛(醛糖)和多羟酮(酮糖)。根据分子中功能碳原子的数目,单糖依次命名为丙糖、丁糖、戊糖、己糖及庚糖等。分子中碳原子数≥3的单糖因含有不对称碳原子,所以有D与L两种构型,天然存在的单糖多为D型。食物中较常见的单糖是葡萄糖和果糖,它们都含有6个碳原子(己糖)。葡萄糖是一类具有右旋性和还原性的醛糖,因而在工业上常称为右旋糖。在人体禁食情况下,葡萄糖是体内唯一的游离存在的单糖。果糖是己酮糖(左旋糖),为葡萄糖的异构体。果糖一般与葡萄糖同时存在于植物中,尤其是菊科植物,如洋蓟和菊苣。果糖也是动物体易于吸收的单糖,如蜂蜜中就含有大量果糖。糖中果糖最甜,甜度是蔗糖的1.2~1.5倍。蔗糖水解可得到果糖;某些植物中含有的多糖也主要由果糖组成;动物的前列腺和精液中也含有相当量的果糖。果糖可形成磷酸酯,果糖磷酸酯是体内碳水化合物重要的中间代谢物。

(2) 双糖(disaccharide)。双糖有蔗糖、乳糖、麦芽糖、海藻糖。蔗糖主要来源于甘蔗和甜菜。蔗糖由一分子葡萄糖和一分子果糖结合而成,无还原性。乳糖是仅存在于乳品中的双糖,它由葡萄糖和β-半乳糖结合,有还原性。麦芽糖和海藻糖由两分子的葡萄糖结合而成,无还原性。

(3) 寡糖(oligosaccharides),又称低聚糖,是由3~10个单糖分子通过糖苷键构成的聚合物,可能由多糖水解产生。寡糖根据糖苷键的不同而有不同名称。目前已知的几种重要的功能性低聚糖有低聚果糖、异麦芽低聚糖、海藻糖、低聚木糖及大豆低聚糖等。一些低聚糖存在于水果和蔬菜中,多数低聚糖不能或只能部分被吸收,能被结肠益生菌利用,产生短链脂肪酸。

(4) 糖醇(sugar alcohol)。单糖还原后的产物,广泛存在于生物界,特别是植物中。糖醇因为代谢不需要胰岛素,所以常用于糖尿病膳食。食品工业中,糖醇也是重要的甜味剂和湿润剂,目前常使用的有甘露醇、麦芽糖醇、乳糖醇、木糖醇和混合糖醇等。

(5) 多糖(polysaccharide)。带有10个以上单糖分子并通过1,4-糖苷键或1,6-糖苷键

相连而成的聚合物。多糖性质与单糖和低聚糖不同,一般不溶于水,无甜味,不形成结晶,无还原性。在酶或酸的作用下,多糖可水解成单糖残基数不等的片段,最后成为单糖。多糖有糖原和淀粉等,二者为动植物碳水化合物的储存形式。

2) 饮食中的碳水化合物　传统意义上的糖(sugar)包括单糖和双糖,常被用于增加甜味或保存食品,并被赋予某些功能属性。

添加糖(added sugar)指食物加工或制备过程中添加的糖和糖浆(syrup)。添加糖不包括天然存在的糖,如牛奶中的乳糖或水果中的果糖。非饮食类软饮料是饮食中添加糖的主要来源,其次是糖和甜食、果酱、加糖乳制品、早餐谷物和其他谷物。

淀粉由数百至数千糖苷键连接的葡萄糖单元组成,分为直链淀粉和支链淀粉。直链淀粉是淀粉的直链形式,支链淀粉由直链和支链葡萄糖聚合物组成。一般来说,直链淀粉结构紧凑,溶解度低,而且消化速度较慢;支链淀粉的消化速度较快。大多数碳水化合物以淀粉形式存在于食物中。谷物和某些蔬菜是其主要来源。水果和深色蔬菜很少或不含淀粉。大量数据表明,较少加工或以传统方式加工、缓慢吸收的淀粉类食物可能比快速消化吸收的食物对健康有益。

3) 碳水化合物的基本作用　碳水化合物的主要作用是为身体的细胞提供能量。对葡萄糖有绝对需求的细胞只有中枢神经系统(即大脑)中的细胞和依赖无氧糖酵解的细胞,如红细胞。正常情况下,大脑多利用葡萄糖来满足能量需求。

4) 碳水化合物的吸收、代谢和储存　淀粉的分解始于口腔。腮腺分泌的 α-淀粉酶将淀粉水解成麦芽糖和寡糖。但食物在口腔中停留时间很短,所以口腔中淀粉的水解率可能不超过 5%。胃液不含能水解淀粉的酶,胃酸只能水解少量碳水化合物,而且胃酸 pH 低于 4 时,唾液淀粉酶几乎失去活性,但淀粉消化可能会在胃部持续 1 小时,食物才与胃液混合,所以可能有多达 30%～40% 的淀粉已被水解为麦芽糖。肠腔来自胰液的 α-淀粉酶即胰淀粉酶,将淀粉分解成不同长度的短葡萄糖链;小肠黏膜上皮细胞刷状缘上含有丰富的酶,分工协作,将可消化淀粉中的多糖及寡糖完全分解为单糖,然后通过主动转运或促进扩散机制吸收到血液中。其他糖也会被水解为单糖单位才被吸收。

糖被吸收后(葡萄糖、半乳糖和果糖)被转运到全身的细胞,作为能量来源。血糖(血液葡萄糖)浓度受胰岛素调节,脂肪细胞和肌肉细胞对葡萄糖的摄取取决于胰岛素和胰岛素受体的结合情况。

半乳糖和果糖被肝脏吸收,在肝脏中代谢。半乳糖主要转化为糖原。果糖被转化为中间代谢物或转化为糖原合成的前体。当血糖浓度高而细胞能量需求低时,葡萄糖可以转化为糖原储存于骨骼肌和肝脏中,这一过程称为糖原合成(glycogenesis)。当血糖浓度过低时,会发生糖原分解(glycogenolysis),即糖原在体内分解成葡萄糖。糖原分解之后,肝脏可以输出葡萄糖,维持正常的血糖浓度并被其他组织使用。肌糖原主要在肌肉中使用。

禁食期间,可发生糖异生(gluconeogenesis),即从非碳水化合物来源(氨基酸或甘油)产生葡萄糖,使肝脏可以继续释放葡萄糖,维持足够的血糖浓度。

2. 脂肪

脂肪也是身体能量的主要来源,脂肪还有助于维生素 A、维生素 D、维生素 E、维生素 K 及其他食物成分的吸收。

1) 脂肪的分类和结构　膳食脂肪主要包括甘油三酯(triglyceride,TG)(占比 98%)以及少量磷脂(phospholipid)和固醇(sterol)。

（1）甘油三酯，又名三酰甘油（triacylglycerol）或三酸甘油酯，由 1 分子甘油和 3 分子脂肪酸通过酯键结合而成。甘油三酯一般包含各种脂肪酸的混合物。人体内甘油三酯主要分布于腹腔、皮下和肌肉纤维之间。营养学意义上的总脂肪（total fat）一般指各种形式的甘油三酯。总脂肪的主要食物来源是黄油、人造黄油、植物油、肉类的可见脂肪、全脂牛奶、蛋黄、坚果和烘焙食品，如饼干、甜甜圈、蛋糕以及各种油炸食品。

（2）磷脂为 1 分子甘油和 2 分子脂肪酸与肌醇、胆碱、丝氨酸或乙醇胺酯化而成。体内磷脂主要位于细胞膜（卵磷脂）和乳脂球膜中。

（3）固醇是一类含有多个环状结构的脂类化合物。固醇广泛存在于动物性食物和植物性食物中。其中，胆固醇（cholesterol）是最重要的固醇，是细胞膜的重要成分，人体内 90% 的胆固醇存在于细胞之中，其也是人体内多种活性物质的前体，如胆汁酸、性激素（如睾酮）、肾上腺素（如皮质醇）等；胆固醇还可在体内转变成 7-脱氢胆固醇，在皮肤中经紫外线照射转变成维生素 D。

2）脂肪酸的结构和分类　脂肪酸是具有甲基端和羧基端的直链烃。脂肪酸碳链长度、不饱和度、空间结构各有不同。脂肪酸的名称可以用碳的数目和不饱和双键的数目表示，如油酸含有 18 个碳和 1 个不饱和双键，以 $C_{18:1}$ 表示。如从甲基端开始计算碳原子的排列顺序，则为 ω 编码体系；也有用希腊字母表示碳原子的位置，紧邻于脂肪酸羧基端的碳为 α，其余依次为 β、γ、δ 等，ω 为距羧基端最远的碳原子，即末端碳原子，从末端碳原子计算不饱和脂肪酸中不饱和键的位置，如油酸的表达式为 $C_{18:1,\omega-9}$，即碳链由 18 个碳组成，有 1 个不饱和键，从甲基端数起，不饱和键在第 9 位和第 10 位之间。此外，国际上也可用 n 来代替 ω 的表示方法，如 ω-9 可写成 n-9。

深入阅读

　　脂肪酸的不饱和度：特别是植物与鱼类的脂肪酸中，碳链上有些位点上的氢原子丢失，形成一个"空位"，或称为不饱和位点（point of unsaturation）。有 1 个不饱和位点的脂肪酸被称为单不饱和脂肪酸；有 2 个或更多不饱和位点的脂肪酸是多不饱和脂肪酸。

根据碳链长度、不饱和度、不饱和双键位置和空间结构，膳食脂肪酸的分类如图 3.1 所示。

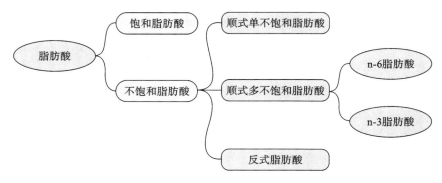

图 3.1　膳食脂肪酸的分类

3）膳食脂肪和脂肪酸的来源和作用

（1）饱和脂肪酸可由人体合成，在体内发挥结构和代谢功能。饱和脂肪酸摄入量与总胆固醇和低密度脂蛋白（low density lipoprotein，LDL）的水平以及冠心病（coronary heart disease，CHD）的风险呈正相关。饱和脂肪酸通常来源于动物性食物，包括全脂牛奶、奶油、黄油、奶酪和肥肉等。椰子油、棕榈油和棕榈仁油的饱和脂肪酸含量也很高。

（2）单不饱和脂肪酸（n-9）人体可以合成，主要为油酸。富含单不饱和脂肪酸的食物包括菜籽油、橄榄油、高油酸葵花油、高油酸红花籽油和肉类脂肪等动物产品。动物产品提供了饮食中约 50% 的单不饱和脂肪酸。

（3）顺式多不饱和脂肪酸分为 n-6 脂肪酸和 n-3 脂肪酸。

①亚油酸是 n-6 脂肪酸，是一种必需脂肪酸（essential fatty acid，EFA），即人体不能合成，必须通过饮食获得。亚油酸是花生四烯酸的前体，而花生四烯酸又是类花生酸（如前列腺素、血栓素和白三烯）的前体。富含 n-6 脂肪酸的食物包括坚果、种子和植物油，如葵花籽油、红花籽油、玉米油和大豆油。

②α-亚麻酸是 n-3 脂肪酸，也是一种必需脂肪酸。特别是在神经组织和视网膜中，n-3 脂肪酸作为结构性膜脂质发挥重要作用。亚麻籽油、菜籽油和大豆油中含有大量的 n-3 脂肪酸。多脂鱼、鱼油和添加了鱼油的产品含有更长链的 n-3 脂肪酸。

③n-3 脂肪酸与 n-6 脂肪酸合成时，共用同一脱饱和酶和碳链延长酶，故存在竞争关系。

（4）与饱和脂肪酸一样，反式脂肪酸摄入量与低密度脂蛋白胆固醇浓度呈正相关，因此会增加患冠心病的风险。含有反式脂肪酸的食物包括传统的棒状人造黄油和经过部分氢化处理的植物起酥油，以及使用部分氢化油制作的各种面包产品和油炸食品。牛奶、黄油和肉类也含有反式脂肪酸，但含量较低。

4）总脂肪的吸收、代谢、储存和排泄　在肠道中，食物中的脂肪被胆盐和磷脂乳化（由肝脏输送到肠道），被胰腺酶水解（变为游离脂肪酸、甘油和甘油单酯），并几乎完全被吸收。被吸收后，脂肪与胆固醇、磷脂和脂蛋白（lipoprotein）一起重新组合成乳糜微粒（chylomicron），通过胸导管进入循环。乳糜微粒与脂蛋白脂肪酶（lipoprotein lipase，LPL）（位于肌肉和脂肪组织的毛细血管表面）接触，脂蛋白脂肪酶将乳糜微粒中甘油三酯水解。在这个过程中释放的大部分脂肪酸被脂肪组织吸收，并重新酯化为甘油三酯进行储存。

当需要脂肪作为能源物质时，肝脏和肌肉中的游离脂肪酸被释放到循环中，并被各种组织吸收，在组织处氧化以提供能量。肌肉是脂肪酸氧化的主要场所，肌肉同时使用脂肪酸和葡萄糖作为能量。脂肪组织释放的脂肪酸也可被肝脏氧化。

脂肪酸氧化分解，释放出二氧化碳和水，也会产生少量的酮体，并从尿液排出。皮肤和肠道细胞也含有脂肪酸。因此，当这些细胞被剥离时，会有少量脂肪酸流失。

深入阅读

由于脂类不溶于水或微溶于水，因此无论是外源性脂类还是内源性脂类必须形成溶解度较大的脂蛋白复合体，才能在血液循环中转运。脂蛋白以疏水脂类为核心，围绕着极性脂类及载脂蛋白。脂蛋白通常根据大小和密度分为乳糜微粒、极低密度脂蛋白（very low density lipoprotein，VLDL）、低密度脂蛋白（low density lipoprotein，LDL）和高密度脂蛋白（high density lipoprotein，HDL）。脂蛋白中的脂肪越多，密度越低；蛋白质越多，密度越高。

肝脏将来自食物中的脂肪和内源性脂肪及蛋白质等合成极低密度脂蛋白,并随血流供应机体其他组织,满足机体对甘油三酯的需要,随着其中甘油三酯的减少,同时又不断聚集血中胆固醇,最终形成甘油三酯少而胆固醇多的低密度脂蛋白。体内还可合成高密度脂蛋白,其重要功能就是将体内的胆固醇、磷脂运回肝脏进行代谢,起到有益的保护作用。

5)脂肪酸的吸收、代谢、储存和排泄　当与含有相当数量的不饱和脂肪酸的脂肪一起被吸收时,饱和脂肪酸几乎完全被小肠吸收。一般来说,脂肪酸碳链越长,吸收率越低。被吸收后,长链饱和脂肪酸与其他脂肪酸一起重新酯化为甘油三酯,并汇入乳糜微粒。中链饱和脂肪酸被吸收,与白蛋白结合,以游离脂肪酸形式在门静脉循环中转运,被肝脏清除。饱和脂肪酸的氧化与其他脂肪酸的氧化相似。

饱和脂肪酸的一个特征是其可抑制低密度脂蛋白受体的表达,从而提高血液中低密度脂蛋白胆固醇水平。与其他脂肪酸一样,饱和脂肪酸往往被完全氧化为二氧化碳和水。此外,饱和脂肪酸还能提高高密度脂蛋白胆固醇水平。

顺式单不饱和脂肪酸在成人和婴儿中的吸收率超过 90％(基于油酸数据),消化、吸收、代谢和排泄的途径与其他脂肪酸相似。

n-6 脂肪酸和 n-3 脂肪酸消化吸收途径与其他长链脂肪酸相同。n-6 脂肪酸和 n-3 脂肪酸多被吸收,并被纳入组织脂质,用于类花生酸合成,或被氧化成二氧化碳和水。少量 n-6 脂肪酸和 n-3 脂肪酸随皮肤和其他上皮细胞的脱落而流失。

反式脂肪酸的吸收率约为 95％。反式脂肪酸的转运方式与其他膳食脂肪酸相似,并分布在脂蛋白的胆固醇酯、甘油三酯和磷脂中。

6)胆固醇的吸收、代谢、储存和排泄　人体胆固醇有两个来源:内源性和食源性。所有细胞都能合成足够数量的胆固醇,以满足自身代谢和结构需要。饮食中的胆固醇来自动物性食物,如鸡蛋、肉类、鱼类和乳制品。

食源性和内源性胆固醇主要通过被动扩散在空肠近端吸收。肠道胆固醇的吸收率差异很大(20％～80％),大多数人对摄入的胆固醇吸收率为 40％～60％,这种差异性可能部分是由遗传因素造成的。此外,胆固醇的吸收可能因肠道转运时间缩短而减少。

在体内,胆固醇可以储存于肝脏中,可以以脂蛋白形式(主要是极低密度脂蛋白)分泌到血浆中,可以被氧化并以胆汁酸形式分泌,也可以被直接分泌到胆汁中。游离胆固醇和酯化胆固醇主要以低密度脂蛋白的形式在血液中循环。机体通过平衡肠道吸收、内源性合成与肝脏排泄和肝脏胆固醇氧化产生的胆汁酸,严格调节胆固醇的平衡。饮食和其他来源的肝脏胆固醇输送量增加导致了复杂的混合代谢效应。观察性研究表明,从饮食摄取的胆固醇增加导致血浆低密度脂蛋白胆固醇浓度净增加。

7)磷脂的消化吸收　磷脂的消化吸收和甘油三酯相似。磷脂消化的产物(游离脂肪酸和溶血磷脂)一同掺入乳糜微粒,通过与消化吸收甘油三酯水解产物相同的过程被吸收。

3. 蛋白质

蛋白质构成身体所有细胞的主要结构成分。蛋白质还作为酶、膜、运输载体和激素发挥作用。氨基酸是蛋白质的组成成分,并作为核酸、激素、维生素和其他重要分子的前体。因此,充足的膳食蛋白质供应对维持细胞的完整性和功能,以及对健康和生殖是必不可少的。

1)蛋白质的结构　蛋白质的基本单位——氨基酸,是分子中具有氨基和羧基的一类化合物。由一个氨基酸的 α-羧基和另一个氨基酸的 α-氨基组成的共价键为酰胺键,也称肽键。由多个氨基酸按一定的排列顺序由肽键连接成的长链称为肽,相连氨基酸的数目为 2～10 个的称寡肽,10 个以上的称多肽。蛋白质所含的氨基酸数量大于 100,且具有稳定的高级构象。

2)蛋白质的分类　自然界中的氨基酸有 300 多种,但构成人体蛋白质的氨基酸只有 20 种。其中有 9 种氨基酸,儿童不能合成或合成速度不能满足机体需要,必须由食物提供,称为必需氨基酸(essential amino acid),包括异亮氨酸、亮氨酸、赖氨酸、蛋氨酸、苯丙氨酸、苏氨酸、色氨酸、缬氨酸和组氨酸。半胱氨酸和酪氨酸为半必需氨基酸。

其他氨基酸称为非必需氨基酸。非必需氨基酸也为人体所需要,只是在人体内可以利用其他氮源合成,而不一定必须由膳食提供。

深入阅读

人体蛋白质以及各种食物蛋白质在必需氨基酸的种类和含量上存在差异,在营养学上用氨基酸模式(amino acid pattern)来反映这种差异。所谓氨基酸模式,就是蛋白质中各种必需氨基酸的构成比例。其计算方法是将该种蛋白质中的色氨酸含量定为 1,分别计算出其他必需氨基酸的相应比值,这一系列的比值就是该种蛋白质的氨基酸模式。

食物蛋白质氨基酸模式与人体蛋白质氨基酸模式越接近,必需氨基酸被机体利用的程度就越高,食物蛋白质的营养价值也越高。这类含必需氨基酸种类齐全,氨基酸模式与人体蛋白质氨基酸模式接近,营养价值较高,可维持人体健康的蛋白质被称为优质蛋白质(或称完全蛋白质),如蛋类、奶类、肉类、鱼类等动物性蛋白质以及大豆蛋白等。其中鸡蛋蛋白质与人体蛋白质氨基酸模式最接近,在实验中常以它作为参考蛋白质(reference protein)。参考蛋白质是指可用于评价其他食物蛋白质营养价值的标准食物蛋白质。

有些食物蛋白质中虽然含有种类齐全的必需氨基酸,但是氨基酸模式与人体蛋白质氨基酸模式差异较大,其中一种或几种必需氨基酸相对含量较低,导致其他的必需氨基酸在体内不能被充分利用而浪费,造成蛋白质营养价值降低,虽可维持生命,但不能促进生长发育,这类蛋白质被称为半完全蛋白质。大多数植物蛋白都是半完全蛋白质。

3)蛋白质的吸收、代谢、储存和排泄　氨基酸以游离氨基酸或蛋白质的组成成分存在于机体内。机体可以通过两种主要途径获得蛋白质:蛋白质形式的饮食摄入或机体的从头合成。

当从食物中摄入蛋白质时,胃酸会使部分蛋白质变性;部分蛋白质还被胃蛋白酶水解成小分子多肽。蛋白质和多肽进入小肠,被各种酶水解。产生的游离氨基酸和肽混合物被转运到肠道黏膜细胞。氨基酸或被分泌到血液中,或留在细胞内进一步代谢。吸收的氨基酸进入肝脏,一部分被吸收和使用,另一部分则循环到外周组织并被利用。

人体总蛋白质含量的约 43% 以骨骼肌形式存在,而其他结构组织,如皮肤和血液,都含有大约 15% 的人体总蛋白质。代谢活跃的内脏组织(如肝脏和肾脏组织)含有相对较少的蛋白质(合计约占总量的 10%)。其他器官,如大脑、心脏、肺和骨骼,占剩余部分。人体总蛋白质含量的几乎一半为四种蛋白质(肌球蛋白、肌动蛋白、胶原蛋白和血红蛋白)。

氨基酸通过氧化、排泄或转化为其他代谢物在体内丢失。氨基酸的代谢产物,如尿素、肌酐和尿酸,通过尿液排泄;粪便氮损失可能占必要氮损失(obligatory nitrogen loss)的25%。完整氨基酸还通过汗液和其他身体分泌物以及皮肤、指甲和毛发脱落等途径流失。

4)蛋白质更新　蛋白质不断被分解和重新合成的过程称为蛋白质更新(protein turnover)。从营养和代谢的角度来看,蛋白质合成是一个持续的过程,发生在机体大部分细胞内。在稳定状态下,合成一定量的蛋白质就有等量的蛋白质被降解,以达成平衡。

蛋白质摄入不足或者食物中缺少必需氨基酸,可导致该平衡被打破。另一种情况是,机体蛋白质合成速度下降,但为保证氨基酸需要,蛋白质降解速度不变,平衡也会被破坏。

按体重计算,相比年轻人,婴儿每日蛋白质更新量更大,老年人蛋白质更新量更小。机体某些组织比其他组织更活跃,肝脏和肠道蛋白质更新量占全身蛋白质更新量的50%;骨骼肌的蛋白质量占全身蛋白质量的43%,蛋白质更新量仅占25%左右。

3.1.3　膳食营养素参考摄入量是什么

为了指导人们合理摄入各种营养素,以满足人体的生理需要,20世纪初营养学家就开始制定营养素的最低需要量及膳食营养素推荐供给量(recommended dietary allowance, RDA)。RDA是评价营养状况与膳食质量的依据。随着营养强化食品与营养补充剂的发展,人们对营养素的功能有了新认识,欧美各国提出"膳食营养素参考摄入量"(dietary reference intake,DRI)这一新概念以替代RDA。中国营养学会2023年修订并发布了《中国居民膳食营养素参考摄入量(2023版)》。

膳食营养素参考摄入量(DRI)是为了保证人体合理摄入营养素,避免缺乏和过量,在膳食营养素推荐供给量(RDA)基础上发展起来的每日平均膳食营养素摄入量的一组参考值。随着营养学研究的深入发展,膳食营养素参考摄入量体系主要内容也逐渐增加。初期包括四个指标:平均需要量、推荐摄入量、适宜摄入量、可耐受最高摄入量。2013年修订版增加了与慢性非传染性疾病有关的三个指标:宏量营养素可接受范围、预防非传染性慢性病的建议摄入量和特定建议值。

1. 平均需要量(EAR)

平均需要量(estimated average requirement,EAR)是指某一特定性别、年龄及生理状况群体中个体对某营养素需要量的平均值。按照平均需要量水平摄入某一营养素,其能满足某一特定性别、年龄及生理状况群体中50%个体需要量的摄入水平,不能满足另外50%个体对该营养素的需要。平均需要量是制定推荐摄入量的基础。

2. 推荐摄入量(RNI)

推荐摄入量(recommended nutrient intake,RNI)是指可以满足某一特定性别、年龄及生理状况群体中绝大多数个体(97%~98%)需要量的某种营养素摄入水平。长期以推荐摄入量水平摄入某一营养素,可以满足机体对该营养素的需要,维持组织中适当的营养素储备和机体健康。推荐摄入量相当于传统意义上的膳食营养素推荐供给量。推荐摄入量的主要用途是作为个体每日摄入该营养素的目标值。

推荐摄入量是根据某一特定人群中体重在正常范围内的个体需要量而设定的。对个别身高、体重超过此参考范围较多的个体,可能需要按每千克体重的需要量进行调整。

深入阅读

能量需要量(estimated energy requirement,EER)是指能长期保持良好的健康状态、维持良好的体型、机体构成以及理想活动水平的个体或群体,达到能量平衡时所需要的膳食能量摄入量。

群体的能量推荐摄入量等同于该群体的能量需要量,而不像蛋白质等其他营养素那样等于能量需要量加 2 倍标准差。所以能量的推荐摄入量不用 RNI 表示,而是用 EER 来描述。

能量需要量的制定需考虑性别、年龄、体重、身高和体力活动等的不同。儿童 EER 的定义为,一定年龄(3 岁以上)、体重、身高、性别的个体,维持能量平衡和正常生长发育所需要的膳食能量摄入量。对于孕妇,能量需要量包括胎儿组织沉积所需要的能量;对于乳母,能量需要量还需要加上泌乳的能量需要量。

3. 适宜摄入量(AI)

适宜摄入量(adequate intake,AI)是通过观察或实验获得的健康群体某种营养素的摄入量。当某种营养素的个体需要量研究资料不足而不能计算出平均需要量,从而无法推算推荐摄入量时,可通过设定适宜摄入量来代替推荐摄入量。例如纯母乳喂养的足月产健康婴儿,从出生到 4~6 个月,他们的营养素全部来自母乳,故摄入的母乳中的营养素的量就是婴儿所需各种营养素的适宜摄入量。适宜摄入量的主要用途是作为个体营养素摄入量的目标。

适宜摄入量和推荐摄入量的相似之处是两者都可以作为目标群体中个体营养素摄入量的目标,可以满足该群体中几乎所有个体的需要。但值得注意的是,适宜摄入量的准确性远不如推荐摄入量,且可能高于推荐摄入量,因此,使用适宜摄入量作为推荐标准时要比使用推荐摄入量更小心。

4. 可耐受最高摄入量(UL)

可耐受最高摄入量(tolerable upper intake level,UL)是指平均每日摄入营养素的最高限量。"可耐受"是指这一摄入水平在生物学上一般是可以耐受的。对一般群体来说,摄入量达到可耐受最高摄入量水平对几乎所有个体均不致损害健康,但并不表示达到此摄入水平对健康是有益的。对大多数营养素而言,健康个体的摄入量超过推荐摄入量或适宜摄入量水平并不会产生益处。可耐受最高摄入量并非建议的摄入水平。在制定个体和群体膳食时,应使营养素摄入量低于可耐受最高摄入量,以避免营养素过量摄入可能造成的危害。但可耐受最高摄入量不能用来评估群体中营养素摄入过多而产生毒副作用的危险性,因为可耐受最高摄入量对健康人群中最易感的个体也不应造成危害。目前有些营养素还没有足够的资料来制定可耐受最高摄入量,所以对没有可耐受最高摄入量的营养素并不意味着过多摄入这些营养素没有潜在危险。

5. 宏量营养素可接受范围(AMDR)

宏量营养素可接受范围(acceptable macronutrient distribution range,AMDR)是指宏量营养素理想的摄入量范围,该范围可以提供这些必需营养素的需要,并且有利于降低非传染性慢性病的发生风险,常用占能量摄入量的百分比表示。

6. 预防非传染性慢性病的建议摄入量(PI-NCD)

预防非传染性慢性病的建议摄入量(proposed intakes for preventing non-communicable chronic diseases,PI-NCD),简称建议摄入量(PI),是以非传染性慢性病的一级预防为目标提出的必需营养素的每日摄入量。当非传染性慢性病易感人群某些营养素的摄入量达到或接近建议摄入量时,可以降低他们的非传染性慢性病发生风险。

7. 特定建议值(SPL)

一些营养流行病学资料以及人体干预研究结果表明,某些食物成分,其中多数属于食物中的植物化合物,具有改善人体生理功能、预防慢性病的生物学作用。特定建议值(specific proposed level,SPL)专用于某些传统营养素以外的膳食成分,一个人每日膳食中这些食物成分的摄入量达到该建议水平时,有利于维护人体健康。

3.1.4 儿童各时期如何合理安排膳食

1. 0～6 月龄婴儿喂养

1)母乳是婴儿最理想的食物,坚持 6 月龄内纯母乳喂养 母乳是满足婴儿生理和心理发育的最好天然食品,对婴儿的健康生长发育有不可替代的作用。一个健康的母亲可提供足月儿正常生长到 6 月龄所需要的营养素、能量、液体量。母乳的特点如下。

(1) 营养丰富:母乳营养生物效价高,易被婴儿利用。母乳含必需氨基酸比例适宜,所含酪蛋白为 β-酪蛋白,凝块小;白蛋白为乳清蛋白,均易于消化吸收;母乳中乙型乳糖(β-双糖)含量丰富,有利于脑发育及双歧杆菌、乳酸杆菌生长;母乳含不饱和脂肪酸较多,初乳更高,有利于脑发育。母乳的脂肪酶使脂肪颗粒易于消化吸收。母乳中钙、磷比例适当(2:1),钙吸收好;母乳中含低分子量的锌结合因子——配体,易吸收,锌利用率高;母乳中铁含量为 0.05 mg/dl 与牛奶相似,但母乳中铁吸收率(49%)高于牛奶(4%)。母乳喂养婴儿很少出现过敏现象。

(2) 富含免疫物质:母乳中含有丰富的抗体、活性细胞和其他免疫活性物质,可增强婴儿抗感染能力。初乳中含丰富的分泌型免疫球蛋白 A(secretory immunoglobulin A,SIgA),在胃中不被消化,在肠道中发挥免疫防御作用;母乳中催乳素(prolactin,PRL)也是一种有免疫调节作用的活性物质,促进新生儿免疫功能成熟;母乳中含丰富的乳铁蛋白,可发挥抑制细菌生长的作用。

(3) 方便经济:母乳温度适宜,新鲜,无细菌污染,直接喂哺简便、省时省力,十分经济。

(4) 其他:母乳喂养可增进母婴感情,有利于婴儿早期智力开发和今后身心健康发展。

2)适当补充维生素 D,母乳喂养无需补钙 母乳中维生素 D 含量低,母乳喂养儿不能通过母乳获得足量的维生素 D。阳光照射会促进皮肤中维生素 D 的合成,但鉴于养育方式的限制,阳光照射可能不是 6 月龄内婴儿获得维生素 D 最方便的途径。婴儿出生后应每日补充维生素 D 10 μg。纯母乳喂养能满足婴儿骨骼生长对钙的需求,无需额外补钙。推荐新生儿出生后补维生素 K,特别是剖宫产的新生儿。

2. 7～12 月龄婴幼儿喂养

1)继续母乳喂养,满 6 月龄起必须添加辅食

(1) 7～24 月龄婴幼儿应继续母乳喂养。母乳仍然是 6 月龄后婴儿能量的重要来源。

(2) 必须在继续母乳喂养的基础上添加辅食。纯母乳喂养不能为满 6 月龄后婴儿提供足够的能量和营养素,且经过最初半年的生长发育,婴儿胃肠道及消化器官、消化酶发育也

已相对成熟；婴儿的口腔运动功能，味觉、嗅觉、触觉等感知觉，以及心理、认知和行为能力也已准备好接受新的食物。满 6 月龄时开始添加辅食，不仅能满足婴儿的营养需求，也能满足其心理需求，并促进感知觉、心理及认知和行为能力的发展。

（3）我国 7～12 月龄婴儿铁的推荐摄入量为 10 mg/d，其中 97% 的铁来自辅食。同时我国 7～24 月龄婴幼儿高发贫血，铁缺乏和缺铁性贫血可损害婴幼儿认知发育和免疫功能。添加富含铁的辅食是保证婴幼儿铁需要量的主要措施。

（4）辅食添加的原则：每次只添加一种新的食物，由少到多、由稀到稠、由细到粗，循序渐进。从一种富铁泥糊状食物开始，如强化铁的婴儿米粉、肉泥等，逐渐增加食物种类，逐渐过渡到半固体或固体食物，如烂面、肉末、碎菜、水果粒等。每引入一种新的食物应适应 2～3 天，密切观察是否出现呕吐、腹泻、皮疹等不良反应，适应一种食物后再添加其他新的食物。

2）尽量少加糖、盐，油脂适当，保持食物原味　家庭食物的质地多不适合婴幼儿食用，盐、糖等调味品的添加量常超过婴幼儿需要量，因此婴幼儿辅食需要单独制作，尽量不加盐、糖及其他调味品，保持食物的天然味道。

（1）淡口味食物有利于提高婴幼儿对不同天然食物口味的接受度，培养健康饮食习惯，减少偏食、挑食的风险。

（2）淡口味食物也可减少婴幼儿盐、糖的摄入量，降低儿童期及成人期肥胖、糖尿病、高血压、心血管疾病的发生风险。

（3）吃糖还会增加儿童患龋齿的风险。辅食添加适量和适宜的油脂，有助于婴幼儿获得必需脂肪酸。

（4）提倡回应式喂养，鼓励但不强迫进食。注重饮食卫生和进食安全。

3. 学龄前儿童膳食

1）食物多样，每天饮奶，足量饮水，合理选择零食　学龄前儿童的均衡营养应由多种食物构成的平衡膳食提供。鼓励儿童反复尝试新食物的味道、质地，提高对食物的接受度，强化之前建立的多样化膳食模式。

奶类是优质蛋白质和钙的最佳食物来源，应鼓励儿童每天饮奶，建议每天饮奶量为 300～500 ml 或相当量的奶制品。2～5 岁儿童新陈代谢旺盛、活动量大、出汗多，需要及时补充水分，建议每天水的总摄入量（含饮水和汤、奶等）为 1300～1600 ml，其中饮水量为 600～800 ml，并以饮白开水为佳，少量多次饮用。

零食作为学龄前儿童全天营养的补充，应与加餐相结合，以不影响正餐为前提。多选择营养素密度高的食物如奶类、水果、蛋类和坚果等作为零食，不宜选择高盐、高脂、高糖食品及含糖饮料。

2）合理烹调，少调料少油炸　从小培养儿童淡口味有助于形成终身的健康饮食行为，烹制儿童膳食时应控制盐和糖的用量，不加味精、鸡精及辛辣料等调味品，保持食物的原汁原味，让儿童首先品尝和接纳食物的自然味道。

建议多采用蒸、煮、炖，少用煎、炒的方式加工烹调食物，有利于儿童消化吸收、避免能量摄入过多以及淡口味的培养。

4. 学龄期儿童膳食

1）吃好早餐，合理选择零食，培养健康饮食行为　应每天吃早餐，并吃好早餐。早餐的食物品种要多样，尽量色彩丰富，适当变换口味，以提高儿童食欲。早餐食物应包括谷薯类、蔬菜水果、奶类、动物性食物、豆类、坚果等食物中的三类及以上。

适量选择营养丰富的食物作为零食。选择干净卫生、营养价值高、正餐不容易包含的食物作为零食,如原味坚果、新鲜水果、奶类及奶制品等;原味坚果,如花生、瓜子、核桃等富含蛋白质、不饱和脂肪酸、矿物质和维生素 E;水果和能生吃的新鲜蔬菜含有丰富的维生素、矿物质和膳食纤维;奶类、大豆及其制品可提供优质蛋白质和钙。但含盐、油或添加糖高的食品不宜作为零食,如辣条、薯条、薯片等。

在外就餐时要注重合理搭配,少吃含高盐、高糖和高脂的菜肴。做到清淡饮食、不挑食偏食、不暴饮暴食,养成健康饮食行为。

2)天天喝奶,足量饮水,不喝含糖饮料,禁止饮酒 奶制品营养丰富,是钙和优质蛋白质的良好食物来源。足量饮水是机体健康的基本保障,有助于维持身体活动和认知能力,学龄期儿童应每天至少摄入 300 g 液态奶或相当量的奶制品,要足量饮水,少量多次,首选白开水。

饮酒有害健康,常喝含糖饮料会增加患龋齿、肥胖的风险,学龄期儿童正处于生长发育阶段,应禁止饮酒及含酒精饮料;应不喝含糖饮料,更不能用含糖饮料代替白开水。

3.2   儿童营养性疾病概述

3.2.1   儿童时期有哪些营养性疾病

儿童发育迅速,对营养需求高,但自身消化吸收功能尚不完善,容易发生营养性疾病,即营养失调。既然是营养失调,就有两方面,即营养缺乏和营养过剩。

相对常见的营养缺乏包括蛋白质-能量营养不良、维生素缺乏、微量元素缺乏;相对常见的营养过剩包括维生素过多症、单纯性肥胖。蛋白质-能量营养不良多见于 3 岁以下婴幼儿。

3.2.2   儿童营养缺乏的主要原因有哪些

儿童营养缺乏的原因是多方面的,所有能引起膳食营养素的供给和组织需要之间不平衡的因素均能导致营养缺乏,社会、家庭、个人三方面的因素均可导致儿童营养缺乏。

1. 营养素摄入不足

(1)战争冲突、社会动乱、自然灾害都会阻碍农业发展。经济结构不合理或者经济落后,可造成食物生产和供应不足,粮食短缺。家庭贫困,无法满足儿童成长的食品或营养素需要。

(2)食品供应量充足的情况下,因天然食物或加工食品中某些营养素缺乏或不足,以及不合理的饮食习惯也可引起营养缺乏。例如,有些地区的食物和饮水中缺碘是引起碘缺乏症的根本原因;植物性食物含锌少,因此素食者容易缺锌。

(3)围孕期,部分营养素很难通过胎盘进入体内,出生后未及时补充相应营养素,可出现营养缺乏。

(4)对于婴幼儿来说,喂养不当常是导致营养不良的重要原因,如母乳不足而未及时添加其他富含蛋白质的牛奶或奶制品,辅食添加不合理或量不足。

(5)较大儿童营养缺乏的常见原因是家长疏于引导,儿童有不良的饮食习惯,如偏食、挑食等。

（6）过度食用精制食品或烹调方法不当，引起营养素供给不足也是引起营养缺乏的因素。

2. 营养素吸收利用障碍

（1）食物因素。食物因素可影响营养素的正常吸收。天然食物中存在干扰营养素吸收和利用的物质，如茶和咖啡中的多酚可限制铁的吸收，草酸限制钙的吸收，纤维素可限制维生素和维生素 A 前体——β-胡萝卜素的吸收等。营养素之间也存在相互拮抗作用，如过量钙会限制铁和锌的吸收，过量锌会限制铜的吸收等。有些食物中的某些营养素吸收率低。例如，牛乳中锌的吸收率低，长期牛乳喂养的婴幼儿可发生缺锌。

（2）胃肠道功能。胃、胰腺、胆道等疾病或消化酶的分泌减少都将严重影响食物的消化，使脂肪、碳水化合物、肽和氨基酸甚至维生素和矿物质无法吸收。例如，严重的肝肾损害可致维生素 D 羟化障碍。

（3）药物影响。某些药物可直接影响营养素的吸收利用。例如，磺胺类可对抗叶酸，并抑制叶酸吸收；新霉素、秋水仙碱造成绒毛的结构缺陷和酶的损害，使脂肪、乳糖、维生素 B_{12}、矿物质等吸收不良；糖皮质激素能对抗钙的转运作用。

3. 营养素需要量增加

儿童生长发育的快速阶段或组织修复过程中、先天不足和生理功能低下者（如早产、双胎）营养素需要量增加，会造成营养相对缺乏；急慢性消耗性疾病（如甲状腺功能亢进、发热性疾病、肿瘤等）及各种传染病（如儿童常见的麻疹、猩红热、肺炎、结核病等）均可使营养素的消耗量增多而导致营养不足。

4. 营养素的破坏或丢失增加

营养素的丢失增加有时是机体多方面损害的结果。急、慢性肾炎时，大量蛋白尿易造成维生素 A 的丢失，减少体内维生素 A 的储存量，引起维生素 A 缺乏。反复出血、溶血、大面积烧伤、慢性肾病、蛋白尿以及应用金属螯合剂等均可以因丢失过多锌而导致锌缺乏。

 # 你问我答

什么样的食物适合作为婴幼儿辅食？

为倡导母乳喂养，也为保证婴幼儿从以奶类为主到多样化膳食过渡阶段的营养和生长发育，纠正辅食添加阶段易发生的营养不良，《中国居民膳食指南（2022）》强调婴幼儿配方奶是母乳不足的补充而不是辅食。如果母乳充足，婴儿满 6 月龄时不必引入配方奶，而是在母乳喂养的同时必须及时添加除奶类以外的各种食物作为辅食并从辅食逐渐成为其多样化膳食的组成。

世界卫生组织推荐，适合婴幼儿的辅食应该满足以下条件：①富含能量，以及蛋白质、铁、锌、钙、维生素 A 等营养素；②未添加盐、糖，以及其他刺激性调味品；③质地适合不同月龄的婴幼儿；④婴幼儿喜欢；⑤当地生产且价格合理，家庭可负担，如本地生产的肉类、鱼类、禽类、蛋类、新鲜蔬菜和水果等；⑥婴幼儿辅食应该保证安全优质、新鲜，但不必追求高价、稀有。

哪些是易过敏食物，如何尝试这些食物并防止过敏？

牛奶、鸡蛋、花生、鱼类、小麦、坚果、大豆、贝壳被称为 8 大类易过敏食物。约 90% 的食物过敏由这 8 大类食物引起。

目前对于食物过敏发生机制的"双重过敏原暴露假说"认为,在胎儿期及婴儿出生早期已经通过皮肤等的过敏原暴露,致使婴儿过敏,如果能在早期引入食物蛋白,则可诱导口服耐受。因此,相比推迟易过敏食物的添加,早期添加以上 8 大类易过敏食物反而可通过诱导口服耐受而减少食物过敏。其中对花生和鸡蛋的研究最多,支持在婴儿 4～11 月龄引入花生,在 4～6 月龄引入鸡蛋。同时,在婴儿出生的第一年,引入食物种类越多,过敏发生风险越低。

什么是零食,学龄前儿童如何合理选择零食?

零食是指一日三餐之外的时间中所食用的食品。零食作为学龄前儿童正餐之外的营养补充,可以合理选用。建议零食尽可能与加餐结合,安排在两次正餐之间,零食量不宜多,以不影响正餐食欲为宜,进食零食前洗手,吃完漱口,睡前 30 分钟内不吃零食。

选择零食应注意以下几点。

(1) 优选奶制品、水果、蔬菜和坚果。

(2) 少吃高盐、高糖、高脂及可能含反式脂肪酸的食品,如膨化食品、油炸食品、糖果甜点、冰激凌等。

(3) 不喝或少喝含糖饮料。

(4) 零食应新鲜卫生、易消化。

(5) 要特别注意儿童的进食安全,避免食用整粒豆类、坚果,防止食物呛入气管发生意外,建议将坚果和豆类食物磨成粉或打成糊食用。

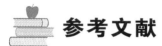 **参考文献**

［1］　孙长颢.营养与食品卫生学［M］.8 版.北京:人民卫生出版社,2017.

［2］　中国营养学会.中国居民膳食营养素参考摄入量(2023 版)［M］.北京:科学出版社,2023.

［3］　崔焱,张玉侠.儿科护理学［M］.7 版.北京:人民卫生出版社,2021.

［4］　任献青,熊磊.中西医结合儿科学［M］.北京:科学出版社,2022.

［5］　王雪峰,郑健.中西医结合儿科学［M］.4 版.北京:中国中医药出版社,2021.

［6］　廖二元,袁凌青.内分泌代谢病学［M］.4 版.北京:人民卫生出版社,2019.

［7］　Hall J E,Hall M E. Guyton and hall textbook of medical physiology［M］. 14th ed. Philadelphia:Elsevier,2020.

［8］　Sizer F,Whitney E. Nutrition:concepts & controversies［M］. 15th ed. Boston, MA:Cengage Learning,2020.

［9］　王卫平,孙锟,常立文.儿科学［M］.9 版.北京:人民卫生出版社,2018.

［10］　中国营养学会.中国居民膳食指南(2022)［M］.北京:人民卫生出版社,2022.

［11］　苏宜香.儿童营养及相关疾病［M］.北京:人民卫生出版社,2016.

［12］　中华医学会骨质疏松和骨矿盐疾病分会.维生素 D 及其类似物临床应用共识［J］.中华骨质疏松和骨矿盐疾病杂志,2018,11(1):1-19.

(段云雁　陈逸驰)

第4章
维生素D、钙与佝偻病

4.1　维生素 D

4.1.1　维生素 D 是什么

维生素 D(vitamin D)是指含环戊氢烯菲环结构,并具有钙化醇生物活性的一大类物质,以维生素 D_2(麦角钙化醇,ergocalciferol)及维生素 D_3(胆钙化醇,cholecalciferol)最为常见。维生素 D_2 是由酵母菌或麦角中的麦角固醇经日光或紫外线照射后形成的产物,能被人体吸收。维生素 D_3 是由储存于皮下的胆固醇衍生物 7-脱氢胆固醇,在紫外线照射下转变而成。

由于维生素 D_3 在皮肤中产生,但要运往靶器官才能发挥生理作用,与激素的作用方式类似,故认为维生素 D 是一种激素。由于从膳食或由皮肤合成的维生素 D 没有生物活性,必须到其他部位激活才具有生理作用,即它们是有活性作用的维生素 D 的前体,又称为激素原。在某些特定条件下,如工作或居住在日照不足、空气污染(阻碍紫外线照射)的地区,维生素 D 必须由膳食供给,才成为一种真正意义上的维生素,故又认为维生素 D 是条件性维生素。

维生素 D 在体内经 25-羟化酶的催化合成 $25\text{-}(OH)D_3$(25-羟维生素 D_3),是维生素 D 在体内的主要储存形式,反映体内维生素 D 的营养状况。$25\text{-}(OH)D_3$ 经过 1α 位羟化成为 $1,25\text{-}(OH)_2D_3$($1,25$-二羟维生素 D_3),后者为体内维生素 D 的主要代谢物和主要活性形式,发挥重要的生理作用,又被称为 D 激素或活性维生素 D(图 4.1)。

维生素D_3

$\xrightarrow{\text{肝}}$

$25\text{-}(OH)D_3$

$\xrightarrow{\text{肾}}$

$1,25\text{-}(OH)_2D_3$

图 4.1　维生素 D 在体内的转化

4.1.2　维生素 D 从哪里来

婴幼儿体内维生素 D 来源有以下三个途径。

(1) 母体-胎儿的转运:胎儿可通过胎盘从母体获得维生素 D,胎儿体内 $25\text{-}(OH)D_3$ 的储存可满足出生后一段时间的生长需要。

(2) 食物中的维生素 D:维生素 D 主要存在于海水鱼(如沙丁鱼)肝脏、蛋黄等动物性食物及鱼肝油制剂中。母乳和牛奶是维生素 D 较差的来源,蔬菜、谷类及其制品和水果中含少量维生素 D。维生素 A、D 强化牛奶中有一定量的维生素 D。

（3）皮肤的光照合成：人类维生素 D 的主要来源。皮肤产生维生素 D 的量与日照时间、光波长、暴露皮肤的面积有关。皮肤的光照合成是儿童维生素 D 的主要来源。

4.1.3 维生素 D 有什么作用

维生素 D 及其代谢物的主要生理作用是促进钙和磷在肠道中吸收,促进肾小管对钙和磷的重吸收,并抑制甲状旁腺素释放,维持血钙和磷正常水平,进而保证骨骼健康和神经肌肉功能正常。维生素 D 的骨骼外作用包括对肌肉、心血管、代谢、免疫、肿瘤发生、妊娠和胎儿发育等多方面的影响。

4.1.4 如何评价人体的维生素 D 状况,维生素 D 缺乏有什么后果

$25-(OH)D_3$ 是维生素 D 在血液中的主要存在形式,主要依赖皮肤产生和膳食摄入,其半衰期是 3 周,可特异性地反映出人体几周到几个月内维生素 D 的储存情况;此外,血液中 $25-(OH)D_3$ 受机体调节影响较小,因而作为评价维生素 D 状况的首选指标,详见本书维生素 D 缺乏的诊断。

维生素 D 缺乏可导致肠道吸收钙、磷减少,肾小管对钙和磷的重吸收减少,影响骨钙化,造成骨骼和牙齿的矿物质异常。婴儿缺乏维生素 D 将引起佝偻病(rickets)。

4.1.5 儿童如何补充维生素 D

维生素 D 既可来源于膳食,又可由皮肤合成,增加日照时间和富含维生素 D 食物的摄入是预防维生素 D 缺乏经济、有效的方法。通常,春季、夏季和秋季 11:00—15:00 将面部和双上臂暴露于阳光 5～30 分钟(取决于多种因素),每周 3 次即可达到预防维生素 D 缺乏的目的。

1. 摄入维生素 D

缺少日照时建议补充维生素 D,维生素 D_2 或维生素 D_3 均可,二者在疗效和安全性方面没有显著差别。对维生素 D 缺乏高危人群,维生素 D 建议补充剂量和可耐受最高摄入量见表 4.1。

表 4.1　维生素 D 建议补充剂量和可耐受最高摄入量

年　　龄	建议补充剂量/(IU/d)	年　　龄	可耐受最高摄入量/(IU/d)
0～1 岁	400～1000	0～6 个月	1000
>1～18 岁	600～1000	>6 个月～1 岁	1500
>18～50 岁	1500～2000	>1～3 岁	2500
		>3～8 岁	3000
		>8 岁	4000

注:1 IU 维生素 D＝0.025 μg 维生素 D,即 1 μg 维生素 D＝40 IU 维生素 D。

中华医学会骨质疏松和骨矿盐疾病分会 2018 年发布的《维生素 D 及其类似物临床应用共识》建议妊娠和哺乳期妇女按 1500～2000 IU/d 补充维生素 D;建议肥胖儿童和成人及用抗惊厥药、糖皮质激素、抗真菌药和治疗艾滋病药物的儿童和成人至少需要补充同年龄段人群 2～3 倍的维生素 D 方能满足需要。

2. 补充维生素 D 的注意事项

对维生素 D 缺乏的防治,建议补充普通维生素 D_2 或维生素 D_3 制剂。

(1) 不建议单次超大剂量补充维生素 D 的用法,不推荐用活性维生素 D 或类似物纠正维生素 D 缺乏。

(2) 普通维生素 D 安全剂量范围宽,人群中极少会长期使用超过最大耐受剂量的维生素 D,少有因普通维生素 D 摄入过量导致中毒的报道。

(3) 活性维生素 D 及其类似物(骨化三醇、阿法骨化醇和帕立骨化醇等)导致高钙尿症的风险明显高于普通维生素 D,特别是联合补充钙剂时。活性维生素 D 剂量越大,发生高钙血症的风险越高。

维生素 D 中毒请参见本章 4.3.5 相关内容。

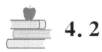

4.2　钙

4.2.1　钙是什么

钙是人体内含量最丰富的矿物质元素,几乎所有的生命过程均需要钙的参与;钙又是骨骼、牙齿最主要的矿物质成分,与人体骨骼健康关系密切。正常成人体内钙含量为 $25 \sim 30$ mol($1000 \sim 1200$ g),占体重的 $1.5\% \sim 2\%$。

4.2.2　钙从哪里来,身体如何利用钙

人体钙的来源全部依赖经口摄入,包括一般食物、营养强化食品、药物、营养补充剂等来源的钙。钙的生物利用包括钙的摄入、吸收、排泄三个过程。影响这三个过程的因素都可以影响钙的生物利用率。

1. 钙的吸收

在膳食消化过程中,钙通常从复合物中游离出来,被释放成为可溶性的离子化状态;但是低分子量的复合物,如碳酸钙可直接通过细胞旁路或胞饮作用吸收。钙吸收机制包括主动吸收和被动吸收两种方式。当机体对钙的需要量高或摄入量较低时,肠道对钙的吸收为主动吸收,主要在十二指肠和小肠上段。当钙摄入量较高时,钙大部分由离子扩散方式被动吸收。

影响钙吸收的因素如下。

(1) 机体因素:钙的吸收率受年龄影响,随着年龄的增长,吸收率降低。如婴幼儿的钙吸收率大于 50%,儿童约为 40%,成人为 20%。当机体钙摄入不足,会反馈性促进活性维生素 D 水平的升高,钙结合蛋白合成增加,促进小肠对钙的吸收。

(2) 膳食因素:谷类、蔬菜等植物性食物中含有较多的草酸、植酸、磷酸,它们均可与钙形成难溶的盐类;膳食纤维中的糖醛酸残基可与钙结合;未被消化的脂肪酸与钙形成钙皂,也影响钙的吸收;咖啡因和酒精的摄入可以在一定程度上降低钙的吸收。蛋白质消化过程中释放的某些氨基酸,如赖氨酸、色氨酸、组氨酸、精氨酸、亮氨酸等可与钙形成可溶性钙盐而促进钙的吸收;乳糖经肠道菌发酵产酸,降低肠内 pH,与钙形成乳酸钙复合物可增强钙的吸收。

(3) 其他因素:青霉素、氯霉素、新霉素等抗生素有促进钙吸收的作用。

2. 钙的排泄

钙主要经肠道和泌尿系统排出,也有少量经汗液排出。人体每日摄入钙量的 10%～20% 从肾脏排出,80%～90% 经肠道排出,后者包括食物及消化液中未被吸收的钙,肠道上皮细胞脱落释放出的钙。粪钙和尿钙排出量随食物含钙量及吸收状况的不同而有较大波动;汗液排出的钙为 16～24 mg;皮肤、头发和指甲等排出的钙约为 60 mg。

影响钙排泄的因素如下。

(1) 机体因素:血钙浓度可调节尿钙排出量;血钙浓度低时,钙重吸收率增加,尿钙显著减少;严重低血钙时,甚至无尿钙排出。血钙浓度升高时,尿钙排出增加。婴儿尿钙很低,随年龄增加尿钙排出增多。

(2) 膳食因素:钙的摄入量对尿钙的排泄量影响不大,主要影响粪钙的排泄。钠和蛋白质的摄入量影响尿钙的排泄;钠和钙在肾小管重吸收过程中存在竞争,当钠摄入增加,会相应减少钙的重吸收,而增加尿钙排泄。咖啡因的摄入会在一定程度上增加钙的排泄。

钙的生物利用率计算公式如下:

$$钙的生物利用率 = \frac{[摄入钙 - (粪钙 - 粪内源性钙) - (尿钙 - 尿内源性钙)] \times B}{摄入钙}$$

$$B = \frac{摄入钙 - 粪钙}{摄入钙}$$

4.2.3 钙在人体内是如何分布的

在生命过程的不同阶段,钙在体内的分布比例有所不同,但总体情况如下:99% 的钙主要储备于骨骼和牙齿中;其余 1% 的钙作为血钙成分循环于血液中,以蛋白结合钙或离子钙的形式存在;比例上几乎可以忽略不计的极少量钙存在于机体各种细胞内,即细胞内钙。

4.2.4 钙有哪些生理功能

钙的生理功能依据其在体内的分布而各异。

(1) 骨骼中的钙一方面以羟基磷灰石的形式作为骨骼的结构成分存在,另一方面作为身体内的钙储备池,通过骨骼与血液之间的相互传输运动参与对血钙浓度的调节,骨骼中钙的含量与骨的矿物质密度和强度密切相关。

(2) 血液中的钙,尤其是离子钙,通过其自身作用或通过对细胞内钙浓度的调节,广泛参与人体内多种生理功能,如血液凝固,维持心脏、肌肉、神经系统正常的兴奋性等。

(3) 细胞内钙作为关键的信号分子和离子,对维持神经细胞的生存及生理功能发挥至关重要的作用。

人体钙缺乏可增加各种慢性代谢性疾病的风险,如骨质疏松、高血压、肿瘤、糖尿病等。儿童时期钙缺乏主要引起佝偻病,影响生长发育。

4.2.5 儿童为什么要补钙,什么情况下需要补钙

1. 钙对人体的影响

1) 钙影响儿童正常生长发育　钙是儿童生长发育所必需的营养素,也是机体内含量最丰富的矿物质。胎儿期钙缺乏通过母亲钙代谢应激机制,显著降低新生儿的出生体重、出生身长和头围,致小样儿的出生风险增加 2～3 倍。

儿童生长发育越快,骨形成越快,骨量堆积越多,钙的吸收、储备也就越多,需要的钙量也就越多。钙的吸收率随年龄增长而下降。婴儿对母乳中钙的吸收率可达 60%～70%,在儿童骨骼生长期钙的吸收率高达 75%,而成人为 20%～40%。

有研究探讨了长期膳食钙摄入与儿童线性生长的相关性,发现膳食中钙摄入量低于 327 mg/d 的儿童成年后的身高更矮,而钙摄入量达 566 mg/d 的儿童身高增长较快。青少年时期钙的摄入与身高的快速增长有关,钙摄入量低于 300 mg/d 可能导致成年身材矮小。

2)钙影响人体峰值骨量的形成　人的一生中骨骼都在不断地通过细胞机制进行着骨的重塑和再造,新生骨形成,老化、受损和无用的骨被溶解吸收,钙作为构成人体骨骼的重要组成成分参与整个过程。对骨量的增减和峰值(即峰值骨量)的判断可以间接反映钙的代谢情况。峰值骨量是人一生中所能达到的最大骨矿物质密度。峰值骨量的形成、维持时间、下降过程与骨健康密切相关,生命早期的钙营养对人体峰值骨量的形成至关重要,钙缺乏影响峰值骨量的形成,并对以后的骨健康造成终身危害。

3)儿童期钙缺乏对远期骨健康的影响　儿童期足量钙摄入不仅能保障骨骼健康,还能减少日后发生骨质疏松和骨折的风险。在骨骼未达到峰值骨量的生长阶段,钙缺乏可以通过补充钙而得以纠正。青春期是骨形成的关键时期,成人骨量的 50% 是在该时期获得的。如果儿童尤其是女孩日常膳食中钙摄入不足,则不能在成年后达到峰值骨量,而少女时期正常的骨矿物质含量、骨密度、峰值骨量,除有利于减少骨折和老年期骨质疏松的风险外,对减少成年后孕期、哺乳期的钙丢失和负钙平衡乃至正常分娩都至关重要。

2. 钙营养状况的评价

由于钙在体内有一个巨大的骨骼储备库,且循环中钙水平受到体内灵敏的钙稳态调控机制的调节,目前尚缺乏评价人体钙营养状况的理想方法。按照目前通常的做法,评价钙营养状况的方法主要有以下三种:①膳食摄入钙评价;②钙代谢相关指标(血清钙、尿钙、离子钙)的测定;③钙作用的效应指标(骨矿物质密度(bone mineral density,BMD)、骨矿物质含量(bone mineral content,BMC))的检测。

4.2.6　儿童如何合理补充钙

1. 钙的适宜摄入量

人体钙的需要量受年龄、性别、遗传、饮食、生活方式、地理环境等影响,其补充依据在 1 岁内主要基于母乳中的含钙量,而 1 岁后主要基于钙代谢平衡实验。

按照 2023 年中国营养学会相关指南,钙的适宜摄入量如表 4.2 所示。

表 4.2　钙的适宜摄入量

年龄/阶段	钙的适宜摄入量/(mg/d)
0～<0.5 岁	200
0.5～<1 岁	350
1～<4 岁	500
4～<7 岁	600
7～<9 岁	800
≥9 岁	1000

由于生长发育的特殊性及来自母体的低钙储备,早产儿、低体重儿的钙补充应按体重计算,钙摄入量为 70～120 mg/(kg·d),同时增加维生素 D 补充量,磷的摄入量为 35～75 mg/(kg·d)。可采用母乳强化剂、特殊早产儿配方奶等满足其生长发育所需。

2. 膳食钙来源

不同食物钙的含量差异较大。钙源应当按钙含量和生物利用率进行综合评价,例如奶及奶制品不仅钙含量高,吸收率也高,因此生物利用率高,而菠菜虽然钙含量很高,但吸收率低,导致生物利用率低。

奶类是儿童期最主要的钙源,也是最好的钙源。婴儿期要鼓励母乳喂养,并给予乳母适量的钙剂补充。婴儿期后要坚持每日供给一定量的奶制品。根据中国营养学会发布的《中国居民膳食指南》,6 个月以内婴儿纯母乳喂养,需要的钙从母乳获取,6～12 个月婴儿每日奶量应达 600～800 ml,1～3 岁儿童每日奶量不少于 600 ml,学龄前儿童每日奶量为 400～500 ml,学龄儿童每日奶量为 300 ml。豆类食品含钙量丰富且吸收较好,是除奶类食物外的又一补钙食物。

3. 钙剂的选择

受中国饮食习惯的影响,除母乳喂养阶段以外,奶类摄入量通常不足,仅靠日常膳食很难满足对钙的需求,从其他途径补充钙以达到适宜的供给水平成为可考虑的选择。目前市面上的钙剂品种繁多,给儿童补钙时应首选钙含量多、胃肠易吸收、安全性高、口感好、服用方便的钙剂。但应关注婴幼儿(包括早产儿、低体重儿和佝偻病患儿等)消化系统发育尚未成熟的生理特点,注意钙剂的体外溶解性。

4. 补钙注意事项

(1)蛋白质、磷肽可以促进钙的吸收,尤其是从酪蛋白水解酶分解出的磷肽,可以隔绝钙等阳离子与肠道内阴离子(如磷酸盐)结合产生沉淀,使钙维持可溶状态,有利于钙的扩散,故补钙时最好摄入一定量的蛋白质。

(2)植酸、草酸、鞣酸可与钙结合为难溶性复合物,减少钙的吸收,缺乏奶制品的高纤维膳食,钙的吸收也受到影响,故补钙时不要与富含植酸、草酸、鞣酸、高纤维膳食同时进餐。

(3)补钙同时应注意促进钙吸收和钙代谢的维生素 D、维生素 K_2,以及微量营养素铁、锌的补充。

(4)乳糖有利于促进钙的吸收。

(5)维持长期充足的钙摄入可以增加骨密度,较短期大剂量的钙剂补充效果更好。

4.2.7 钙过量有哪些危害

由过量钙剂摄入所导致的高钙血症十分罕见,其发生与同时服用可吸收碱造成的乳碱综合征有关,症状包括肌肉松弛、便秘、尿量大、恶心及神志不清,甚至昏迷和死亡。钙摄入过量会干扰锌、铁的吸收,造成锌和铁的缺乏;严重的钙摄入过量还可出现高钙血症、高钙尿症,导致肾结石、血管钙化,甚至引发肾衰竭等。

防止钙过量的最好方法就是严格按照医嘱进行补充,充分认识:①缺钙对健康不利。②过量补充钙也对身体健康无益。③选择正规的食物性钙源不会造成钙过量。

4.3　佝偻病

4.3.1　什么是佝偻病

佝偻病(rickets),一般指营养性佝偻病(nutritional rickets),以往称为维生素 D 缺乏性佝偻病或营养性维生素 D 缺乏性佝偻病。2016 版《营养性佝偻病防治全球共识》对既往的维生素 D 缺乏性佝偻病及相关疾病命名进行了重新定义,统一为"营养性佝偻病",明确了其是由于儿童维生素 D 缺乏和(或)钙摄入量过低导致生长板软骨细胞分化异常、生长板和类骨质矿化障碍的一种疾病。当维生素 D 不足或缺乏时,同时伴有钙缺乏或不足,则导致佝偻病发生。佝偻病的发生与日光照射、季节、气候、地理、喂养方式、出生情况、生活习惯、环境卫生、遗传等因素有关。在我国,佝偻病目前仍是婴幼儿的常见病。北方地区佝偻病患病率高于南方地区。

4.3.2　维生素 D 缺乏如何诊断

1. 维生素 D 缺乏的诊断方法

一般可依据高危因素、临床症状与体征等进行诊断,确诊需根据血清 $25\text{-}(OH)D_3$ 水平。体内可检测到的维生素 D 代谢物约有 40 种,其中 $25\text{-}(OH)D_3$ 是循环中存在最多的代谢物,反映机体维生素 D 的营养水平。血清 $25\text{-}(OH)D_3$ 水平是维生素 D 营养状况的最佳指标,是维生素 D 缺乏和佝偻病早期诊断的主要依据。

目前临床常用的血清 $25\text{-}(OH)D_3$ 测定方法为化学发光法,该方法检测的结果能够代表体内维生素 D 营养状况。维生素 D 营养状况的划分和判定标准,学界存在不同认识。根据全国佝偻病防治科研协作组意见,将血清维生素 D 水平达到 $50\sim250$ nmol/L($20\sim100$ ng/ml)范围认定为适宜的维生素 D 营养状况。中华医学会骨质疏松和骨矿盐疾病分会则采用表 4.3 中的数据划分维生素 D 营养状况。

表 4.3　维生素 D 营养状况

维生素 D 营养状况	血清 $25\text{-}(OH)D_3$ 水平
中毒	>150 μg/L(375 nmol/L)
充足	>30 μg/L(>75 nmol/L)
不足	$20\sim30$ μg/L($50\sim75$ nmol/L)
缺乏	$10\sim20$ μg/L($25\sim50$ nmol/L)
严重缺乏	<10 μg/L(<25 nmol/L)

2. 佝偻病的临床表现

佝偻病的发生与发展是一个连续过程,可分为活动期(初期、激期)、恢复期和后遗症期。

(1)初期。多见于婴儿(特别是 6 个月内)。早期常有非特异的神经精神症状如夜惊、多汗、烦躁不安等。枕秃也较常见。骨骼改变不明显,可有病理性颅骨软化。血生化改变轻微,血钙、血磷正常或稍低,碱性磷酸酶正常或稍高,血清 $25\text{-}(OH)D_3$ 降低。X 线片可无异常或见临时钙化带模糊变薄、干骺端稍增宽。

（2）激期。常见于 3 个月至 3 岁的小儿。有明显的夜惊、多汗、烦躁不安等症状。骨骼改变可见颅骨软化（6 个月内婴儿），方颅，手（足）镯（图 4.2），肋骨与肋骨连接处形成肋骨串珠，肋软骨沟，鸡胸（胸骨外凸）；身体重量使下肢骨弯曲，形成 X 型腿或 O 型腿。血钙、血磷均降低，碱性磷酸酶增高，血清 25-(OH)D$_3$ 显著降低。X 线片可见临时钙化带模糊消失，干骺端增宽或呈杯口状，边缘不整呈云絮状、毛刷状（图 4.3(b)），骨骺软骨加宽。

（3）恢复期。初期或活动期经晒太阳或维生素 D 治疗后症状消失，体征逐渐减轻、恢复。血钙、血磷、碱性磷酸酶和血清 25-(OH)D$_3$ 逐渐恢复正常。X 线片可见临时钙化带重现、增宽、密度加厚。

（4）后遗症期。经治疗或自然恢复，症状消失，骨骼改变不再进展，可留有不同程度的骨骼畸形（图 4.4）。多见于 3 岁以后的儿童。X 线及血生化检查均正常。

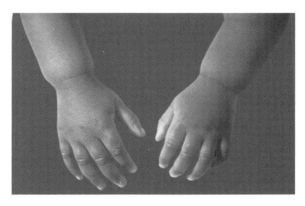

图 4.2　佝偻病临床表现（手镯）

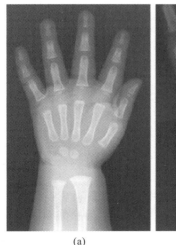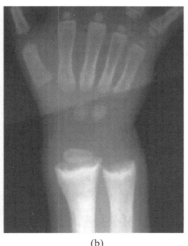

(a)　　　　　　　　　(b)

图 4.3　儿童腕部 X 线片

（a）正常儿童腕部 X 线片；（b）佝偻病儿童腕部 X 线片

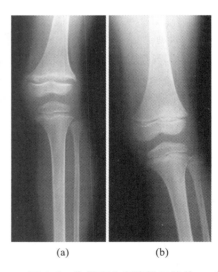

(a)　　　　　　(b)

图 4.4　佝偻病儿童膝部 X 线片

（a）治疗前；（b）治疗后

4.3.3 佝偻病如何预防

佝偻病的预防应从围生期开始,以婴幼儿为重点对象并持续到青春期。

1. 胎儿期的预防

(1) 孕妇应经常到户外活动,多晒太阳。

(2) 饮食应含有丰富的维生素 D、钙、磷和蛋白质等营养物质。

(3) 防治妊娠并发症,患有低钙血症或骨软化症的孕妇应进行积极治疗。

(4) 在医师指导下,可于妊娠后 3 个月补充维生素 D,同时服用钙剂。如有条件,孕妇应监测血清 25-(OH)D_3 水平,存在维生素 D 缺乏时应给予维生素 D 治疗,使 25-(OH)D_3 水平保持在正常范围。

2. 0～18 岁儿童的预防

(1) 户外活动:多晒太阳是预防佝偻病的简便、有效措施。户外活动应根据不同季节、不同气候、不同地区特点进行,接受阳光照射的皮肤面积应逐渐增加,如面部(避免阳光直接晒到眼睛)、手臂、腿、臀部等。晒太阳的时间逐渐增加,平均每日户外活动应在 1～2 小时。6 个月以内婴儿不要直接接受阳光直射以免造成皮肤损伤。

(2) 维生素 D 补充:婴儿出生后应在医师指导下尽早开始补充维生素 D(400～800 U/d)。一般可不加服钙剂,但对有低钙抽搐史或以淀粉为主食者补充适量的钙剂是必要的。

3. 高危人群补充

早产儿、低体重儿、双胎儿出生后即应在医师指导下补充维生素 D(800～1000 U/d)。连用 3 个月后改为 400～800 U/d。

4.3.4 佝偻病如何治疗

1. 一般治疗

加强护理,合理饮食,坚持经常晒太阳(6 个月以下避免直晒)。

2. 西医治疗

1)药物治疗

(1) 活动期口服维生素 D,如有条件,应监测血钙、血磷、碱性磷酸酶及血清 25-(OH)D_3 水平。

(2) 口服困难或腹泻等影响吸收时,可采用大剂量突击疗法。用药应随访,1 个月后如症状、体征、实验室检查均无改善时应考虑其他疾病,注意鉴别诊断。

2)其他治疗

(1) 钙剂补充:在补充维生素 D 的同时,给予适量的钙剂。同时调整膳食结构,增加膳食钙的摄入。每日应给予大于 500 mg 的钙(含饮食钙源)以满足对佝偻病的治疗需求。

(2) 微量营养素补充:佝偻病多伴有锌、铁降低,及时适量地补充微量元素,有利于骨骼健康成长,也是防治佝偻病的重要措施。

(3) 外科手术:严重的骨骼畸形可采取外科手术矫正畸形。

3. 中医治疗

中医认为本病调补脾肾,多用补益之法,先天不足者补肾为先,后天失调者补脾为先,脾肾俱虚,病程迁延者,脾肾兼顾,同时注意益肾填精壮骨。本病一般分为肺脾气虚、脾虚肝旺、脾肾亏虚、肾虚骨弱等证。根据脾肾亏损轻重,采用不同的治法。常用中成药有龙牡壮骨颗粒、玉屏风口服液、六味地黄丸。

4.3.5　维生素 D 中毒如何防治

1. 维生素 D 中毒的预防

充分利用自然条件,大力提倡多晒太阳。用维生素 D 防治佝偻病时注意掌握使用剂量和时间,并密切观察。

2. 维生素 D 中毒的症状

因对维生素 D 认识不足,长期大量服用或短期超量误服或对维生素 D 过于敏感,可导致维生素 D 中毒,其症状如下。

（1）轻者或早期表现可出现低热、烦躁、厌食、恶心、呕吐、腹泻、便秘、口渴、无力等,重者或晚期可出现高热、多尿、少尿、脱水、嗜睡、昏迷、抽搐等。

（2）严重者可因高钙血症导致软组织钙沉着和肾功能衰竭而死亡。实验室检查可见血清 25-$(OH)D_3$＞375 nmol/L（150 μg/L）,同时出现血钙、尿钙增加,尿蛋白或血尿素氮增加。

（3）X 线片表现长骨临时钙化带过度钙化,骨密度增大,骨皮质增厚,其他组织器官可出现异位钙化灶。

3. 维生素 D 中毒的治疗

立即停用维生素 D,及时就医（处理高钙血症,限制钙盐摄入。给利尿剂加速钙的排泄,同时应用强的松抑制肠道对钙的吸收,降钙素抑制骨钙释出。除严重者有不可逆的肾损害外,预后多良好）。

活性维生素 D 的半衰期短,一旦发现用药期间出现高尿钙或高血钙,应立即减量或停药,特别需要注意同时减少钙剂和含钙食物的摄入,血钙水平多数能很快恢复。

 # 你问我答

孩子总是晒太阳,为什么还是缺钙?

皮肤的光照合成（晒太阳）是儿童维生素 D 的主要来源。人表皮中的 7-脱氢胆固醇在经阳光中的紫外线照射后转变为维生素 D_3 前体,经温促作用转换为维生素 D_3（维生素 D 的其中一种形式）。维生素 D 对钙的吸收有重要作用（不仅促进肠道内钙和磷的吸收,还可以促进肾小管内钙的重吸收）。所以,晒太阳（户外活动）是预防佝偻病最简便、有效的方法。

但单纯晒太阳,只是部分解决了钙的吸收问题;如果钙的来源不足,还是会缺钙,那么就需要食补,甚至药补,也就是摄入含钙丰富的食品,在医师指导下服用钙剂和（或）维生素 D 制剂。

另外,晒太阳也要适度,避免阳光直射眼睛,炎热天气需要谨防中暑。

宝宝头大,是不是寿星头?

老话常说天庭饱满是贵寿之相,但是三鹿奶粉"大头娃娃"事件令人后怕。"那我家宝宝的头是不是也太大了?"其实这个问题需要各位宝妈首先明确宝宝的头是不是真的大,因为宝宝在妈妈肚子里时头部供氧丰富,发育优于四肢,且出生后 1～2 年大脑进一步发育,所以相对身体,头部比例偏大一些。

我们可以通过软卷尺测量宝宝的头围来做判断,即经过眉弓上缘（眉毛上隆起的地方）

和枕外隆凸(后脑勺凸起的地方)的周长,简单点来说,就是软卷尺下缘挨着眉毛上缘经过双侧耳朵上方绕一圈,再将所得的数值标到世界卫生组织儿童生长曲线上即可。头围图(图4.5和图4.6)中,横坐标是年龄,纵坐标是头围,若宝宝头围在上下两条线(P$_3$~P$_{97}$)中间,就没有问题。

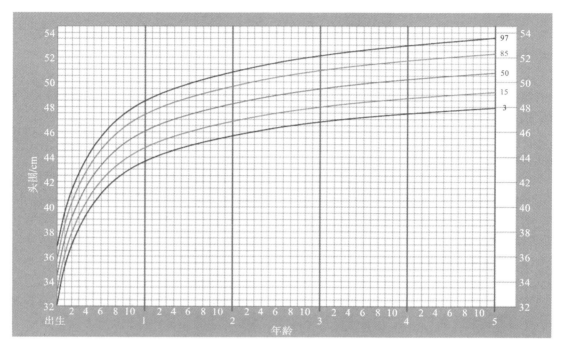

图 4.5　男童 0~5 岁(百分位数)年龄别头围

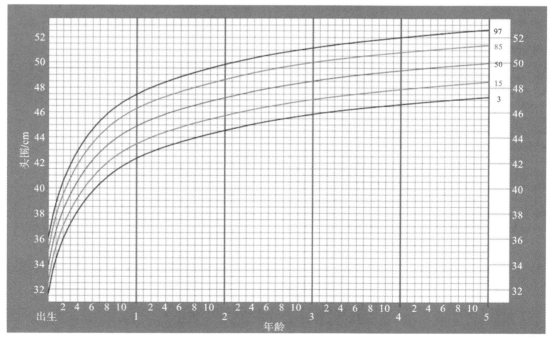

图 4.6　女童 0~5 岁(百分位数)年龄别头围

当然有的宝宝生下来头围就大,在头围图最上面的线(P97)之上,但随着年龄增长,头围均匀增大,并未离最上面的线越来越远,而且宝宝的运动、语言、认识、社交能力均正常,那么就没有问题。同时,除了观察头围之外,还需要注意生长速度,差别过大也要警惕颅脑占位或脑积水可能。

说了那么多,如果宝宝的头真的很大,到底是不是寿星头？一个粗暴的判断标准就是从高处往下看宝宝的头顶整体呈方形,从正面看宝宝的额头和颞侧(耳朵侧)膨隆,那么大概率就是。因为宝宝缺乏维生素 D,导致骨骼无法正常钙化,然而颅骨发育迫在眉睫,本身颅骨是四周向中间长,处于外围的额头两侧及颞部只能疯狂增殖软骨细胞,所以造成了寿星头。

宝宝后脑勺秃了都是因为缺钙吗？

缺钙可能会导致枕秃,因为佝偻病早期(特别是 6 个月内的婴儿)常有非特异的神经精神症状,如夜惊、多汗、烦躁不安等。而头部出汗的部位不断与衣物或床、枕头摩擦导致头发脱落,容易形成枕秃。然而需要注意的是,枕秃可能不都是因为缺钙。

宝宝头部不同部位的胎发生长周期并不同步,后枕部的头发一直到出生 8～12 周才会脱落,所以可能因为毛发的自然生长脱落而出现枕秃,这是一种生理现象；妈妈孕期营养摄入不足,铁、锌缺乏可能引起婴幼儿脱发,各种皮肤疾病、甲状腺疾病、应激状态、药物等在婴幼儿期引起脱发也较为常见。另外还有一些与遗传相关的疾病,如先天性无毛症、内瑟顿综合征、维生素 D 依赖性佝偻病等,虽然比较少见,但也是导致枕秃发生的原因之一。通过调整室内环境温度、及时改变睡觉姿势、加强护理(保持头部干爽,选择透气、软硬适中的枕头等),可在一定程度上改善宝宝枕秃。

听说碳酸饮料喝多了会缺钙,宝宝出牙晚是不是和这有关？

大部分碳酸饮料中含有磷酸,会降低机体对钙、铁、锌等微量元素的吸收利用率。频繁或大量摄入含磷食物(碳酸饮料、重组肉制品、即食食品等),特别是当钙摄入量低时,体内钙磷代谢紊乱,易致继发性甲状旁腺功能亢进,大量骨钙入血以维持血钙水平,但高磷摄入抑制肾脏合成维生素 D 活性代谢产物(即骨化三醇),进而影响钙的吸收。低血钙、高血磷持续刺激甲状旁腺分泌甲状旁腺激素,进一步加剧骨质中钙的流失。所以碳酸饮料喝多了可能会导致缺钙,但是出牙早晚并不一定是缺钙引起的。

一般情况下,宝宝出牙晚有以下几方面的原因。

(1) 遗传因素：乳牙萌出延迟有一定的遗传倾向。

(2) 出生情况：早产儿或低体重儿,较足月儿(出牙时间)会有所延迟。

(3) 性别因素：女宝宝(出牙时间)相对男宝宝稍早一些。

(4) 喂养方式：出牙阶段需要给牙床足够的刺激,因而适时予以磨牙棒或固体食物锻炼宝宝做啃咬运动十分重要。

(5) 内分泌疾病：甲状腺功能减退、生长激素分泌不足等也会影响乳牙萌出。

不同宝宝的萌牙时间存在个体差异,出牙早晚及顺序并不意味着发育的快和慢。

孩子 O 型腿或 X 型腿怎么办？还能纠正吗？

O 型腿是指双踝并拢双膝不能靠拢,又称膝内翻；X 型腿是指双膝并拢双踝不能接触,又称膝外翻。绝大多数情况下,这是生长发育过程中的正常生理现象。儿童出生后其下肢力线会以可预测的方式从膝内翻进展为中立位,最终在 6～7 岁接近成人水平,呈现 5°左右的膝外翻。因此若儿童膝关节呈对称性轻度弯曲、无明显疼痛不适,通常不需要特殊处理。但是,如果"O 型腿"的常态膝距(即双腿放松直立时双膝关节内侧之间的距离)超过 3 cm 或

"X 型腿"的常态踝距超过 3 cm,走路时两腿经常相碰、易摔倒,就需要考虑病理性腿畸形,需要进行医疗干预。首先需排除不当用力习惯,若下肢弯曲继续发展,需考虑佝偻病等内科疾病并予以相应治疗。经内科诊断,若膝内翻、膝外翻较轻微,可考虑支具矫形;重度畸形则需行外科手术。

孩子已经出现了鸡胸、漏斗胸,以后会影响外观吗？什么情况需要手术？

佝偻病后遗症期可留有不同程度的骨骼畸形,其中胸骨畸形较为明显直观,即鸡胸和漏斗胸。前者主要表现为胸骨上段及邻近肋软骨向前方隆起;后者则以胸骨体向背侧凹陷,两侧肋软骨向背侧弯曲为主要特征。

鸡胸和漏斗胸一般不会随年龄增长趋于正常,轻度畸形患儿可选择运动疗法、矫形器械疗法等保守治疗方法,且随着年龄增长,肌肉逐渐丰厚,女孩乳房发育,在一定程度上可修饰外观。然而有的患儿胸骨畸形进行性加重,导致胸廓指数严重异常,限制心肺功能,影响心理健康,经医师全面评估后可行手术进行矫正。临床上观察到年龄较小的部分患儿术后胸廓仍然继续畸形发育,造成手术效果欠佳,可能需要再行手术矫治。

吃东西、晒太阳补钙是不是更安全？天然补钙的食物有哪些,骨头汤行不行？

长期、大剂量钙剂补充可能诱发儿童泌尿系结石,因此存在过量服用的风险,从这个角度讲,膳食钙摄入的确更为安全。然而家长需注意膳食结构的平衡,适当添加和补充含钙丰富的食物,如牛奶及奶制品、豆制品、虾皮、紫菜、海带和蔬菜等,或加钙饼干等钙强化食品。常见食物的钙含量如表 4.4 所示。

表 4.4　常见食物的钙含量

非奶类食物	钙含量/mg	非奶类食物	钙含量/mg
豆类及豆制品		干果类	
大豆	367	榛果/夏威夷果	209
黑豆	260	花生	72
北豆腐	777	干莲子	114
南豆腐	240	黑芝麻	2000
大豆粉	199	葵花籽	120
埃及豆(干)	150	杏仁	234
海产品		核桃	186
吻仔鱼	349	鲜果蔬	
黑海带	1170	菠菜	93
小鱼干	1700	番薯菜	153
牡蛎	58	包心菜	106
蛤	156	甜菜	50
虾米	1438	芥菜	230
虾皮	2000	无花果	196

注:以上为不同种类非奶类食物每 100 g 的钙含量。

有些家长热衷于熬汤补钙,然而动物骨骼中的钙是生物钙,即使长时间熬制,溶解到汤里的钙依旧很少,所以论补钙效果,骨头汤根本排不上号,而且汤中嘌呤及脂质含量较高,不宜频繁食用。

补钙时有哪些注意事项?

(1)蛋白质、磷肽可以促进钙的吸收,尤其是从酪蛋白水解酶分解出的磷肽,可以隔绝钙等阳离子与肠道内阴离子(如磷酸盐)结合产生沉淀,使钙一直维持可溶状态,利于钙的积极扩散作用,故补钙时最好摄入一定量的蛋白质。

(2)植酸、草酸、鞣酸可与钙结合为难溶性复合物,减少钙的吸收,缺乏奶制品的高纤维膳食,钙的吸收也受到影响,故补钙时不要与富含植酸、草酸、鞣酸、高纤维膳食同时进餐。

(3)补钙同时应注意促进钙吸收和钙代谢的维生素 D、维生素 K_2,以及微量营养素铁、锌的补充。

(4)乳糖有利于促进钙的吸收。

(5)维持长期充足的钙摄入可以增加骨密度,较短期、大剂量的钙剂补充效果更好。

应该从什么时候开始补钙? 补到几岁比较合适?

人体钙的需要量受年龄、性别、遗传、饮食、生活方式、地理环境等影响,其补充依据在 1 岁内主要基于母乳中的含钙量,而 1 岁后主要基于钙代谢平衡实验,特别是母亲孕期及哺乳期钙摄入不足的婴幼儿应及时补充膳食钙。对于早产儿、低体重儿、巨大儿、户外活动少以及生长过快的儿童在补充钙剂(70～120 mg/(kg·d))的同时,联合使用维生素 D 制剂更为合理。

一般来说,为了预防或者治疗佝偻病,建议口服维生素 D 或钙剂到 2～3 岁,如果之后能坚持饮奶、平衡膳食、适当户外运动,且无明显缺钙表现,常规补钙并不必要。若儿童不喜欢喝牛奶或者处于快速发育的青春期,那么适当补充钙剂也是可以的。

补钙是不是等同于补充维生素 D? 如何选择市面上的各种产品?

补钙并不等同于补充维生素 D。钙是人体自身不能合成的,需要通过外界摄入,而维生素 D 的作用是辅助钙使其更容易被人体吸收,所以当维生素 D 缺乏时,补充再多的钙剂也是于事无补的。总的来说,补充钙剂、维生素 D 属于个体化治疗,每个儿童的情况不同,用法用量也不尽相同。

事实上并没有衡量钙剂好坏的唯一标准。根据《中国儿童钙营养专家共识(2019 年版)》,儿童补钙选用钙剂时,应优先考虑以下六个方面的因素。

(1)含钙量高。

(2)胃肠易吸收。

(3)安全性高。

(4)口感好。

(5)服用方便。

(6)体外易溶。

对于钙需要量大的幼儿,可以选择含钙量低但口感好、水溶性好的有机钙;对于钙需要量大的健康年长儿可以选择含钙量高的无机钙进行补充(性价比较高),目前市场上碳酸钙制剂应用较为广泛。但是对于存在胃部疾病导致胃酸分泌不足或不能耐受胃肠道刺激的儿童,选择有机钙更加合适;生物钙制剂因为存在重金属中毒风险,不建议长期服用。

常用钙剂特点如表 4.5 所示。

表 4.5   常用钙剂特点

通　用　名	含钙量	溶解度	口　感	其　他
复方碳酸钙颗粒	40%	易溶	淡柠檬味	络合钙、维生素 D_3
碳酸钙 D_3（片剂/颗粒剂）	40%	难溶	无味、咸涩	含维生素 D_3
碳酸钙（片剂/颗粒剂）	40%	难溶	无味、咸涩	
葡萄糖酸钙（口服液）	9%	易溶于热水	微甜	
醋酸钙（冲剂）	25%	极易溶于水	醋酸味	
乳酸钙（片剂）	13%	极易溶于热水	乳酸味	

通过药物补钙孩子能吸收吗？什么时候补钙吸收效果更好？

钙是体内重要的营养素，人体自身无法生成钙，必须依靠外界摄入。受中国人饮食习惯的影响，除母乳喂养阶段以外，儿童奶类摄入量通常不足，仅靠日常膳食很难满足对钙营养的需求，通过药物补钙以达到适宜的供给水平成为可考虑的选择。

人体血钙在后半夜及清晨最低，此时钙在小肠的吸收率更高，因此以清晨和临睡前各服1 次钙为宜。若每天只服用 1 次，以每晚临睡前服用为宜；若采用每天 3～4 次服法，最好在饭后 1～1.5 小时服用，可减少食物中植酸、草酸、鞣酸和膳食纤维对钙吸收的影响。关于"春天是补钙的黄金时间"的说法，可能与春天儿童经常进行户外活动，既增加了运动量，又通过晒太阳皮肤合成了充足的维生素 D，促进了钙的吸收，上述两点均有利于儿童的生长，并不能都归功于"补钙"。只要通过综合评估儿童存在缺钙的风险，一年四季都可以进行补充。

中医可以治疗佝偻病吗？

我国早在隋朝的《诸病源候论》一书中既已提出了背偻、多汗、齿迟、发稀等与佝偻病相似的证候，并提出了"数见风日"的预防措施。清朝的《医宗金鉴》中提出气血亏虚可导致"筋骨软弱步难移，牙齿不生发疏薄，身坐不稳语言迟"等症状。主要病机是先天禀赋不足，后天喂养失宜，脾肾虚亏所致。

本病中医治疗，重在调补脾肾，多用补益之法，先天不足者补肾为先，后天失调者补脾为先，脾肾俱虚，病程迁延者，脾肾兼顾，同时注意益肾填精壮骨。根据脾肾亏损轻重，采用不同的治法。初期以脾虚为主，以健脾益气为主法；激期多属脾肾两亏，当予脾肾并补；恢复期、后遗症期以肾虚为主，当补肾填精，佐以健脾。在调补脾肾的同时，还要注意补肺益气固表、平肝清心安神等治法的配合使用。中医分期辨证治疗佝偻病，能有效改善临床症状、增强患儿体质，且治疗方法多样，易于接受。

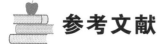

参考文献

［1］　孙长颢.营养与食品卫生学［M］.8 版.北京：人民卫生出版社,2017.

［2］　中华医学会骨质疏松和骨矿盐疾病分会.维生素 D 及其类似物临床应用共识［J］.中华骨质疏松和骨矿盐疾病杂志,2018,11(1):1-19.

［3］　Gardner D G,Shoback D. Greenspan's basic and clinical endocrinology［M］. 8th ed. New York：McGraw-Hill Education,2017.

［4］ 中华预防医学会儿童保健分会.中国儿童钙营养专家共识(2019 年版)[J].中国妇幼健康研究,2019,30(3):262-269.

［5］ 苏宜香.儿童营养及相关疾病[M].北京:人民卫生出版社,2016.

［6］ 全国佝偻病防治科研协作组,中国优生科学协会小儿营养专业委员会.维生素 D 缺乏及维生素 D 缺乏性佝偻病防治建议[J].中国儿童保健杂志,2015,23(7):781-782.

［7］ 王卫平,孙锟,常立文.儿科学[M].9 版.北京:人民卫生出版社,2018.

［8］ Kliegman R M. Nelson textbook of pediatrics[M]. 21st ed. Philadelphia, MO: Elsevier,2019.

［9］ 田玲玲,冉霓.婴幼儿脱发的病因研究进展[J].中国儿童保健杂志,2016,24(1):51-53.

［10］ Calvo M S. Dietary considerations to prevent loss of bone and renal function [J]. Nutrition,2000,16(7-8):564-566.

［11］ 胡祖杰.儿童 X 型腿、O 型腿的评估与治疗进展[J].现代医药卫生,2013,29(10):1512-1513.

［12］ 刘青.鸡胸的治疗进展[J].临床小儿外科杂志,2013,12(1):64-66,75.

［13］ 吴娜,谢义民,陈思远,等.微创 Nuss 手术治疗儿童漏斗胸的研究进展[J].临床小儿外科杂志,2020,19(2):176-180.

［14］ 吴康敏.儿童维生素 D、钙营养合理补充[J].中国实用儿科杂志,2012,27(3):165-169.

［15］ 中华预防医学会儿童保健分会.中国儿童维生素 A、维生素 D 临床应用专家共识[J].中国儿童保健杂志,2021,29(1):110-116.

［16］ 丁樱,任献青,韩改霞,等.维生素 D 缺乏性佝偻病中医诊疗指南[J].中医儿科杂志,2012,8(1):1-3.

［17］ 中华医学会儿科学分会儿童保健学组,《中华儿科杂志》编辑委员会.儿童微量营养素缺乏防治建议[J].中华儿科杂志,2010,48(7):502-509.

［18］ 中国营养学会.中国居民膳食营养素参考摄入量(2023 版)[M].北京:人民卫生出版社,2023.

(段云雁　陈逸驰　黄田田　冯曼琳)

第5章
铁与缺铁性贫血

本章重要主题词提示

铁(iron,Fe),缺铁性贫血(iron deficiency anemia,IDA)

5.1 铁

5.1.1 铁是什么

铁(iron,Fe)是人体含量最多的必需微量元素。铁缺乏及缺铁性贫血会对人体,特别是婴幼儿健康造成危害,因而铁营养受到广泛的重视。

正常人体内的含铁总量随着年龄、体重、性别和血红蛋白水平的不同而异。正常成年男性体内含铁总量约为 50 mg/kg,女性约为 35 mg/kg,新生儿约为 75 mg/kg。其中 65%～70%的铁存在于血红蛋白中;3%存在于肌红蛋白中;1%存在于含铁酶类、辅助因子及运铁载体中,被称为功能性铁;剩余 25%～30%为储存铁,以铁蛋白及含铁血黄素形式储存于骨髓、肝和脾内。

1. 铁的来源

人体铁的来源主要有两种。

(1) 体内红细胞衰老或被破坏所释放的血红蛋白铁占人体铁摄入量的 2/3,绝大部分被再利用。

(2) 其他铁主要来自膳食;膳食中有两种形式的铁,即血红素铁和非血红素铁。

2. 铁的吸收

血红素铁是与血红蛋白及肌红蛋白的原卟啉结合的铁,主要存在于动物性食物中。血红素铁不受植酸、磷酸等的影响而以原卟啉铁的形式直接被肠黏膜上皮细胞吸收,然后在黏膜细胞内分离出铁,并和脱铁运铁蛋白结合。血红素铁吸收率较非血红素铁高,吸收过程不受其他膳食因素的干扰。

而非血红素铁主要以 $Fe(OH)_3$ 络合物的形式存在于粮谷类、豆类、水果、蔬菜等植物性食物中,占膳食铁总量的绝大部分,但吸收率低且易受膳食因素影响。这种铁需要在胃酸作用下还原成亚铁离子,形成低分子量的铁螯合物,才能在十二指肠被吸收。胃酸缺乏会降低膳食中三价铁的溶解度和低分子量螯合物的形成,影响铁的吸收。

动物性食物含铁量高,吸收率达 10%～25%;母乳与牛乳含铁量均低,但母乳的铁吸收率比牛乳高 2～3 倍。植物性食物中铁的吸收率为 1.7%～7.9%。

5.1.2 儿童需要多少铁

儿童由于生长发育的需要,每日需摄入的铁量较成人多。

(1) 足月儿自出生后 4 个月至 3 岁每日约需铁 1 mg/kg。

(2) 早产儿需铁较多,约达 2 mg/kg。

(3) 各年龄儿童每日摄入铁总量不宜超过 15 mg。

(4) 动物肝脏、动物血、牛肉、瘦肉等含铁丰富,且血红素铁含量高,是膳食铁的最佳来源。

(5) 鱼类、蛋类含铁总量及血红素铁含量均低于肉类,但仍优于植物性食物。

(6) 新鲜绿叶蔬菜含铁量较高,且富含促进铁吸收的维生素 C,可作为膳食铁的补充来源。

（7）强化铁的食品也可提供部分非血红素铁。

5.1.3　铁有哪些作用

铁参与体内氧的运送和组织呼吸过程,铁是血红蛋白、肌红蛋白、细胞色素、细胞色素氧化酶等的组成成分,可激活琥珀酸脱氢酶、黄嘌呤氧化酶等酶的活性。铁维持正常的造血功能,机体中的铁大多存在于红细胞中。铁还参与其他重要功能,如维持正常的免疫功能,催化 β-胡萝卜素转化为维生素 A,嘌呤与胶原蛋白的合成、脂类在血液中的转运以及药物在肝脏的解毒等方面均需铁的参与。

5.1.4　儿童各个时期铁代谢有何特点

1. 胎儿期

胎儿通过胎盘从母体获得铁,以孕后期 3 个月获得铁量最多,平均每日约 4 mg。

（1）足月儿从母体所获得的铁足够其出生后 4～5 个月的需要。

（2）早产儿从母体获得的铁较少,容易发生铁缺乏。

（3）当孕母严重缺铁时,胎盘摄铁能力下降,可影响胎儿铁的获取。

2. 新生儿期、婴儿期和幼儿期

（1）足月新生儿体内总铁量约为 75 mg/kg,其中 25% 为储存铁。婴儿早期不易发生铁缺乏。

（2）早产儿从母体获得的铁较少,且生长发育更迅速,可较早出现铁缺乏。

（3）4 月龄以后,婴幼儿从母体获得的铁逐渐耗尽,加上此期生长发育迅速、造血活跃,对膳食铁的需要增加,而婴幼儿主食(母乳或牛乳)的铁含量均低,不能满足机体需要,储存铁耗竭后即发生铁缺乏,故 6 个月至 2 岁的婴幼儿缺铁性贫血发生率高。

3. 学龄前期、学龄期和青春期

（1）学龄前期和学龄期一般较少缺铁。此期缺铁的主要原因是偏食导致摄取的铁不足,或是食物搭配不合理,使铁的吸收受抑制;肠道慢性失血也是此期缺铁的原因。

（2）青春期由于生长发育迅速,对铁的需要量增加,月经初潮以后,少女如月经过多造成铁的丢失也是此期缺铁的原因。

 # 5.2　缺铁性贫血

5.2.1　什么是缺铁性贫血

缺铁性贫血(iron deficiency anemia,IDA)是体内铁缺乏导致血红蛋白合成减少,临床上以小细胞低色素性贫血、血清铁蛋白减少和铁剂治疗有效为特点的贫血症。本病以婴幼儿发病率最高,以 6 个月至 2 岁婴幼儿最多见。

5.2.2　缺铁性贫血有哪些临床表现

缺铁性贫血发病缓慢,临床表现随病情轻重而有所不同。

1．一般表现

（1）皮肤黏膜逐渐苍白，以唇、口腔黏膜及甲床较明显。

（2）易疲乏，不爱活动。

（3）年长儿可诉头晕、眼前发黑、耳鸣。

2．髓外造血表现

由于髓外造血，肝、脾可轻度肿大；年龄越小，病程越长，贫血越严重，肝脾大越明显。

3．非造血系统症状

（1）消化系统：食欲减退，少数有异食癖（如嗜食泥土、墙皮、煤渣）；可有呕吐、腹泻；可出现口腔炎、舌炎或舌乳头萎缩；重者可出现萎缩性胃炎或吸收不良综合征。

（2）神经系统：烦躁不安或萎靡不振、注意力不集中、记忆力减退，智力多数低于同龄儿。

（3）心血管系统：明显贫血时心率增快，严重者心脏扩大，甚至发生心力衰竭。

（4）其他：因细胞免疫功能降低，常合并感染。可因上皮组织异常而出现匙状甲（又称反甲，特点为指甲中央凹陷，边缘翘起，指甲变薄，表面粗糙有条纹；常见于缺铁性贫血和高原病，偶见于风湿热及甲癣）。

5.2.3　哪些原因会导致缺铁性贫血

（1）先天储铁不足：胎儿从母体获得的铁以妊娠最后 3 个月最多，故早产、双胎或多胎以及孕母严重缺铁等均可使胎儿储铁不足。

（2）铁摄入量不足：导致缺铁性贫血的主要原因。母乳、牛乳、谷物中含铁量均低，如不及时添加含铁较多的辅食，婴幼儿容易发生缺铁性贫血。

（3）生长发育旺盛：婴儿和青春期儿童生长发育迅速，对铁的需要量大，若未及时添加富铁食物易导致缺铁性贫血。

（4）铁吸收障碍：不合理的饮食搭配和胃肠疾病可影响铁的吸收。

（5）铁丢失增多：体内任何部位的长期慢性失血均可导致缺铁。临床较常见的有各种原因所致的消化道出血和青春期女孩月经增多。

5.2.4　缺铁性贫血如何诊断

根据病史，特别是喂养史、临床表现和血常规特点，一般可做出初步诊断。进一步进行有关铁代谢的生化检查有确诊意义，必要时可进行骨髓检查。用铁剂治疗有效可证实诊断。

缺铁性贫血的国内诊断标准如下（符合以下第 1 条和第 2～9 条中任意 2 条或 2 条以上，可诊断为缺铁性贫血）。

（1）小细胞低色素性贫血：男性 Hb<120 g/L，女性 Hb<110 g/L，红细胞呈小细胞、低色素性。

（2）有明确的缺铁病因和临床表现（如乏力、头晕、心悸等）。

（3）血清铁蛋白（serum ferritin，SF）<15 μg/L，感染或合并慢性炎症患者（除外慢性肾功能不全、心力衰竭）血清铁蛋白<70 μg/L。

（4）转铁蛋白饱和度（transferrin saturation，TSAT）<0.15。

（5）血清铁<8.95 μmol/L，总铁结合力（total iron binding capacity，TIBC）>64.44 μmol/L。

（6）可溶性转铁蛋白受体（soluble transferrin receptor，sTfR）＞26.50 nmol/L（2.25 mg/L）。

（7）骨髓铁染色显示骨髓小粒可染铁消失，铁粒幼细胞占比＜15％。

（8）红细胞游离原卟啉（FEP）＞0.90 μmol/L（全血），锌原卟啉（zinc protoporphyrin，ZPP）＞0.96 μmol/L（全血）。

（9）铁剂治疗有效。

地中海贫血、异常血红蛋白病、维生素 B_6 缺乏性贫血、铁粒幼细胞贫血和铅中毒等也表现为小细胞低色素性贫血，应根据各病临床特点和实验室检查特征加以鉴别。

5.2.5　缺铁性贫血如何预防

缺铁性贫血的主要预防措施如下。

（1）提倡母乳喂养。

（2）做好喂养指导。及时添加含铁丰富且铁吸收率高的辅助食品，如精瘦肉、动物血、动物内脏、鱼等，注意膳食合理搭配。婴儿如以鲜牛乳喂养，必须加热处理减少牛乳过敏导致的失血。

（3）婴幼儿食品（谷类制品、牛奶制品等）应加入适量铁剂加以强化。

（4）早产儿，尤其是非常低体重的早产儿，宜自 2 个月左右给予铁剂。

5.2.6　缺铁性贫血的治疗原则是什么

西医的治疗原则主要是去除病因和补充铁剂。中医的基本治疗原则为调理脾胃，补益气血。

（1）轻度贫血时，应以合理喂养为主。

（2）中度以上贫血时，采用补充铁剂治疗，同时配合中医辨证施治，既可以减轻铁剂的副作用，又能促进铁的吸收。

5.2.7　西医如何治疗缺铁性贫血

1. 一般治疗

（1）加强护理。

（2）注意休息。

（3）避免感染。

（4）给予含铁质丰富的食物。

（5）注意饮食的合理搭配，以增加铁的吸收。

2. 去除病因

（1）对饮食不当者，纠正不合理的饮食习惯和食物组成。

（2）有慢性失血性疾病，如钩虫病、肠道畸形等，及时进行治疗。

3. 补充铁剂

（1）尽量给予铁剂口服治疗。每日补充元素铁 2～6 mg/kg，餐间服用，2～3 次/日。

（2）应在血红蛋白正常后继续补铁 2 个月，恢复机体储存铁水平。

（3）必要时可同时补充其他维生素和微量元素，如叶酸和维生素 B_{12} 等。

（4）循证医学资料表明，间断补充铁元素每次 1～2 mg/kg，1～2 次/周或 1 次/日亦可达到补铁的效果,疗程 2～3 个月。

4. 疗效评估

适当补铁 3～4 日,网织红细胞开始升高,7～10 日达高峰,2～3 周降至正常。补铁 2 周后血红蛋白量开始上升,4 周后为 20 g/L 以上。

5. 输注红细胞

一般不必输注红细胞,输注红细胞的适应证如下。

(1) 严重贫血者,尤其是发生心力衰竭者。

(2) 合并感染者。

(3) 急需外科手术者。

应注意贫血越严重,每次输注量应越少。

5.2.8　中医如何治疗缺铁性贫血

辨证论治:缺铁性贫血以虚证为多。一般分为脾胃虚弱、心脾两虚、肝肾阴虚、脾肾阳虚等证。运用调理脾胃,阴阳双补之法,使阳生阴长,精血互生。常用中成药有小儿生血糖浆、健脾生血颗粒、归脾丸等。

针灸、推拿等也有辅助治疗效果。

 你问我答

为什么早产儿,尤其是非常低体重的早产儿,需要在 2 个月左右给予铁剂预防缺铁性贫血?

胎儿自母体(尤其是最后 3 个月)获得铁储存于体内,以备出生后应用,故新生儿体内储铁量与母亲孕期铁营养、胎龄及出生体重成正比。足月儿自母体获得的铁可供 4～5 个月之用;早产儿、低体重儿、双胎儿体内储铁量相对不足,出生后生长发育又较快,铁需要量相对较多,故较足月儿更易发生缺铁性贫血。

早产儿纯母乳喂养者应从 2～4 周龄开始补铁,剂量为每日补充元素铁 1～2 mg/kg,直至 1 周岁。不能母乳喂养的婴儿、人工喂养者应采用铁强化配方乳,一般不需要额外补铁。牛乳含铁量和吸收率低,1 岁以内不宜采用单纯牛乳喂养。

孩子不爱吃肉会贫血吗? 孩子经常流鼻血、拉肚子会贫血吗?

儿童不吃肉有可能引起贫血。这是因为肉类富含铁元素,长期不吃肉,很可能造成体内铁离子水平降低,进而引起缺铁性贫血。而且肉中含有很多蛋白质、维生素、其他矿物质,儿童长时间不吃肉,可能会缺乏优质蛋白质,进而抵抗力降低,甚至出现生长发育迟缓等情况。

儿童经常流鼻血(中医称为"鼻衄")需要进一步查明原因。婴幼儿鼻出血多发生在炎热的夏季和干燥的冬季。婴幼儿鼻前庭的黎氏区黏膜血管比较丰富,容易出现流鼻血的现象;空气干燥时,可能在夜间流鼻血。如果流鼻血只是偶尔发生,一般来说问题不大,但经常发生就应该到医院进行详细检查,排除局部疾病(包括鼻中隔偏曲、鼻息肉、肿瘤、鼻炎等),此外还需要排除血液系统疾病(如血小板减少、凝血功能异常、白血病等)。长期慢性鼻出血、出血次数频繁或出血量大,都可能引起失血性贫血。建议带儿童到医院检查,医师可根据临床表现、体格检查和化验结果,分析并鉴别贫血性质和程度,予以对症治疗。

儿童经常拉肚子(腹泻)是可能导致贫血的。某些慢性腹泻可能是乳糜泻等肠病或者贯第虫病等寄生虫病的表现，这些疾病使铁吸收减少；某些慢性腹泻为消化性溃疡等疾病的表现，而伴随消化系统失血或导致消化系统失血。所以当某些儿童患有腹泻时，需查明病因，并及时治疗，如果同时伴有缺铁性贫血，应补充铁剂以纠正贫血。

听说只有女孩子才需要补血，是不是真的？

这里说的"补血"，应该是指补铁。据世界卫生组织的资料，发展中国家 5 岁以下和 5～14 岁儿童贫血患病率分别为 39% 和 48%，其中半数以上为缺铁性贫血，而铁缺乏症患病率至少为缺铁性贫血患病率的 2 倍。2000—2001 年"中国儿童铁缺乏症流行病学的调查研究"发现，我国 7 个月至 7 岁儿童铁缺乏症总患病率为 40.3%，缺铁性贫血患病率为 7.8%。尽管缺铁性贫血患病率已显著降低，但缺铁（不伴贫血的铁缺乏症）仍很严重，其中婴儿缺铁和缺铁性贫血患病率分别为 44.7% 和 20.5%，显著高于幼儿和学龄前儿童，而农村儿童缺铁性贫血总患病率为 12.3%，显著高于城市儿童（5.6%）。

缺铁性贫血的原因多种多样，但可以简单概括为先天储铁不足、铁摄入量不足、铁吸收障碍和铁丢失增多。女孩追求某种形体美而偏食厌食，只属于铁摄入量不足的一个原因；青春期女孩经期会有铁的流失，月经过多只属于铁丢失增多的一个原因；而外伤失血、胃肠道失血等也都属于铁丢失增多，单单胃肠道失血就有肿瘤、胃十二指肠溃疡、胃炎、炎症性肠病、钩虫感染等多种原因。

缺铁可影响儿童生长发育、运动和免疫等各种功能，青春期女孩应注重科学补铁，但并不代表其他人群就不需要补铁，比如青春期男孩和女孩都可能因为生长发育旺盛，对铁需要量大，摄入量相对不足，而发生铁缺乏症，甚至缺铁性贫血。

孩子长得快，白白胖胖的，应该不会贫血吧？

无论孩子皮肤如何白皙，也要注意口唇、口腔黏膜、甲床及手掌的颜色是否红润。如果发现唇甲颜色苍白，应尽早入院检查。

我国儿童贫血的情况较多，最常见的就是缺铁性贫血。近期一项针对 2156 例 6～36 个月婴幼儿贫血状况的调查显示，婴幼儿缺铁性贫血患病率为 21.98%，其中轻度贫血占 93.5%，中重度贫血占 6.5%。铁是人体造血的重要原料，体内铁不足时，血红蛋白合成减少，进而影响红细胞生成，引起贫血。加之轻度贫血儿童常症状表现不明显，家长应定期监测血红蛋白指标，及时纠正贫血。

孩子做检查抽了好多血，会不会贫血？

抽血不会导致儿童贫血。首先要了解为什么要进行抽血化验。血液在体内不断流动，许多疾病在体内引起的改变都可在血液中反映出来。测定血液中各种成分的改变，对疾病诊断具有十分重要的意义，对临床用药极具参考价值。

有的家长认为，孩子小，体内血液也少，一次抽那么多血做化验，会导致贫血。这其实是一种误解。存在于人体循环系统的血液容量称为血容量。正常情况下，儿童血容量相对成人较多，新生儿血容量约占体重的 10%，儿童血容量占体重的 8%～10%，成人血容量占体重的 6%～8%。人体内的血容量是相对恒定的，一般只要增减不超过 10%，都不会引起机体的病理变化，何况抽血做化验需要的血量一般仅为几毫升，多则 10 余毫升，故采集血液标本不会导致贫血。正常人体储存的铁为人体总铁量的 30%，急性失血只要不超过全血血容量的 1/3，即使不额外补充铁剂，也能迅速恢复，不至于造成贫血。

儿童抽血检查前后的注意事项：除检查肝、肾功能等特殊检查需要禁食外，抽血前早晨起来可以喝一杯温开水，以改善血液黏稠度，促进血液流动。抽血拔针后要按压穿刺部位

3～5 分钟,股静脉、颈静脉等大动静脉处要按压至不出血为止(10 分钟左右)。

贫血都是因为缺铁吗? 贫血到底有哪几种?

贫血是指全身循环血液中红细胞总容量减少至正常值以下。全身循环血液中红细胞总容量测定操作技术复杂、重复性差,而血红蛋白(Hb)浓度、红细胞计数及血细胞比容在绝大多数情况下都能正确反映循环血液红细胞容量,故临床上凡是循环血液单位体积中血细胞比容、血红蛋白浓度和(或)红细胞计数低于正常值即为贫血。贫血并非一种特异性疾病,而是许多基础疾病病理过程发展的结果。

贫血的分类如图 5.1 所示。

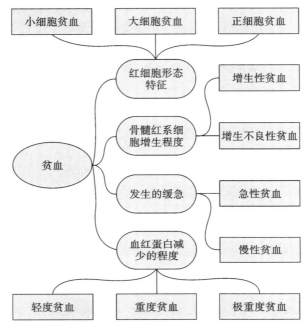

图 5.1　贫血的分类

贫血还可根据病因和发病机制分类,分为红细胞生成减少、红细胞破坏过多(溶血性贫血)、失血性贫血。由图 5.2 可知,单就红细胞生成减少就可以进一步细分。由此可知贫血的原因是极为复杂的。

如果家里经常用铁制炊具是不是就不容易贫血?

国外有研究表明,使用铁锅烹制食物,铁锅的铁可以释放到食物中。铁制炊具释放的铁是人体可以利用的,但是烹制不同食物时,铁制炊具释放的铁量存在较大区别,易受酸碱值和食物成分的影响。因此,铁制炊具并非稳定的补铁方式。

适宜的饮食干预补铁可以预防缺铁性贫血的发生,所以,世界范围内都在推广和普及平衡膳食防治缺铁性贫血,如我国的强化铁酱油,印度的强化铁咖喱,以及发达国家使用的铁强化玉米粉、小麦粉等。此外,贫血种类多样,引起贫血的原因众多,单纯使用铁制炊具预防缺铁性贫血的效果极为有限。

缺铁性贫血吃什么药效果好? 什么时候吃、怎么补铁吸收最好?

口服单一的亚铁盐(最常见的是硫酸亚铁)既廉价又有效。不同形式的补铁剂含铁量各不相同,应按元素铁计算补铁剂量,即每日补充元素铁 2～6 mg/kg,餐间服用,每日 2～

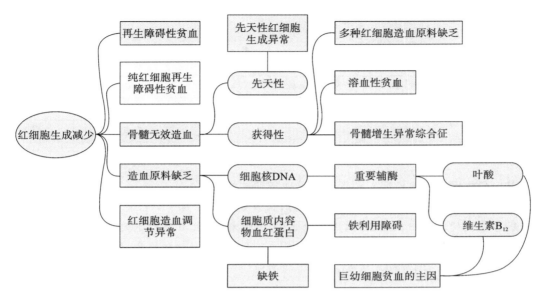

图 5.2　红细胞生成减少的分类

3 次。

　　维生素 C 可以促进铁的吸收。首先,维生素 C 是还原剂,有助于将铁保持为更易溶解的亚铁形式;其次,铁和维生素 C 可以形成可溶性复合物。钙和纤维素可能会减少铁的吸收,这个问题也可以通过同时服用维生素 C 来克服。

　　茶和咖啡都是铁吸收的强效抑制剂,茶能使铁的吸收率降低多达 90%,咖啡的抑制效果为茶的 2/3 左右。所以服用补铁剂的同时,要避免饮茶与喝咖啡。

　　补铁期间,如需服用其他药物须遵医嘱或药品说明书。

补铁要补到什么时候? 为什么停药没多久又贫血了?

　　一般情况下,缺铁性贫血补铁 2~4 日后,网织红细胞开始上升,7~10 日达到顶峰。2~4 周血红蛋白水平就会上升,1 个月后可恢复正常。应在血红蛋白恢复正常后继续补铁 2 个月,恢复机体储存铁水平。循证医学资料表明,间断补充元素铁每次 1~2 mg/kg,每周 1~2 次或每日 1 次也能达到补铁的效果,疗程为 2~3 个月。

　　另外,铁的吸收率不是恒定不变的,除受膳食因素的影响,还受其他很多因素影响。随着血红蛋白的水平上升及储存铁的增加,铁的吸收率也会下降。补铁治疗效果不理想时应考虑是否存在剂量不够、铁剂失效、机体存在持续失血、胃肠道吸收不良、误诊或者患儿依从性差等因素。一般来说,依从性好但铁剂治疗无效就需要做进一步的鉴别诊断。如果所有影响因素都被排除了,口服补铁仍然达不到预期目标可考虑注射补铁。

除了药物,还有哪些食物比较适合补铁?

　　膳食中的铁主要有两种形式:血红素铁与非血红素铁。血红素铁主要存在于动物性食物中,不受植酸、磷酸等的影响,可被人体直接吸收,利用率高于非血红素铁。非血红素铁主要存在于粮谷类、豆类、水果、蔬菜等植物性食物和乳制品中,容易与蔬菜中的草酸、磷酸等结合形成不溶性化合物,不易被人体吸收。总而言之,肉类含铁最丰富,吸收率高。

　　常见食物的含铁量见表 5.1。

表 5.1　常见食物的含铁量

食　　物	含铁量 /(mg/100 g)	食　　物	含铁量 /(mg/100 g)	食　　物	含铁量 /(mg/100 g)
荞麦(带皮)	10.1	黑木耳(干)	97.4	紫菜(干)	54.9
蛏子	33.6	鸭血(白鸭)	30.5	猪肝	22.6
河蚌	26.6	豆腐皮	13.9	芝麻酱	50.3
海参	13.2	虾米	11.0	蘑菇(干)	51.3
鸭肝	23.1	羊血	18.3	扁豆	19.2

贫血是中医说的血虚吗？中医治疗贫血有哪些好办法？

贫血属于中医的血虚范畴,中医学认为,血液是运行在脉管的红色精微物质,狭义上指现代医学所说的血。中医学认为,小儿血虚,与五脏相关,大多因为先天不足,后天喂养不当导致精血不足,应辨证论治,予中药及中成药口服治疗,同时配合推拿、针灸等中医特色外治疗法能够疏通经络、调节气血运行、调整脏腑功能。

 # 参考文献

［1］　王卫平,孙锟,常立文.儿科学[M].9版.北京:人民卫生出版社,2018.

［2］　中华医学会儿科学分会儿童保健学组,《中华儿科杂志》编辑委员会.儿童微量营养素缺乏防治建议[J].中华儿科杂志,2010,48(7):502-509.

［3］　孙长颢.营养与食品卫生学[M].8版.北京:人民卫生出版社,2017.

［4］　中华医学会血液学分会红细胞疾病(贫血)学组.铁缺乏症和缺铁性贫血诊治和预防的多学科专家共识(2022年版)[J].中华医学杂志,2022,102(41):3246-3256.

［5］　王雪峰,郑健.中西医结合儿科学[M].4版.北京:中国中医药出版社,2021.

［6］　《中华儿科杂志》编辑委员会,中华医学会儿科学分会儿童保健学组.儿童缺铁和缺铁性贫血防治建议[J].中华儿科杂志,2008,46(7):502-504.

［7］　王俊怡.老流鼻血会不会贫血[J].人人健康,2014,(13):59.

［8］　Kliegman R M. Nelson textbook of pediatrics[M]. 21st ed. Philadelphia, MO: Elsevier,2019.

［9］　Deloughery T G. Iron deficiency anemia[J]. Med Clin North Am,2017,101(2): 319-332.

［10］　中国营养学会"缺铁性贫血营养防治专家共识"工作组.缺铁性贫血营养防治专家共识[J].营养学报,2019,41(5):417-426.

［11］　张沛.0～3岁儿童缺铁性贫血2156例调查分析[J].世界最新医学信息文摘, 2019,19(40):210-211.

［12］　李秀龙.小孩抽血化验会导致贫血吗?[J].家庭医学,2009(3):17.

［13］　张之南,郝玉书,赵永强,等.血液病学[M].2版.北京:人民卫生出版社,2011.

［14］　Behrman R E,Kliegman R M,Jenson H B.尼尔森儿科学[M].17版.沈晓明,朱建幸,孙锟,译.北京:北京大学医学出版社,2007.

　　［15］　Kröger-Ohlsen M V，Trúgvason T，Skibsted L H，et al. Release of iron into foods cooked in an iron pot：effect of pH，salt，and organic acids［J］. Journal of Food Science，2002，67（9）：3301-3303.

　　［16］　魏艳丽.铁强化酱油对我国人群贫血与缺铁性贫血预防和控制作用研究［D］.北京：中国疾病预防控制中心，2017.

　　［17］　Hurrell R，Egli I. Iron bioavailability and dietary reference values［J］. Am J Clin Nutr，2010，91（5）：1461S-1467S.

　　［18］　Layrisse M，Garcia-Casal M N，Mendez-Castellano H，et al. Impact of fortification of flours with iron to reduce the prevalence of anemia and iron deficiency among schoolchildren in Caracas，Venezuela：a follow-up［J］. Food Nutr Bull，2002，23（4）：384-389.

　　［19］　Lachowicz J I，Nurchi V M，Fanni D，et al. Nutritional iron deficiency：the role of oral iron supplementation［J］. Curr Med Chem，2014，21（33）：3775-3784.

　　［20］　张伟慧.“营养性缺铁性贫血中医诊疗指南”制订的研究［D］.南京：南京中医药大学，2012.

　　［21］　《儿童肥胖预防与控制指南》修订委员会.儿童肥胖预防与控制指南（2021）［M］.北京：人民卫生出版社，2021.

　　［22］　中华医学会儿科学分会内分泌遗传代谢学组，中华医学会儿科学分会儿童保健学组，中华医学会儿科学分会临床营养学组，等.中国儿童肥胖诊断评估与管理专家共识［J］.中华儿科杂志，2022，60（6）：507-515.

（段云雁　陈逸驰　黄田田　冯曼琳）

第6章
儿童单纯性肥胖和代谢综合征

本章重要主题词提示

肥胖（obesity），体质指数（body mass index，BMI），BMI-Z 评分（body mass index Z-score），腰围（waist circumference，WC），总胆固醇（total cholesterol，TC），空腹血糖（fasting blood glucose，FBG）、糖化血红蛋白（glycosylated hemoglobin，HbA1c），生长激素（growth hormone，GH），胰岛素样生长因子（insulin-like growth factor，IGF）

代谢综合征（metabolic syndrome，MS），空腹血糖受损（impaired fasting glucose，IFG）或糖耐量减低（impaired glucose tolerance，IGT），口服葡萄糖耐量试验（oral glucose tolerance test，OGTT），甘油三酯（triglyceride，TG），低密度脂蛋白胆固醇（low density lipoprotein cholesterol，LDL-C），高密度脂蛋白胆固醇（high density lipoprotein cholesterol，HDL-C），腰围身高比（waist to-height ratio，WHtR），血管紧张素转化酶抑制剂（angiotensin converting enzyme inhibitor，ACEI），血管紧张素Ⅱ受体阻滞剂（angiotensin Ⅱ receptor blocker，ARB）

6.1　单纯性肥胖

6.1.1　什么是肥胖,肥胖如何分类,什么是单纯性肥胖

1. 肥胖的定义

肥胖(obesity)是由多因素引起,使得人体长期能量摄入超过能量消耗,导致体内脂肪积聚过多、体重超过参考范围的一种慢性代谢性疾病。

2. 肥胖的分类

(1) 按部位划分。根据脂肪在身体分布的部位不同,肥胖可分为中心型肥胖和外周型肥胖。中心型肥胖又称腹型肥胖或内脏型肥胖,脂肪在腹壁和腹腔内蓄积过多,包括腹部皮下脂肪、脏器周围、网膜和系膜脂肪以及腹膜后脂肪。外周型肥胖又称周围型肥胖或皮下脂肪型肥胖,肥胖者体内脂肪基本上呈匀称性分布,青春期发育后臀部脂肪堆积明显多于腹部。

(2) 按病因划分。按病因不同,肥胖可分为原发性肥胖、遗传性肥胖和继发性肥胖。遗传性肥胖主要指遗传物质变异(如染色体缺失、基因突变)导致的一种极度肥胖。继发性肥胖主要是由下丘脑-垂体-肾上腺轴发生病变、内分泌紊乱或其他疾病、外伤引起的内分泌障碍而导致的肥胖。

3. 单纯性肥胖

单纯性肥胖又称原发性肥胖,其发生与饮食和身体活动水平等有关,肥胖儿童中绝大多数属于单纯性肥胖。

4. 儿童肥胖生理病理特点

肥胖的发生主要是脂肪细胞的数目增多或体积扩大。出生体重正常的儿童在出生前3个月、出生后第1年和青春期可能有脂肪细胞的增殖和扩大同时出现,若肥胖发生在这三个关键时期,治疗较困难且容易复发;不在此关键时期发生的肥胖,仅出现脂肪细胞的体积扩大,而数目正常,治疗容易奏效。

6.1.2　儿童(单纯性)肥胖的原因是什么,有哪些表现

1. 儿童(单纯性)肥胖的常见原因

(1) 能量摄入过多:家庭尤其是父母的不良饮食习惯,如进食过快、偏嗜高脂肪或含糖食物,摄入的营养素超过机体代谢需要,多余能量便转化为脂肪储存于体内,引起肥胖。

(2) 多静少动的生活方式:缺乏适当的活动和体育锻炼,是肥胖发生的重要因素。学习时间过长,室外活动过少,或沉溺于电子产品,如手机、游戏机、电视等,缺乏体力劳动和体育运动,因能量消耗过少,即使摄食不多,也可引起肥胖。

(3) 遗传因素:肥胖有高度遗传性,父母皆肥胖者,后代肥胖率高达80%;双亲之一肥胖者,后代肥胖发生率为40%~50%;而双亲正常的后代肥胖发生率仅10%~14%。

(4) 其他因素:如精神创伤、心理异常、缺少足够睡眠时间等因素亦可致儿童进食过量。

2. 儿童(单纯性)肥胖的临床表现

(1)儿童食欲旺盛,喜食甜食和高脂食物。明显肥胖的儿童常有疲惫感。部分重度肥胖患儿在睡眠时因上呼吸道阻塞而引起反复呼吸暂停,可伴打鼾、低氧血症及白天嗜睡等睡眠呼吸暂停综合征(sleep apnea syndrome)表现;严重腹型肥胖者由于脂肪堆积,限制胸廓扩展和膈肌运动,使得觉醒状态下肺泡通气不足,可导致呼吸困难、面色发绀、下肢水肿等肥胖低通气综合征(obesity hypoventilation syndrome)表现。

(2)体格检查可见患儿皮下脂肪丰满,分布均匀;乳房部脂肪细胞积聚应与乳房鉴别,后者可触及乳腺组织硬结;腹部膨隆下垂,严重肥胖者胸腹、臀部及大腿皮肤可出现白纹或紫纹。由于体重过重,行走时下肢负荷过重,可致膝外翻和扁平足。男性患儿因大腿内侧和会阴部脂肪过多,阴茎隐匿于脂肪组织中。肥胖儿童性发育可较早,但最终身高可能低于正常儿童,另外还常伴心理障碍,如自卑、胆怯、孤僻等。

6.1.3　儿童肥胖有哪些危害

肥胖本身是一种疾病,也是多种慢性病的危险因素。肥胖及相关健康危险可持续至成年期,不仅对当前及成年期的心血管系统、内分泌系统、消化系统和呼吸系统带来危害,还会影响儿童的运动能力及骨骼发育,对行为、认知及智力产生不良影响。

(1)心血管系统。儿童肥胖与高血压存在密切关系,肥胖儿童高血压患病风险是正常体重儿童的1.5~2.2倍;肥胖儿童心脏每搏输出量明显增高,发生左心室重构、左心室质量及质量指数增加的情况明显多于同龄正常体重儿童。此外,肥胖儿童早期动脉粥样硬化(包括动脉管壁增厚变硬、失去弹性和管腔缩小等变化)可能已经出现。

(2)内分泌系统。儿童肥胖与2型糖尿病的发病密切相关,绝大多数2型糖尿病患儿超重或肥胖,肥胖儿童成年后发生糖尿病的风险是正常体重儿童的2.7倍;超重及肥胖儿童代谢综合征患病率也高于正常体重儿童,儿童期至成年期持续肥胖的人群发生代谢综合征的风险是体重持续正常人群的9.5倍;国外一些学者还认为肥胖女童容易出现月经周期异常。

(3)消化系统。肥胖是儿童非酒精性脂肪性肝病最主要的危险因素,肥胖儿童伴发非酒精性脂肪性肝病较为普遍,单纯性肥胖对儿童的肝功能和脂肪代谢等均造成危害,且危害程度随肥胖程度的增加而增加。

(4)呼吸系统。儿童哮喘与肥胖密切相关,并且随着体质指数(BMI)的升高,哮喘患儿的肺功能明显下降;肥胖儿童睡眠障碍相关症状的发生率较高,平均每小时睡眠呼吸暂停低通气指数明显大于超重和正常体重儿童,睡眠时肥胖儿童的平均血氧饱和度、最低血氧饱和度均低于超重和正常体重儿童。

(5)运动系统。肥胖儿童较正常体重儿童更容易骨折,尤其是膝关节、胫骨与足踝关节,骨折发病率与BMI呈正相关。

(6)精神心理。肥胖引起的心理问题在儿童中也很常见。过度肥胖常引起以下心理问题:①性格内向型,表现为胆怯、退缩、不安、不合群、容易钻牛角尖,内心缺少快乐;②孤僻型,表现为经常性的喜怒无常、过分的自卑;③人际交往困难型,表现为不愿意融入社会,参加集体活动少,不会和别人沟通交流;④焦虑型,长期贬低自我形象,易被同学嘲笑甚至拒绝、排斥,心中委屈和不快,继而变得焦虑和烦躁。

6.1.4 儿童超重和肥胖如何诊断

1. 我国儿童超重和肥胖评价/诊断标准沿革

国家卫生健康委员会于 2022 年发布了《7 岁以下儿童生长标准》(WS/T 423—2022),该标准取代了 2013 年发布的《5 岁以下儿童生长状况判定》(WS/T 423—2013),从而儿童超重和肥胖的评价/诊断年龄划分和标准相应调整(表 6.1 和表 6.2)。

表 6.1 《7 岁以下儿童生长标准》颁布以前各年龄段儿童超重和肥胖筛查/判定标准

年龄段	参　数	筛查/判定标准
0～2 岁	身长别体重	2 岁以下儿童生长状况判定
		0～2 岁女孩的身长别体重 Z 评分
		0～2 岁男孩的身长别体重 Z 评分
3～5 岁	BMI	中国 0～18 岁儿童、青少年 BMI 的生长曲线
6～18 岁	BMI	6～18 岁学龄儿童青少年性别年龄别 BMI 筛查超重与肥胖界值
	腰围	7～18 岁儿童青少年高腰围筛查界值

注:"身长别体重"(weight for length)即根据世界卫生组织 2006 年的儿童生长发育标准,参照同年龄、同性别和同身长的正常人群相应体重的平均值,计算标准差分值(或 Z 评分)。BMI 与体脂相关且相对不受身高的影响,BMI＝体重(kg)/[身高(m)]²。

表 6.2 《7 岁以下儿童生长标准》颁布以后各年龄段儿童超重和肥胖筛查/判定标准

年龄段	参　数	筛查/判定标准
0～<7 岁	身长/身高别体重,BMI	7 岁以下儿童生长标准
		0～2 岁和 2～7 岁身长/身高别体重的标准差数值
		7 岁以下年龄别 BMI 的标准差数值
7～18 岁	BMI	6～18 岁学龄儿童青少年性别年龄别 BMI 筛查超重与肥胖界值

2. 7 岁以下儿童超重/肥胖诊断标准

7 岁以下的儿童(营养状况)参照《7 岁以下儿童生长标准》(WS/T 423—2022)采用表 6.3 进行评价/诊断。

表 6.3 儿童营养状况的标准差评价方法

标准差法	评价指标	
	身长/身高别体重	年龄别 BMI
≥+3 SD	重度肥胖	重度肥胖
+2 SD≤·<+3 SD	肥胖	肥胖
+1 SD≤·<+2 SD	超重	超重
−1 SD≤·<+1 SD	—	—
−2 SD≤·<−1 SD	—	—
−3 SD≤·<−2 SD	消瘦	消瘦
<−3 SD	重度消瘦	重度消瘦

注:SD 指标准差。

3.　7～18 岁儿童超重/肥胖诊断标准

7～18 岁儿童可参考《学龄儿童青少年超重与肥胖筛查》(WS/T 586—2018)中 6～18 岁学龄儿童筛查超重与肥胖的性别年龄别 BMI 参考界值点。其中腰围以《7～18 岁儿童青少年高腰围筛查界值》(WS/T 611—2018)中性别、年龄别 P_{75}(第 75 百分位数)和 P_{90}(第 90 百分位数)分别作为中心型超重和中心型肥胖的筛查界值,腰围身高比推荐以 0.5 作为中心型肥胖的筛查临界值。

4.　儿童单纯性肥胖的诊断要点

儿童单纯性肥胖属于排他性诊断,诊断要点如下。

(1) 符合上述肥胖诊断标准。

(2) 有过度营养、运动不足、行为偏差的特征。

(3) 脂肪分布均匀,以腹部、肩部、面颊部、乳房等处尤为明显。

(4) 某些内分泌、代谢、遗传、中枢神经系统疾病引起的继发性肥胖或药物引起的肥胖除外。

6.1.5　儿童肥胖可考虑哪些检查

1.　血脂全套

肥胖儿童的总胆固醇(total cholesterol,TC)增高,甘油三酯(TG)、胆固醇大多增高,严重肥胖者的 β 脂蛋白也可增高。

2.　肝功能、腹部 B 超

超重及肥胖青少年群体中脂肪肝也是谷丙转氨酶(丙氨酸转氨酶,alanine aminotransferase,ALT)异常的危险因素,相较于超重及肥胖成人脂肪肝患者更易出现 ALT 异常,ALT 轻度增高阶段一般不会有明显的症状,如持续增高,则会出现腹胀、恶心、呕吐等临床症状。

3.　肾功能(尿酸)

从合成角度来看,肥胖者嘌呤的代谢量更大,代谢酶更亢进,使尿酸合成增多;而从排泄角度来看,肥胖者肾脏排泄能力更弱(尿酸排出少),尿液中的可溶性尿酸更少。此外,肥胖状态下,多种炎症因子分泌增加,增加了肾脏负担,可造成一定程度的肾损害。

4.　性激素、胰岛素

多数肥胖儿童的胰岛素水平较正常儿童升高,可能存在胰岛素抵抗;且性激素紊乱,具体表现包括雌二醇(estradiol,E_2)水平升高,睾酮水平降低。

5.　空腹血糖、糖化血红蛋白

与体重正常者相比,超重和肥胖者的空腹血糖(fasting blood glucose,FBG)、糖化血红蛋白(glycosylated hemoglobin,HbA1c)升高。

6.　胰岛素样生长因子

生长激素(growth hormone,GH)刺激肝脏分泌胰岛素样生长因子-1(insulin-like growth factor-1 ,IGF-1)。肥胖儿童 BMI 升高,高脂肪酸及血糖水平升高会抑制生长激素分泌,继发胰岛素抵抗,从而抑制 IGF-1 分泌。肥胖儿童的生长激素分泌减少与先天性生长激素缺乏症不同,肥胖儿童的生长激素减少可随体重减轻而逆转。

7.　维生素和微量元素

儿童超重与维生素和微量元素相关。有研究报道,维生素 C 含量和体脂含量呈负相关;

血清钙浓度与 BMI 呈显著负相关;肥胖儿童的 25-(OH)D$_3$ 水平明显低于正常儿童,并与腰围、腰臀比呈负相关。

8. 儿童肥胖的特殊检查

结合病史,当出现异常症状、体征及常规检查结果异常,需行其他特殊检查,举例如下。

(1) 皮质醇增多症。主要临床表现有向心性肥胖、满月脸、多血质外貌、紫纹、痤疮、糖代谢异常、高血压、骨质疏松等。需要测定血尿皮质醇,根据血尿皮质醇水平、皮质醇分泌节律及小剂量地塞米松抑制试验结果等加以鉴别。

(2) 甲状腺功能减退症。可能由于代谢率低下,脂肪动员相对较少,且伴有黏液性水肿而导致肥胖。可表现为怕冷、水肿、乏力、嗜睡、记忆力下降、体重增加、大便秘结等症状,需测定甲状腺功能加以鉴别。

(3) 下丘脑或垂体疾病。可出现一系列内分泌功能异常的临床表现,宜进行垂体及靶腺激素测定和必要的内分泌功能试验,检查视野、视力,必要时需做头颅(鞍区)核磁共振检查。

(4) 胰岛相关疾病。由于胰岛素分泌过多,脂肪合成过度。包括 2 型糖尿病早期、胰岛 β 细胞瘤和功能性自发性低血糖症。临床表现为交感神经兴奋症状和(或)神经缺糖症状。宜进行 C 肽释放试验、口服葡萄糖耐量试验(oral glucose tolerance test,OGTT),必要时行 72 小时饥饿试验、胰腺薄层 CT 扫描。

(5) 性腺功能减退。可有性功能减退、月经稀发/闭经、不育、男性乳房发育等。部分肥胖女性合并有多囊卵巢综合征,表现为月经稀发/闭经、痤疮多发(尤其是下颌和胸背部痤疮)、多毛、卵巢多囊样改变等。建议检查垂体促性腺激素和妇科 B 超、睾丸 B 超等。

6.1.6　如何预防儿童(单纯性)肥胖

预防肥胖应从胎儿期开始,肥胖的预防是全社会的责任。

儿童肥胖预防建议如表 6.4 所示。

表 6.4　儿童肥胖预防建议

各阶段/各方	建　议
妊娠期	(1) 孕前保持 BMI 在正常范围 (2) 不吸烟 (3) 保持可耐受的适度运动 (4) 妊娠糖尿病时,进行精确的血糖控制
产后及婴儿期	(1) 至少母乳喂养 3 个月 (2) 推迟引入固体食物和甜食(液体)
家庭	(1) 固定家庭吃饭的地点和时间 (2) 不要忽略进餐,尤其是早餐 (3) 吃饭时不看电视 (4) 使用小盘子,并使餐具远离餐桌 (5) 避免不必要的过甜或油腻的食物 (6) 搬走儿童卧室的电视机,限制看电视和玩游戏的时间

续表

各阶段/各方	建　议
学校	（1）排除销售糖果和饼干的募捐活动 （2）检查自动售货机的食品,并替换成健康的食品 （3）安装饮水机 （4）对教师进行基础营养与体力活动益处的教育 （5）从幼儿园到高中均对儿童进行适宜的饮食与生活方式教育 （6）制定体育教育的最低标准,包括每周 2～3 次 30～45 分钟强度的运动 （7）鼓励"走学儿童",1 个成人带领几组儿童走路上学
社区	（1）为各年龄段儿童增加家庭活动和游乐设施 （2）不鼓励使用电梯和自动人行道 （3）提供如何购物及准备更健康的因文化不同食物不同的信息
卫生保健人员	（1）解释生物因素和遗传因素对肥胖的影响 （2）给予适合儿童年龄的体重预期值 （3）将肥胖列为一种疾病,促进大众对肥胖的认识,提供医疗报销,乐意并有能力提供治疗
企业	（1）针对不同年龄儿童,提供适合的食物营养标签（比如:淡红/绿清淡食物,分量） （2）提高儿童参加运动的乐趣,提供必须运动的交互式视频游戏产品 （3）利用名人为儿童的健康食品打广告,促进吃早餐及规律进食
政府和监督机构	（1）定义肥胖为疾病 （2）寻找新的途径来资助健康生活方式项目（比如:食品/饮料税收的收入） （3）制订政府补贴计划,促进新鲜水果和蔬菜的消费 （4）提供财政激励措施,鼓励企业生产更多的健康产品,并对消费者进行产品内容教育 （5）提供财政激励措施,鼓励学校发起体育创新活动及营养项目 （6）允许税前扣除减重和锻炼计划的成本 （7）为城市规划员提供建立自行车、慢跑和步行道路的基金 （8）禁止针对学龄前儿童的快餐食品广告,并限制针对学龄儿童的广告

1. 食物品种多分量少,少吃高能量密度食物

（1）保证食物多样化,每天摄入 12 种以上食物,每周摄入 25 种以上食物（早餐 3～4 个品种,午餐 5～6 个品种,晚餐 4～5 个品种,零食 1～2 个品种）。

（2）选择小份食物。

（3）多吃蔬菜和水果,适量摄入全谷物、鱼禽、蛋类、瘦肉及奶制品。

（4）控制能量摄入,少吃高能量密度食物。能量密度是指单位体积/质量的食物所含的能量。油炸食品、含糖烘焙糕点及小吃、含糖饮料和糖果都是能量密度较高的食物,而蔬菜和水果是低能量密度食物。

2. 合理选择零食,少喝或不喝含糖饮料,足量饮水

(1)吃好正餐,适量选择零食,控制每天总能量的摄入(建议一天当中零食提供的总能量不超过总能量摄入的10%)。

(2)合理选择水果、奶制品、坚果等作为零食,限制高能量密度、高糖、高盐、高脂肪零食的摄入(吃零食的时间可安排在两餐之间)。

(3)不喝或少喝含糖饮料,足量饮水,首选白开水,少量多次。

3. 规律进餐,每天吃早餐;多在家就餐,少在外就餐

(1)在保证儿童每天总能量摄入适宜的基础上,规律进餐、适当加餐。学龄前儿童每天3次正餐、2次加餐;学龄儿童采用三餐制,根据学习和生活需要适当加餐。三餐定时定量,两次正餐间隔4～6小时。早餐提供的能量应占全天总能量的25%～30%,午餐提供的能量占30%～40%,晚餐提供的能量占30%～35%。

(2)每天吃早餐且保证早餐食物多样化。早餐的食物品种要多样,应有谷薯类、蔬菜水果、鱼禽肉蛋、奶豆坚果四类食物中的三类及以上。谷薯类,如馒头、花卷、全麦面包、面条、米饭、米线、红薯等;蔬菜水果,如菠菜、西红柿、黄瓜、苹果、梨、香蕉等;鱼禽肉蛋,如鸡蛋、猪肉、牛肉、鸡肉等;奶豆坚果,如牛奶、酸奶、豆浆、豆腐脑、豆腐干、核桃、杏仁等。

4. 营造良好的就餐氛围,就餐时尽量不看电子产品

(1)营造良好的就餐氛围,家庭成员之间或共同就餐人员要适当进行正向的语言交流、情感互动和互相关爱等积极的互动。

(2)专注就餐,吃饭时不看电视、手机等电子产品。

5. 保持足量的身体活动,养成健康生活方式

(1)减少静态活动,保持足量的身体活动;限制看电子产品时间。

(2)保证睡眠时间充足,儿童适宜睡眠时间见表6.5。

表6.5　儿童适宜睡眠时间

年　龄	睡眠时间/小时
0～3月龄	14～17
4～11月龄	12～16
1～2岁	11～14
3～5岁	10～13
6～12岁	9～12
13～17岁	8～10

6. 心理干预

(1)针对性地进行心理卫生教育,使肥胖儿童能自觉控制饮食,鼓励其参加体育锻炼,并能正视自我,消除因肥胖而产生的各种不良心态。

(2)对情绪创伤或心理异常者,必要时请心理医师干预。

6.1.7 儿童肥胖如何应对

1. 治疗原则

肥胖症的治疗原则是减少产热能食物的摄入和增加机体对热能的消耗,使体脂减少并接近理想状态,同时又不影响儿童身体健康及生长发育。饮食疗法和运动疗法是两项较主要的措施,因肥胖造成器官损害的儿童可用药物或手术治疗,但必须在专业医师指导下进行。

2. 饮食疗法

1)基本原则 减重基本原则是限能量膳食。在保证儿童正常生长发育的前提下,限制膳食总能量的摄入,并在饮食干预时对儿童正常生长发育进行监测。

建议依据代谢率实际检测结果,分别给予超重和肥胖个体 85％和 80％平衡能量的摄入标准,以达到能量负平衡,同时能满足能量摄入高于人体基础代谢率的基本需求。限能量膳食(CRD)是指在目标能量摄入基础上每日减少能量摄入 500～1000 kcal(男性为 1200～1400 kcal/d,女性为 1000～1200 kcal/d),或较推荐摄入量减少 1/3 总能量,其中碳水化合物占每日总能量的 55％～60％,脂肪占每日总能量的 25％～30％。提高大豆蛋白摄入比例和增加乳制品摄入量的 CRD 可显著降低体脂含量。极低能量的 CRD 应同时补充复合维生素与微量元素(参见中国营养学会制定的儿童膳食能量需要量(EER)、宏量营养素可接受范围(AMDR)、蛋白质推荐摄入量(RNI))。

2)饮食调整

(1)减少食用快餐食品次数,减少在外就餐及外卖点餐。

(2)减少高脂、高钠、高糖或深加工食品的摄入,不饮酒。

(3)控制进食速度,进食时间控制在 20～30 分钟。

(4)避免进餐时看电子产品。

(5)按时、规律进餐。

(6)多吃水果和蔬菜,增加膳食纤维的摄入。

(7)三餐达到蛋白质、碳水化合物、脂肪摄入的均衡。

3)高脂肪食物和高钠加工食品解释

(1)高脂肪食物指脂肪含量高的食物。高脂肪食物分类如表 6.6 所示。

表 6.6 高脂肪食物分类

分 类	举 例
坚果类	核桃、碧根果、杏仁、榛子等
油炸食品	烧烤、炸串、油条、小酥肉等
油类	花生油、调和油、葵花籽油等
点心类	蛋糕、饼干等
糖果类	巧克力、奶糖等

(2)高钠加工食品指固体食物中钠超过 600 mg/100 g(即高于 30％钠的营养素参考值),液体食物中钠超过 300 mg/100 ml(即高于 15％钠的营养素参考值)。

4)减重食物清单 减重食物清单如表 6.7 所示。

表 6.7   减重食物清单

食物类别	食 物 举 例
谷类	全麦、燕麦、糙米、小米、玉米、黑米
薯类	红薯、紫薯、芋头、山药
蔬菜	南瓜、甘蓝、香菇、彩椒、红薯叶、竹笋、木耳、苋菜、鲜蘑菇、芥蓝、空心菜、菠菜
水果	黑莓、梨、猕猴桃、苹果、杏、芒果、黄桃、西柚、橘子、橙子
禽畜肉类	牛肚、鱼肚、乌骨鸡、羊肉、牛肉、鸡胸肉、猪血
水产类	白米虾、塘水虾、海参、鱿鱼、黑鱼、罗非鱼、多宝鱼
蛋类	鸡蛋白、鸭蛋白
奶及奶制品	脱脂酸奶、低脂牛奶
豆类及豆制品	扁豆、红豆、豆腐花、豆浆、豆腐、豆腐干

3. 运动疗法

1)运动减重原则

(1) 对于超重或肥胖儿童,增加身体活动干预的同时,应保证营养干预。

(2) 因超重或肥胖儿童的运动能力比正常体重儿童差,应遵循循序渐进的原则,逐步达到一般儿童的身体活动推荐量。

(3) 根据减重的目的,在超重或肥胖儿童的能力范围内,增加运动量时,可首先延长每次运动时间,再增加运动频率,最后增加强度。

(4) 针对不同年龄、性别和生活环境的儿童实施有计划的个性化身体活动干预方式。

2)运动减重原理   运动减重存在显著的剂量-效应关系:

(1) 超重和肥胖个体每周至少进行 150 分钟中等强度运动以达到适度减重的效果。

(2) 如要达到减重不低于 5% 的效果,每周运动时间应达到 300 分钟,运动强度应为中高强度运动或运动能量消耗达每周 2000 kcal 及以上。

3)运动举措   如表 6.8 所示。

表 6.8   运动举措

类 型	举 措
联合方式	先抗阻训练,后有氧运动
运动时间	①超重或肥胖儿童应达到每次至少 30 分钟的中高强度身体活动 ②以超重或肥胖儿童喜欢的大肌群参与的身体活动为主,逐渐达到每次至少 50 分钟的中高强度身体活动 ③逐渐延长运动时间达到 60 分钟
运动频率	有氧运动每周 3～5 次;抗阻训练每周 2～3 次
运动强度	①超重或肥胖儿童应达到每次至少 30 分钟的中高强度身体活动(40%～90% HRR/VO2R) ②渐达到每次 20～30 分钟的中等强度(40%～60% HRR/VO2R)间歇性抗阻训练加 40～60 分钟中等强度(40%～60% HRR/VO2R)持续有氧运动

注:HRR/VO2R 为心率储备或储备摄氧量,心率储备＝最大心率－安静心率,储备摄氧量＝最大摄氧量－安静摄氧量。

4)运动注意事项

（1）出现不适如心慌、胸闷、胸痛等要降低运动强度或停止运动。

（2）衣着合体，穿合适的鞋，不在雾霾天运动。

（3）运动前做好充分的准备活动，运动后做整理活动。

（4）运动后注意保暖等。

5)运动减重方案　如表 6.9 所示。

表 6.9　运动减重方案

方　　案	具　体　内　容
确定减重目标	建议将减重 5%～15% 或以上作为体重管理的目标；可以显著改善胰岛素抵抗、高血糖、高血压、血脂异常等代谢异常；降低 2 型糖尿病、心血管疾病、代谢相关脂肪性肝病、多囊卵巢综合征等多种超重或肥胖相关疾病风险；减少疾病治疗药物的使用
制订随访方案	制订 3～6 个月甚至更久的随访方案；建议患儿每个月进行至少 1 次随访，评估饮食、体力活动和体重变化情况
调整方案	3 个月内减重低于 5%，重新评估总的能量需求，及时调整综合管理方案
减重后维持	①肥胖患儿长期维持 3%～5% 的减重，有助于降低糖尿病及心血管疾病风险 ②在达到减重目标后，为患儿制订个性化的体重维持方案，以达到成功维持体重 1 年以上
大数据证实	①每周 3～5 天，每天 1 次，每次 50～60 分钟中等及以上强度运动，持续 8 周以上，可明显降低超重或肥胖儿童的 BMI、体脂率和内脏脂肪含量 ②肥胖儿童进行持续 12 周，每周 3 天，每天 50 分钟的中等强度有氧运动或有氧结合力量练习的运动均可使 BMI-Z 评分显著降低，安全的间歇性高强度运动练习同样可以降低儿童尤其是肥胖儿童的 BMI 和脂肪含量

4. 心理治疗

鼓励儿童坚持控制饮食及加强运动锻炼，增强减重的信心。心理行为障碍使肥胖儿童失去社交机会，二者的恶性循环使儿童社会适应能力降低。应经常鼓励儿童多参加集体活动，改变孤僻、自卑的心理，帮助儿童建立健康的生活方式，学会自我管理的能力。

5. 西药治疗

当生活方式干预对体重改善疗效欠佳时，可以考虑联合西药治疗。超重儿童不建议使用药物治疗，除非生活方式干预后仍然存在严重的并发症。目前仅美国食品药品监督管理局批准年龄限制的儿童青少年减肥药，我国尚无批准药物。

儿童青少年肥胖症用药如表 6.10 所示。

表 6.10　儿童青少年肥胖症用药

药名	适用年龄	剂量	不良反应	注意事项
奥利司他*	12 岁及以上	120 mg，每天 3 次，口服	胃肠胀气，大便失禁，脂肪泻，维生素吸收不良	监测 25-(OH)D$_3$ 水平

药名	适用年龄	剂　　量	不　良　反　应	注意事项
二甲双胍*	未批准用于肥胖,批准用于10岁及以上2型糖尿病	250～1000 mg,每天2次,口服	恶心、腹胀、腹泻,通常能够缓解。未见儿童乳酸酸中毒的报道	不用于肾衰竭患儿
瘦素	未批准用于肥胖	根据血清水平决定	局部反应	仅用于瘦素缺乏患儿
生长激素	未批准用于肥胖	每天1～3 mg/m²,皮下注射	水肿,腕管综合征;阻塞性睡眠呼吸暂停低通气综合征可能导致死亡	仅用于普拉德-威利综合征患儿
利拉鲁肽*	批准用于12～17岁青少年肥胖	0.6～1.8 mg/d,皮下注射	甲状腺肿瘤,胃肠道反应,胰腺炎	—

注:* 为美国食品药品监督管理局批准的药品。

6.1.8　中医如何治疗儿童单纯性肥胖

1. 辨证思路

肥胖症属本虚标实,本虚多为脾虚、肾虚,标实多见痰湿、脂膏积聚;辨证有虚实之分,但多虚实夹杂。

2. 治疗原则

治疗以补虚泻实为主,调理中焦脾胃,化湿涤痰,重在循序渐进。

3. 辨证施治

1)脾虚湿盛证

(1)证候:形体臃肿肥胖,肢体困重,嗜睡多汗,乏力少动,或口淡腹满,或尿少便溏,舌淡胖,苔白腻或薄白,脉沉滑或沉缓。

(2)治法:健脾渗湿,温阳化饮。

(3)方药:苓桂术甘汤或二陈汤加味(茯苓、桂枝、白术、甘草、黄芪、党参、苍术、厚朴)。

2)胃热湿阻证

(1)证候:形体肥胖,脘腹胀满,消谷善饥,或见怠惰懒动,口渴口臭,面红,小便黄,大便秘结。舌质红,苔黄腻或微黄,脉滑数或滑。

(2)治法:清胃泻热,清热燥湿。

(3)方药:泻黄散加减(藿香、栀子、石膏、防风、泽泻、薏苡仁、厚朴、苍术)。

3)肝郁脾虚证

(1)证候:形体肥胖,胸闷胁满,喜太息,舌淡红,苔薄白腻或薄白,脉细弦。

(2)治法:疏肝健脾,化痰祛湿。

(3)方药:逍遥散加减(当归、茯苓、白芍、白术、柴胡、薄荷、甘草)。

4)脾肾阳虚证

(1)证候:形体肥胖虚浮,疲乏无力,腰膝酸软,畏寒肢冷,懒言少动,舌质淡红,苔白,脉沉缓无力。

(2)治法:温补肾阳,化气行水。

（3）方药：真武汤合苓桂术甘汤加减（附子、白术、生姜、茯苓、芍药、桂枝、甘草）。

4. 中医外治法

1）毫针针刺疗法　取穴以足阳明胃经、足太阴脾经、任脉，肥胖局部穴位为主。主穴：中脘、气海、天枢、水分、合谷、足三里、三阴交、脾俞、胃俞。临床证型属于脾虚湿盛者，加用丰隆、水道、阴陵泉；胃热湿阻者，加用曲池、内庭、丰隆、三焦俞；肝郁脾虚者，加用太冲、肝俞、期门、阳陵泉；脾肾阳虚者，加用肾俞、命门、关元。

根据患儿类型不同，可选择不同的针灸方法，隔日 1 次，疗程 3 个月；一般患儿多选择毫针针刺疗法，采用平补平泻手法，属于实证、年龄较大且耐受较好的患儿推荐使用电针疗法，频率以连续波为主，电流以患儿能耐受为宜；属于虚证者，推荐使用温针疗法，注意避免烫伤。

2）推拿手法　推擦肩背，按揉及拿捏腹部，揉臀部，拿捏手足三阳经、三阴经，并顺经推擦四肢。脾虚痰阻者加补脾经，按揉丰隆、足三里；胃热湿阻者加按揉中脘，掐揉四横纹；脾肾两虚者加捏脊，补脾经，补肾经，推上七节骨，推上三关。

3）耳穴贴压疗法　取穴：口、胃、大肠、脾、神门、内分泌、皮质下、饥点。每次选用 5～8 个穴位，用长度为 0.3～0.6 mm 的揿针，或耳穴压丸压在所取穴位上，嘱患儿餐前或有饥饿感时，按压穴位 1～3 分钟，每 3 日更换 1 次，疗程 3～4 个月。

4）穴位埋针法　埋针疼痛感轻微，安全性高，操作方便，推荐用于不能接受毫针针刺以及年龄较小的肥胖患儿。

5）穴位埋线法　推荐用于多种中医治疗效果不明显，或无连续治疗时间的大龄重度肥胖患儿；应严格掌握操作禁忌证，严格执行无菌操作，严防感染；考虑到儿童畏痛的特点，可采用利多卡因凝胶外敷操作部位后，再行治疗。

6）中医导引法

（1）二十四式太极拳功法。每次练习 80 分钟，每周 3 次；3～4 个月为 1 个疗程。

（2）易筋经功法。每次练习 40～60 分钟，每周 5 次，3 个月为 1 个训练周期。

（3）八段锦功法。每次练习 90 分钟，每周 4 次，4 个月为 1 个疗程。

你问我答

哪些饮食习惯会导致儿童患单纯性肥胖？

膳食结构不合理，脂肪能量过高、能量密度高的食物（如油炸食品、烘焙食品等）摄入偏多；不健康饮食行为，如早餐食用频率低及食物种类少；零食摄入过多及零食类型选择不当；含糖饮料饮用率和饮用量上升；在外就餐频率增加等。

哪些食疗方适合单纯性肥胖儿童？

中医理论认为，脾胃运化失司，致水液代谢失常，痰湿、膏脂内停，而出现肥胖，因此食疗以健脾化湿为原则，如山药、薏苡仁、白术等性味平和之品，可以改善肥胖儿童脾胃功能。中医食疗是在中医理论指导下，辨证施食，利用食物四气五味自然属性纠正人体的阴阳虚实，恢复机体健康状态。可根据儿童具体情况，结合四诊，因人制宜、因时制宜、因地制宜地制订诊疗方案，做到一人一疗法的精准调护。素体热盛者，可给予西瓜、黄瓜等清凉之品；素体虚寒者，可给予干姜、羊肉等温热之品；肝郁气滞者，可给予橘皮、萝卜等理气之品；阴虚胃热者，可给予百合、梨汁等滋阴润燥之品等。

肥胖儿童能吃零食吗？

零食作为一日三餐之外的食物，可以提供一定的能量和营养素，肥胖儿童可以吃零食，但需要合理选择，控制每天能量摄入不过量，建议一天当中零食提供的总能量不超过摄入总能量的 10%，避免摄入或减少摄入营养价值低、能量密度高的零食，如含糖、钠、饱和脂肪酸等较多的糖果、果汁、烘焙食品、薯片等，选择正餐中摄入不足且营养价值高的食物作为零食，如奶制品、水果、坚果等。每天吃零食的次数要少，食用量要小。吃零食的时间可以安排在两餐之间。

孩子运动量足够大，为什么没能减重成功？

首先，肥胖分为多种，如遗传性肥胖是遗传物质变异（如染色体缺失、基因突变）导致的一种极度肥胖，继发性肥胖需先治疗原发病，这些是运动干预治疗不能解决的。

其次，常见的儿童单纯性肥胖发生的原因很多，活动过少只是一方面，能量摄入过多是主要原因，治疗原则是减少产热能食物的摄入和增加机体对热能的消耗，因此，只是消耗热能而不减少产热能食物的摄入，如运动的同时暴饮暴食，也不能达到减重的目的。

最后，运动不只是追求"量"，还要注重"质"，儿童应进行形式多样、符合年龄特点的身体活动。0～6 月龄婴儿每天可以多种形式进行多次较为活跃的身体活动，对于不能进行自主活动的婴儿，清醒时保持至少 30 分钟的俯卧姿势。7～12 月龄的婴儿每天俯卧位自由活动或爬行的时间不应少于 30 分钟，多则更好。1～2 岁幼儿每天的活动时间不应少于 3 小时，多则更好。3～5 岁儿童每天身体活动总时间应达到 180 分钟，每天户外活动至少 120 分钟，其中中等及以上强度的身体活动时间累计不少于 60 分钟。6～17 岁儿童每天累计进行至少 60 分钟的中高强度身体活动，以有氧活动为主，其中每周进行至少 3 天的高强度身体活动。身体活动强度可根据儿童在运动中的呼吸状况来判定。低强度身体活动可引起呼吸频率以及心率稍有增加，但主观感觉轻松，例如在平坦的地面缓慢步行、站立以及轻度的身体活动（如洗碗、叠被子、演奏乐器等）。中等强度身体活动时呼吸比平时急促，心率也较快，微出汗，但仍然可以轻松说话，如以正常的速度骑自行车、快步走、爬楼梯、滑冰等。高强度身体活动时呼吸比平时明显急促，呼吸深度大幅增加，心率大幅增加，出汗，停止运动、调整呼吸后才能说话，如搬运重物、快速跑步、激烈打球、激烈踢球或快速骑自行车等。

广告宣传的减重药物能给儿童使用吗？

《中国儿童肥胖诊断评估与管理专家共识》建议仅在强化生活方式改变计划未能限制肥胖儿童 BMI 上升或合并症未能得到有效改善的情况下，才能考虑对肥胖儿童进行药物治疗。建议不要在超重儿童中使用减重药物。另外，美国食品药品监督管理局（Food and Drug Administration，FDA）认为，仅在强化生活方式改变的同时，才能使用由 FDA 批准且药品说明书中规定儿童可以应用的药物治疗儿童肥胖症，并且仅能由有使用抗肥胖药经验的临床医师进行。FDA 已批准治疗儿童肥胖的药物非常有限，只有奥利司他被批准用于治疗年龄在 12 岁及以上儿的肥胖症。

奥利司他为特异性胃肠道脂肪酶抑制剂，通过阻断人体对食物中脂肪的吸收，减少热量摄入。常见不良反应包括便急、脂肪/油性大便、大便增加、大便失禁等，慢性吸收不良综合征和胆汁淤积症者禁用。因其降低脂溶性维生素吸收，强烈建议服用奥利司他者同时补充多种维生素。

二甲双胍被批准用于治疗年龄在 10 岁及以上 2 型糖尿病患儿，未被批准用于肥胖症。生长激素被批准用于普拉德-威利综合征患儿增加身高，而非用于治疗肥胖症。建议在服用合理剂量抗肥胖药物 12 周后,如果 BMI 下降未达到 4% 以上,则临床医师应停止用药并重新评估患儿情况。因此,不要随意给儿童使用广告宣传的减重药。

肥胖儿童可以通过手术减重吗?

(1)《中国儿童和青少年肥胖症外科治疗指南(2019 版)》建议仅在以下情况下进行减重手术:①BMI>32.5 kg/m² 且伴有至少两种肥胖相关的器质性合并症(如阻塞性睡眠呼吸暂停综合征、2 型糖尿病、高血压、血脂异常、体重相关性关节病、胃食管反流病和严重心理障碍等),或者 BMI>37.5 kg/m² 且伴有至少一种肥胖相关的器质性合并症;②通过饮食调整、坚持运动及药物治疗等未能达到显著减重目的的患儿;③年龄在 16 岁以上(未分级的良好实践证据),年龄越小者手术应越谨慎;④经过心理评估,患儿自身依从性好,或者家属有能力严格配合术后饮食管理。

(2)以下情况不建议进行减重手术:①存在严重精神心理疾病;②无法坚持术后饮食、体育锻炼和营养素补充方案;③患儿或其父母不能理解手术的风险和益处。

6.2　儿童青少年代谢综合征

6.2.1　什么是代谢综合征,有哪些危害

1. 代谢综合征的定义

代谢综合征(metabolic syndrome,MS)是一组以肥胖、高血糖(糖尿病、空腹血糖受损(impaired fasting glucose,IFG)或糖耐量减低(impaired glucose tolerance,IGT))、血脂异常(高甘油三酯血症和(或)低高密度脂蛋白胆固醇血症)以及高血压等聚集发病,严重影响机体健康的临床症候群,是一组在代谢上相互关联的危险因素的组合。

2. 代谢综合征的基本特征

中心型肥胖、高血糖、高血压、脂代谢紊乱是代谢综合征的基本特征。

3. 代谢综合征的危害

(1)与非代谢综合征患儿相比,代谢综合征患儿是发生心脑血管疾病的高危人群;代谢综合征也增加了发生 2 型糖尿病的风险。

(2)代谢综合征也与几种肥胖相关疾病有关,如脂肪肝伴脂肪变性、肝纤维化和肝硬化、慢性肾脏病、多囊卵巢综合征、高尿酸血症和痛风等。

(3)代谢综合征(当与炎症高度相关时)也可能引起认知能力下降、牙周炎、炎症性肠病、皮炎湿疹类皮肤病等。

6.2.2　儿童青少年代谢综合征常见危险因素有哪些

1. 遗传因素

代谢综合征是具有家族聚集性的多基因遗传性疾病。研究发现 MALAT1、AK098656、p3134、GAS5、ARSR 等长链非编码 RNA 可通过影响肥胖、高血压、高血糖、脂代谢紊乱的发生,进而影响代谢综合征的发病。此外,如 DNMT1、ADD1、BDNF、APOB、NNMT 等基因多态性也会增高代谢综合征各危险因素的发生率。

2. 环境因素

1）宫内环境   宫内营养和发育不良、出生时小于胎龄（small for gestational age，SGA），宫内营养过剩、出生时大于胎龄（large for gestational age，LGA）的儿童均易发生儿童期或成年期代谢综合征。

2）出生后环境

（1）饮食及饮食行为：多食高糖、高脂肪、高胆固醇等高能量食物；喜食西式快餐和甜食；不吃早餐；进食量大；咀嚼少、进食速度快；非饥饿状态下常诱发进食动机；边看电视边进食及睡前进食等。

（2）生活习惯：动作迟缓、懒散、不运动；多坐少动；经常玩电脑、看电视；每天睡眠时间少于 8 小时。

3）疾病   有肥胖/超重、非酒精性脂肪性肝病、多囊卵巢综合征、黑棘皮病、高尿酸血症、阻塞性睡眠呼吸暂停综合征等疾病的患儿更容易患代谢综合征。肥胖是代谢综合征的始动因素，肥胖时机体通过错综复杂的机制导致高血糖、高血压、胰岛素抵抗及血脂异常等。有研究显示，我国儿童青少年代谢综合征发病率为 1.8%～2.6%，超重和肥胖儿童中代谢综合征的发病率分别高达 4.7% 和 17.3%。

6.2.3 儿童青少年代谢综合征有哪些临床表现

代谢综合征多见于年长儿及青少年，喜食肉类及油腻食品，多数活动较少，呈中心型肥胖，腰围大于同年龄同性别 P_{95}，胸腹部脂肪堆积。较多患儿颈部、腋下或肘部皮肤呈褐色或有黑色素沉着，表皮增厚，初起时常被认为皮肤不洁，属良性黑棘皮病，是胰岛素抵抗的皮肤表现。部分患儿有血压升高（处于同年龄同性别 P_{90} 或 P_{95}）。很多患儿有高胰岛素血症，部分患儿空腹血糖升高或口服葡萄糖耐量试验显示糖耐量减低或 2 型糖尿病。部分患儿有脂代谢紊乱（包括高胆固醇、高甘油三酯、高低密度脂蛋白胆固醇（low density lipoprotein cholesterol，LDL-C）和低高密度脂蛋白胆固醇（high density lipoprotein cholesterol，HDL-C））。

6.2.4 儿童青少年代谢综合征诊断标准是什么

1. 10 岁及以上儿童青少年代谢综合征诊断标准

中心型肥胖（腰围不小于同年龄同性别 P_{90}，参照"中国 15 个省市区 7～18 岁男/女生腰围 LMS 法分析结果"）为儿童青少年代谢综合征的基本和必备条件，同时具备下列至少 2 项。

（1）高血糖：空腹血糖受损，即空腹血糖≥5.6 mmol/L；或糖耐量减低，即口服葡萄糖耐量试验或餐后 2 小时血糖≥7.8 mmol/L 但<11.1 mmol/L。

（2）高血压：收缩压≥同年龄同性别 P_{95} 或舒张压≥同年龄同性别 P_{95}（参照"3～17 岁男/女童年龄别及身高别血压参照标准"）。

（3）高密度脂蛋白胆固醇低（高密度脂蛋白胆固醇<1.03 mmol/L）。

（4）高甘油三酯（甘油三酯≥1.47 mmol/L）。

为帮助临床医师通过一般体检快速识别中心型肥胖，目前建议采纳腰围身高比（waist to height ratio，WHtR）指标。腰围身高比切点，男童取 0.48，女童取 0.46 比较合适。高血压的快速识别：收缩压≥130 mmHg，舒张压≥85 mmHg。这两项指标主要用于中心型肥胖和高血压的快速筛查，如需明确诊断及研究，仍需查腰围和高血压的各年龄段百分位值表。

2. 6～10 岁儿童心血管疾病危险因素异常界值

这个年龄段儿童的生理特征处于快速变化中,不宜轻易诊断代谢综合征。然而,近期临床研究发现,该年龄段肥胖儿童已经暴露出多项代谢异常,故提出心血管疾病(cardiovascular disease,CVD)危险因素并予以明确界定。

(1)肥胖:参见肥胖诊断标准。

(2)高血压:血压>同年龄同性别 P_{95}。快速识别:收缩压≥120 mmHg 或舒张压≥80 mmHg(参照"3～17 岁男/女童年龄别及身高别血压参照标准")。

(3)脂代谢紊乱:①高密度脂蛋白胆固醇低(高密度脂蛋白胆固醇<1.03 mmol/L(40 mg/dl));②甘油三酯高(甘油三酯≥1.47 mmol/L(130 mg/dl))。

(4)高血糖:空腹血糖≥5.6 mmol/L(126 mg/dl),建议行口服葡萄糖耐量试验。

有以上问题的儿童建议尽早予以生活方式干预,在儿童期逆转各项异常指标,防止和减缓代谢综合征的发生。

6.2.5　儿童青少年代谢综合征需要与哪些疾病相鉴别

1. 2 型糖尿病

2 型糖尿病是一种以高血糖为主要生化特征的全身慢性代谢性疾病,也好发于年长的肥胖儿童,多数可无多食、多饮、多尿或体重下降等糖尿病的典型症状。代谢综合征可以为 2 型糖尿病的风险因素,与 2 型糖尿病也可以是共病的关系。2 型糖尿病见本书第 7 章相关内容。

2. 继发性高血压

儿童继发性高血压主要见于以下疾病。

(1)肾性高血压:急性和慢性肾炎、肾肿瘤(肾胚胎瘤、孤立性肾囊肿等)、肾动脉异常(肾动脉狭窄、动脉瘤、动静脉瘘、肾动脉血栓等)、单侧肾实质病变(肾盂积水、肾盂肾炎)、肾外伤、肾静脉血栓等。

(2)心血管系统疾病:主动脉缩窄(上肢血压升高,下肢血压降低)、大动脉炎等。

(3)内分泌疾病:嗜铬细胞瘤、先天性肾上腺皮质增生症、原发性醛固酮增多症等。

3. 家族性高胆固醇血症

这是一种常染色体显性遗传性疾病,特征为低密度脂蛋白胆固醇水平明显升高,在身体的许多部位发生皮肤黄色瘤和肌腱黄色瘤,常早发冠心病,家族中往往有两名或两名以上成员血浆胆固醇升高。

4. 家族性高甘油三酯血症

家族性高甘油三酯血症常同时合并有肥胖、高尿酸血症和糖耐量异常,是一种常染色体显性遗传性疾病。血浆中甘油三酯水平通常高达 3.4～9.0 mmol/L。极低密度脂蛋白(VLDL)中的载脂蛋白含量正常,其中胆固醇与甘油三酯的比例低于 0.25。家族性高甘油三酯血症患儿的另一个特征是血浆低密度脂蛋白胆固醇和高密度脂蛋白胆固醇水平低于一般人群的平均值。家族其他成员有类似表现。

6.2.6　儿童青少年代谢综合征中见糖代谢紊乱的患儿,西医如何治疗

1. 总体目标

通过饮食控制和体育锻炼达到和维持标准体重、减轻胰岛 β 细胞负荷,使血糖处于正常

水平;减少低血糖的发生;防止相关病变(高血压、高血脂、肾病、非酒精性脂肪肝等)出现。

2. 治疗方式

1)健康教育　针对代谢综合征患儿进行健康和心理教育,同时应对患儿家庭成员进行代谢综合征高血糖相关知识的普及。

2)改善生活方式

(1)饮食治疗:饮食控制以维持标准体重、纠正已发生的代谢紊乱和减轻胰岛 β 细胞的负荷为原则。6~12 岁儿童能量需控制在 900~1200 kcal/d,13~18 岁儿童则控制在 1200 kcal/d 以上。推荐每日碳水化合物供能比为 50%~55%,建议碳水化合物来自低血糖生成指数、富含膳食纤维的食物。脂肪的摄入量以占总能量的 25%~35% 为宜,应增加植物脂肪占总脂肪摄入的比例,限制饱和脂肪酸与反式脂肪酸的摄入量,饱和脂肪酸的摄入量不应超过供能比的 10%。蛋白质的摄入量应占总能量的 15%~20%。植物来源蛋白质,尤其是大豆蛋白更有助于降低血脂水平。膳食纤维可改善餐后血糖和长期糖尿病控制水平,谷物膳食纤维还可增强胰岛素敏感性,推荐高血糖患儿的膳食纤维摄入量为 10~14 g/1000 kcal。

(2)运动治疗:运动在儿童青少年 2 型糖尿病的治疗中占有重要地位,有利于减轻体重,增加胰岛素的敏感性,增加外周组织对糖的摄取,减少胰岛素的用量。运动方式和运动量的选择应该个体化,根据性别、年龄、体型、体力、运动习惯和爱好制订合适的运动方案。运动方式可以是有氧运动、力量锻炼或柔韧性训练,包括快走、慢跑、跳绳、游泳等。每日坚持锻炼至少 30 分钟,最好完成 60 分钟的中等强度运动。每周至少完成中等强度运动 5 日,才可达到控制体重的目的。

3)药物治疗　起始的药物治疗可以为单一的二甲双胍或胰岛素,或者两者联合使用。如果存在糖尿病症状、严重高血糖,以及酮症或糖尿病酮症酸中毒,需要进行胰岛素治疗。每日 1 次中效胰岛素或基础胰岛素类似物(0.1~0.2 U/(kg · d))即有效。如果没有酸中毒,可以联用二甲双胍。待代谢稳定后,可以在 2~6 周安全过渡到单一的二甲双胍治疗。代谢稳定的患儿(HbA1c<8.5% 且无症状)可先用二甲双胍治疗,而代谢不稳定者则需要进行胰岛素治疗。二甲双胍剂量从 500 mg/d 开始,每周增加 500 mg,3~4 周增加到 1500~2000 mg/d,每日分 2 次口服。二甲双胍使用 3~4 个月后,HbA1c 仍不能达 6.5% 以下,强烈推荐加用基础胰岛素。如果二甲双胍联合基础胰岛素(剂量达到 0.5 U/kg)仍不能使血糖达标,则需要加用餐时胰岛素。二甲双胍联合生活方式干预可明显改善肥胖患儿的胰岛素抵抗和糖调节异常。对 10 岁及以上 2 型糖尿病患儿或糖代谢严重受损的糖尿病前期患儿(空腹血糖受损同时糖耐量减低),再加以下任何一项高危因素如高血压、高甘油三酯、低高密度脂蛋白胆固醇、HbA1c>6% 或一级亲属有糖尿病者,应立即给予二甲双胍治疗。10 岁以下儿童避免使用二甲双胍。

4)血糖监测　高血糖患儿也需要进行自我血糖监测,频率应根据血糖控制状况个体化确定,主要监测空腹和餐后血糖。一旦血糖达标,可根据治疗方案、强化程度及代谢控制水平调整监测次数。对所有糖尿病及糖尿病前期患儿都应每 3~6 个月随访 1 次,复查空腹血糖和 HbA1c。糖尿病前期患儿至少每年重复 1 次口服葡萄糖耐量试验。

如果使用胰岛素治疗或血糖控制未达标,则每 3 个月监测 1 次血糖。控制目标为保持正常生长发育、减轻体重,在避免低血糖的前提下,口服药物治疗者 HbA1c 尽可能控制在 7% 以下,胰岛素治疗者的控制目标可适当放宽。

6.2.7　儿童青少年代谢综合征中见高血压的患儿,西医如何治疗

在治疗高血压之前,首先必须排除继发性高血压。对于原发性高血压,根据不同血压水平及高血压靶器官受损情况,采取相应的抗高血压治疗方法。

1. 血压水平的判断标准

目前国际上统一采用将同年龄同性别血压的 P_{90}、P_{95}、P_{99} 分别作为诊断正常高值血压、高血压和严重高血压的标准。

2. 高血压的非药物治疗

1)适用人群　对于正常高值血压和高血压患儿,应先针对引起高血压的高危因素(肥胖、摄盐过多、静态生活等)进行干预,采取非药物治疗措施。

2)具体内容

(1) 控制体重并逐渐减重(每个月 1~2 kg),尽量使腰围小于同年龄同性别 P_{75}。降低 BMI 与改善血压密切相关。肥胖儿童坚持减少热量摄入和增加运动量能降低血压水平。控制 BMI 可以避免药物治疗或推迟药物治疗开始时间。但是,对于高血压 Ⅱ 期患儿,血压控制满意前,应限制竞赛性的运动。

(2) 增加有氧锻炼,缩短静态时间。建议每周安排 3 次以上的有氧运动,如步行、慢跑、骑车、游泳等,每次运动 30~60 分钟,限制静坐时间至每日不超过 2 小时。

(3) 调整饮食结构(包括限盐),建立健康饮食习惯。提倡采用终止高血压膳食疗法 (dietary approaches to stop hypertension,DASH),即增加水果和蔬菜摄入量,低钠、高钙、高钾、高镁饮食,减少总脂肪量和饱和脂肪酸的摄入及限制糖类摄入。盐的摄入量与血压密切相关,推荐 4~8 岁儿童盐的摄入量为 1.2 g/d,8 岁以上儿童为 1.5 g/d。若 6 个月后仍未达标,应采取药物治疗或请儿科心血管专家会诊。

3. 高血压的药物治疗

1)适用人群　对于合并下述 1 种及以上情况者,在非药物治疗措施基础上开始药物治疗:

(1) 严重高血压(高血压 2 级)。

(2) 出现高血压临床症状。

(3) 出现高血压靶器官的损害。

(4) 合并糖尿病。

(5) 非药物治疗 6 个月无效者。

2)高血压治疗目标　一般来说,首先使血压下降到相应年龄性别段的 P_{95} 以下,逐渐下降到安全的 P_{90} 以下。

3)抗高血压药物的选择　由于很多抗高血压药物缺乏在儿童中应用的正式研究,是否进行药物治疗必须经专业医师评判。

(1) 首选药物:血管紧张素转化酶抑制剂(angiotensin converting enzyme inhibitor, ACEI),如卡托普利、依那普利,或血管紧张素 Ⅱ 受体阻滞剂(angiotensin Ⅱ receptor blocker, ARB),如氯沙坦、厄贝沙坦。

(2) 其次可选药物:钙通道阻滞剂,如硝苯地平、氨氯地平;β 受体阻滞剂,如普萘洛尔、阿替洛尔;利尿剂,如氢氯噻嗪、螺内酯。

6.2.8 儿童青少年代谢综合征中见血脂异常的患儿,西医如何治疗

1. 血脂异常的干预原则

非药物干预是治疗血脂异常的基础,应终身进行,循序渐进,持之以恒;所有患儿均应在开始药物治疗前首先应用非药物干预或与药物治疗同时应用;干预措施应具体化和个体化,并与日常生活相结合,针对各种不健康生活方式进行综合干预。代谢综合征血脂代谢紊乱方面的治疗目标是低密度脂蛋白胆固醇<2.6 mmol/L(100 mg/dl)、甘油三酯<1.7 mmol/L(150 mg/dl)、高密度脂蛋白胆固醇≥1.0 mmol/L(40 mg/dl)。

2. 血脂异常的干预内容

1)调整生活方式 血脂异常患儿和高危个体,无论是否选择调脂药物治疗,都必须坚持改善生活方式,重点包括以下内容。

(1)合理膳食:在满足每日必需营养需要的基础上控制总能量,合理选择各类营养素构成比例。减少膳食脂肪摄入,每日摄入脂肪不应超过总能量的20%,每日摄入胆固醇不超过300 mg,每日烹调用油少于30 g。高胆固醇血症者饱和脂肪酸摄入量应小于总能量的7%,反式脂肪酸摄入量应小于总能量的1%。

(2)适量运动:坚持规律的中等强度运动。适宜进行快走、慢跑、骑自行车、游泳、登山等有氧运动,运动强度达到中等强度。对于心血管病危险分层极高危者,开始运动前应先进行运动负荷试验,充分评估运动安全性。

(3)控制体重:血脂代谢紊乱的超重或肥胖者的能量摄入应低于身体能量消耗,以控制体重增长,并争取逐渐减轻体重至理想状态。减少每日食物总能量(减少300～500 kcal/d),改善饮食结构,增加身体活动,可使超重和肥胖者体重减轻10%以上。维持健康体重,有利于血脂控制。

2)药物治疗 对于轻中度血脂异常者,饮食治疗可使血脂降至正常,对于重度及部分中度血脂异常者,则可能须在饮食治疗的前提下进行药物治疗才能达到治疗目标值。考虑到药物副作用、费用及缺乏明确的前瞻性资料说明其在儿童冠心病预防中的作用,只有少部分儿童将采用药物治疗,不可滥用,必须充分了解药物治疗的适应证。建议至专业血脂中心进行治疗。

6.2.9 中医如何治疗儿童青少年代谢综合征

1. 病名和病因

中医学中无对应代谢综合征的病名,根据临床症状,可归于中医肥胖、肥满、湿阻、消渴、眩晕等范畴。

代谢综合征临床表现复杂,病因也呈现出复杂性、多样性。代谢综合征发生的原因与饮食不当、情志失调、过逸少动、起居无常、禀赋不足、体质因素等有关。由于饮食不当、过逸少动,脾胃损伤,脾失运化,水液停聚为湿为痰;情志不舒,肝气郁结,血行艰涩,水液代谢受阻,也可为痰为湿。

2. 病机及演变规律

(1)前期。此阶段脾郁、肝郁,枢机不利为其本,可表现为气、血、痰、火、湿、食六郁。饮食过多,壅滞中焦之气,有碍脾胃升降,枢机不得斡旋,最终导致运化失职,脾气郁滞;饮食偏嗜,喜嗜膏粱厚味之品,肥者令人内热,甘者令人中满,多滞中焦之气,脾气郁结。脾气郁滞,

胃气不降,食积不化,运化不健,水湿不化,津液不布,湿痰浊邪内生,发为本病。

（2）早期。此阶段郁久化热,热证的表现最为突出,以胃热、肠热、肺热等多见。

（3）中期。此阶段病机较为复杂,表现为肺胃津伤、肺脾气虚、气阴两虚、肝肾阴虚、脾肾阳虚等多种证型,但多虚实夹杂,可夹热、夹痰、夹湿、夹瘀等。

（4）后期。因虚极而脏腑受损,或因久病入络,络痹脉损而成。此阶段的根本在于络损（微血管病变）、脉损（大血管病变）,并以此为基础导致脏腑器官的损伤。

3. 病位和病性

代谢综合征病位在脾、肝、肾三脏;病性为本虚标实,脾肾两虚为本虚,痰、浊、瘀、水等病理产物为标实;生活节奏加快,学习紧张、压力大,生活方式不规律,均可导致情志不调,肝郁气结,久郁化火,加之长期饮食不节,损伤脾胃,脾胃运化失职,痰湿不化,积热内蕴,导致化燥伤津,消谷耗液,发为痰满、肥满。肝藏血,血为阴,肝郁化火,伤阴耗液,以致肝阴亏虚,肝肾同源,加之脾为后天之本、气血生化之源,脾虚难以补养先天,最终导致肾虚。肝脾肾功能失常,痰、浊、瘀、水停于体内,外至四肢百骸,内至脏腑,久之气血阴阳失调,出现他脏虚损甚至衰败之变证。

4. 辨证论治

1）肝郁脾虚证

（1）证候:形体肥胖,神疲乏力,四肢沉重,纳谷旺盛或不旺,大便干或烂而不爽,睡眠质量差,口干,舌胖大、边有齿痕,或舌边尖红,脉弦缓或濡。

（2）治法:疏肝健脾。

（3）方药:逍遥散加减（柴胡、白术、白芍、当归、茯苓、枳壳、甘草）。

2）气滞湿阻证

（1）证候:体胖腹满,无明显不适或伴有食多、不耐疲劳等症状,舌苔厚腻,脉象弦或略滑。

（2）治法:行气化湿。

（3）方药:四逆散合平胃散加减（柴胡、白芍、枳实、甘草、苍术、厚朴、陈皮）。

3）痰瘀互结证

（1）证候:胸脘腹胀,头身困重,或四肢倦怠,胸胁刺痛,舌质暗、有瘀斑,脉弦或沉涩。

（2）治法:祛痰化瘀。

（3）方药:二陈汤合桃红四物汤加减（陈皮、半夏、茯苓、桃仁、红花、川芎、当归、赤芍、地黄）。

4）气阴两虚证

（1）证候:疲倦乏力,气短自汗,口干多饮,大便干结,舌质淡红,少苔,脉沉细无力或细数。

（2）治法:益气养阴。

（3）方药:生脉散合防己黄芪汤加减（太子参、麦冬、五味子、黄芪、汉防己、白术、茯苓）。

5）脾肾两虚证

（1）证候:气短乏力,小便清长,腰膝酸痛,夜尿频多,大便溏泄,或下肢水肿,尿浊如脂,阳痿,头昏耳鸣,舌淡胖,苔薄白或嫩,脉沉细或细弱无力。

（2）治法:补脾益肾。

（3）方药：四君子汤合右归丸加减（党参、白术、茯苓、肉桂、附片、鹿角胶、山药、山茱萸、地黄、菟丝子）。

5. 中医外治法

代谢综合征的中医外治法主要包括针刺疗法、推拿、耳穴压豆、穴位埋线、灸法、中医传统功法（如太极拳、易筋经）等。

1）针刺疗法　可选取足三里、三阴交、曲池、天枢、关元、中脘、上巨虚、下巨虚等穴位。对于以高血压为主要症状者，常用降压穴位包括太冲、涌泉、行间、三阴交、足三里、丰隆、太溪、阳陵泉、曲池等。对于以高血糖为主要症状者，可选取脾俞、胃俞、肾俞、足三里、三阴交、中脘、关元、天枢等穴位。对于以血脂代谢异常为主要症状者，可选用风池、曲池、内关、血海、丰隆、三阴交、太冲等穴位。

2）推拿　有研究表明，对于高血压患者给予推拿治疗，如按摩头部，另加按揉百会、四神聪、曲池等穴位；推背，至背部发红；捏脊，刺激胆经，按揉足三里、三阴交、阳陵泉；推足底，按揉涌泉、太溪、太冲；并让患者自行按揉指甲根部及边缘等治疗，联合常规药物治疗可以平稳降压，改善血管弹性。对于以高血糖为主要症状者，选穴以背俞穴、手足阳明经及太阴经经穴为主，如脾俞、胃俞、肾俞、曲池、手三里、内关、合谷、阳陵泉、血海、足三里、三阴交等；手法选用按揉、点穴、振腹等。对于以血脂代谢异常为主要症状者，可给予如逆时针、顺时针按压百会、内关、风池，再按压耳背降压沟、耳尖、耳轮结节、三角窝等推拿治疗。

3）耳穴压豆　可选用口、脾、胃、三焦、饥点、内分泌、皮质下等在耳部对应的区域。对于以高血压为主要症状者，证属痰瘀互结证，可选取耳尖、神门、内分泌、降压沟、脾、胃、心、肝等穴进行耳穴压豆治疗，每日早、中、晚自行按压 3 次（每次每穴 1 分钟），连续贴压 4 周。对于以血脂代谢异常为主要症状者，可选取饥点、内分泌、三焦、脾、胃、肝胆等，于三餐前半小时和晚上睡眠前各压 1 次，每次 100～120 下。

4）穴位埋线　方法为使用注入式埋线针，严格消毒后按照穴位皮下脂肪厚度选取适当可吸收性羊肠线穿入埋线针，注入穴位，敷料遮盖。可选取中脘、大横、天枢等穴位。对于以高血糖为主要症状者，可选取脾俞、胃脘下俞、肝俞、肾俞、足三里等进行穴位埋线，具有减重、抑制食欲等效果。对于以血脂代谢异常为主要症状者，可选取丰隆、天枢等穴位。

5）灸法　以高血压为主要症状者，痰湿证可选取百会、神阙、涌泉。阴虚质或阳虚质者可取气海穴行热敏灸治疗。以血脂代谢异常为主要症状者，脾虚血瘀型可用降脂药饼（生黄芪、生山楂、丹参、槐花研末醋调制饼）灸天枢、丰隆、肝俞、脾俞治疗。以高血糖为主要症状者，可选肺俞、脾俞、肾俞、中脘、大椎、足三里、关元、神阙等穴位，采用温和灸或隔姜灸治疗，以改善体质，调节代谢。

6）中医传统功法　可采用如太极拳、八段锦、气功等中医传统运动疗法。

6.2.10 　儿童青少年代谢综合征预防关键是什么

代谢综合征的预防和治疗主要是识别高危因素、防治肥胖、控制血压、纠正血脂和血糖异常。儿童青少年代谢综合征的预防关键是防治肥胖。应从胎儿期开始，幼儿期加强，以控制体重为基本理念，以行为矫正为关键，以生活方式干预包括饮食调整和运动健康教育为主要手段，是一个长期持续的系统工程。

你问我答

儿童青少年代谢综合征的患病率高吗？

有研究表明,代谢综合征在普通儿科人群中患病率为 3%～6%,在肥胖(尤其是中心型肥胖)儿童中患病率更高,可为 20%～40%,并且随着肥胖的严重程度增加而增加。

儿童青少年代谢综合征会对儿童青少年造成哪些精神心理危害？

有代谢综合征或具有心血管疾病危险因素的儿童青少年,整个注意力、智力、认知领域、心理灵活性与非代谢综合征或不具有心血管疾病危险因素的儿童青少年相比均有所下降。此外,大部分此类患儿还存在不同程度的性格内向、孤僻、焦虑、缺乏自信等心理问题,如患儿常因形体肥胖而容易出现自卑、焦虑甚至抑郁等一系列的心理障碍,因自卑心理而不愿意参加各种社会活动,致使生活质量明显下降。同时青少年正处于成长发育阶段,各方面可能有待成熟,虽然有一定的医学常识,但对代谢综合征的患病知识和治疗效果不甚了解,在很大程度上影响他们的生活和学习,容易出现焦虑、烦躁、恐惧等心理生理问题,甚至不愿积极配合治疗,也可能导致他们的生长发育及生活质量受到严重影响。因此,我们除了重视对他们的机体各症状的治疗与改善外,更需要重视他们的心理健康,以促进他们的身心健康发展。

儿童青少年代谢综合征日常需要注意什么？

根据患儿及家庭情况制订个体化方案,通过饮食控制和有规律的体育锻炼达到控制体重并逐渐减重(减重 5%～10%)的目的。

1. 控制能量摄入,平衡膳食结构

建议依据代谢率实际检测结果,分别给予超重和肥胖患儿 85% 和 80% 平衡能量的摄入标准,以达到能量负平衡,同时满足能量摄入高于人体基础代谢率的基本需求。如可以在目标能量摄入基础上每日减少能量摄入 500～1000 kcal(男性为 1200～1400 kcal/d,女性为 1000～1200 kcal/d),或较推荐摄入量减少 1/3 总能量,其中,碳水化合物占每日总能量的 55%～60%,脂肪占每日总能量的 25%～30%,以达到限制能量摄入的目的。

儿童青少年在饮食中要保持食物的多样化,注意荤素兼顾、粗细搭配,保证鱼肉奶豆类和蔬菜的摄入。一日三餐间隔 4～5 小时;三餐比例要适宜,按照所提供的能量占全日总能量的比例,早餐占 30%,午餐占 40%,晚餐占 30%。

2. 科学锻炼,规律作息

长期有规律的运动有利于培养儿童青少年健康的生活方式,不仅可以防治儿童青少年肥胖,还可以延续至成年期,使其终身受益。在设计运动项目时,首先应对儿童青少年进行医学检查,若有心肺功能异常或严重高血压则谨慎运动,或避免剧烈运动;活动前后至少要各做 5 分钟的准备活动和恢复活动;有氧运动和力量运动、柔韧性训练相互结合并穿插进行;注意调动儿童青少年的兴趣和积极性;活动要循序渐进,更要长期坚持。

(1)运动方式:多采用一些既增加能量消耗又容易坚持的有氧运动项目,也可采用力量运动和柔韧性训练。有氧运动如快走、慢跑、下楼梯、跳绳、打球、游泳、骑自行车、登山等,可更多地消耗脂肪,达到控制体重的效果。力量运动可采用哑铃、杠铃、沙袋,以及其他的器械等进行;柔韧性训练包括各种伸展性活动。可以根据天气、居住环境、场地等具体情况选择运动方式,同时推荐儿童青少年做一些力所能及的家务劳动,如扫地、拖地、洗衣、整理房间、倒垃圾等。

（2）运动强度：运动强度可以用脉率来衡量。有氧运动时脉率应达到最大心率的 $60\%\sim75\%$，可参照公式：脉率＝（220－年龄）×（$60\%\sim75\%$）。如 10 岁儿童有氧运动时脉率应达到 $126\sim157$ 次/分。开始运动时心率可控制在低限，随适应能力的提高，逐渐增加运动时间和频率，使心率达到高限。

（3）运动时间：坚持每日锻炼至少 30 分钟，最好达到每日 60 分钟的中等强度运动。分散的运动时间可以累加，但每次不应少于 15 分钟；运动时间和运动量均宜循序渐进、逐渐增加。每周至少完成中等强度运动 5 日才可起到控制体重或减轻体重的作用。

（4）睡眠应当有规律：婴儿每日应保持 $14\sim17$ 小时（$0\sim3$ 个月婴儿）或 $12\sim16$ 小时（$4\sim11$ 个月婴儿）质量良好的睡眠，包括小睡和打盹。$1\sim2$ 岁幼儿每日应保持 $11\sim14$ 小时的睡眠，包括小睡和打盹。$3\sim5$ 岁儿童应建立健康的睡眠模式，保证每日 $10\sim13$ 小时的睡眠，纠正因睡眠时长和时段的紊乱导致的进食和代谢异常状态。$6\sim12$ 岁学龄儿童每日应有 $9\sim12$ 小时睡眠，$13\sim18$ 岁青少年应有 $8\sim10$ 小时的夜间睡眠。

3. 避免久坐久视

减少静态活动的时间：儿童青少年看电视、玩电子游戏和使用电脑的时间每日不应超过 2 小时；不躺着看书、看电视；课间 10 分钟时应离开座位进行身体活动；课外作业每做 40 分钟，应活动 10 分钟；周末及节假日作息时间应规律，早睡早起。

对于儿童青少年代谢综合征患儿存在的高血压、高血糖、血脂异常，中医有什么好办法？

1. 针对以高血压为主要症状的代谢综合征患儿

汤药：目前中医药关于儿童高血压防治的相关研究与报道相对不足，根据《高血压中医诊疗专家共识》，高血压与情志失调、饮食不节、久病过劳、年迈体虚等因素有关。本病病位与肝、脾、肾三脏关系密切。病机主要与肝阳上亢、痰饮内停、肾阴亏虚等火证、饮证、虚证相关，三者常常合并存在，交互为病。具体证型如下：①肝阳上亢证，治以平肝潜阳、补益肝肾，可选用天麻钩藤饮加减（天麻、钩藤、石决明、栀子、黄芩、川牛膝、杜仲、益母草、桑寄生、夜交藤、茯神）。②痰饮内停证，治以化痰息风、健脾祛湿，可选用半夏白术天麻汤加减（半夏、天麻、茯苓、橘红、白术、甘草）。③肾阴亏虚证，治以滋补肝肾、养阴填精，可选用六味地黄丸加减（熟地黄、山茱萸、山药、泽泻、牡丹皮、茯苓）。④其他，若症见头痛，痛如针刺，痛处固定，口干，唇色紫暗，舌质紫暗，有瘀点，舌下脉络曲张，脉涩等瘀血内停表现，可选血府逐瘀汤（桃仁、红花、当归、生地黄、川芎、赤芍、牛膝、桔梗、柴胡、枳壳、甘草）。

敷贴：可将中药吴茱萸研末备用，治疗时先用温水洗净足底部，取药粉 3 g 加适量食醋调匀，将药物敷贴于涌泉穴保持 $6\sim8$ 小时，7 日为 1 个疗程，一般治疗 4 个疗程。

浴足：可选桑叶、桑枝、夏枯草、钩藤、桂枝组方，煎成足浴液。之后倒入恒温足浴盆，水温一般为 $38\sim45$ ℃，以患儿感觉舒适为度；灵活掌握药液量，以没过双踝关节以上 10 cm 左右为宜。每日早上治疗 1 次，每次 30 分钟，4 周为 1 个疗程。

2. 针对以高血糖为主要症状的代谢综合征患儿

根据患儿不同症状及状态，结合生活习惯进行中医健康教育，包括合理饮食及运动指导、心理和情志调节等，以改善精神和体质，促进健康的饮食和运动习惯，有效控制血糖，预防进展为糖尿病。对糖尿病前期人群进行体质辨识，针对具有偏颇体质的糖尿病高危人群和糖尿病前期人群，可通过口服中药、中药代茶饮等改善体质状况。

汤药：①湿热蕴结证：a. 治法：清热化湿。b. 推荐方药：半夏泻心汤加减（半夏、黄芩、干姜、党参、甘草、黄连）。②脾虚湿困证:a.治法:健脾化湿。b.推荐方药:六君子汤加减（党参、白术、茯苓、甘草、陈皮、半夏、荷叶、佩兰）。③肝郁气滞证:a.治法:疏肝解郁。b.推荐方药:四逆散加减（北柴胡、白芍、枳实、甘草）。

中药代茶饮: 糖尿病前期气阴两虚证,可用西洋参、麦冬、玉竹、石斛、枸杞子、玄参、砂仁;脾虚痰湿证可用党参、山药、山楂、炒决明子、荷叶、佩兰、玫瑰花;以开水 150～200 ml 浸泡 20 分钟后饮用,每日 2 或 3 次,12 周为 1 个疗程。

3. 针对以血脂异常为主要症状的代谢综合征患儿

中医学认为,血脂异常的基本病理机制是本虚标实,辨证以虚实为纲,虚则气虚、阴虚、阳虚,实则血瘀、痰浊、气滞、寒凝、热毒;治疗需标本兼顾,补虚泻实。中医药干预血脂异常的措施有服用汤药、针灸、按摩等,它们在改善血脂异常症状及预防血脂异常方面均可发挥积极作用。

汤药: ①痰浊内阻证,可选温胆汤加减（半夏、竹茹、生姜、橘皮、枳实、甘草等）。②脾虚湿盛证,可选胃苓汤加减（苍术、陈皮、厚朴、甘草、泽泻、猪苓、赤茯苓、白术、肉桂）。③气滞血瘀证,可选血府逐瘀汤加减（桃仁、红花、当归、地黄、川芎、赤芍、牛膝、桔梗、柴胡、枳壳、甘草）。④肝肾阴虚证,可选一贯煎合杞菊地黄丸加减（沙参、生地黄、麦冬、当归、枸杞子、川楝子、菊花、熟地黄、山茱萸、牡丹皮、山药、茯苓、泽泻）。⑤气滞证,可选柴胡疏肝散加减（柴胡、陈皮、枳壳、芍药、甘草、香附、川芎）。⑥寒凝证,可选当归四逆汤加减（当归、白芍、桂枝、细辛、甘草、大枣、通草）。⑦气虚证,可选保元汤加减（人参、黄芪、肉桂、甘草、生姜）。⑧阴虚证,可选天王补心丹加减（西洋参、茯神、玄参、麦冬、天冬、地黄、丹参、桔梗、远志、当归、五味子、柏子仁、酸枣仁、甘草）。⑨阳虚证,可选参附汤合桂枝甘草汤加减（红参、附子、甘草、桂枝）。

高血脂泡茶剂: ①山楂玫瑰花茶:干山楂 6 g,玫瑰花 3 g 泡茶饮用。②绞股蓝茶:绞股蓝叶 2～3 g 开水冲泡后饮用。③普洱菊花茶:普洱茶、菊花各 2～3 g 开水冲泡后饮用。④槐花莲子心茶:干槐花、莲心各 2～3 g 泡茶饮用。⑤葛根茶:葛根 2～3 g 泡茶饮用。

此外,还可配合前文中提到的中医外治疗法。

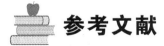

参考文献

［1］　王雪峰,郑健.中西医结合儿科学［M］.4 版.北京:中国中医药出版社,2021.

［2］　《儿童肥胖预防与控制指南》修订委员会.儿童肥胖预防与控制指南（2021）［M］.北京:人民卫生出版社,2021.

［3］　中华医学会儿科学分会内分泌遗传代谢学组,中华医学会儿科学分会儿童保健学组,中华医学会儿科学分会临床营养学组,等.中国儿童肥胖诊断评估与管理专家共识［J］.中华儿科杂志,2022,60(6):507-515.

［4］　李辉,季成叶,宗心南,等.中国 0～18 岁儿童、青少年体块指数的生长曲线［J］.中华儿科杂志,2009,47(7):493-498.

［5］　陈向东,吴震中,边梦雪,等.超重及肥胖青少年肝功能异常影响因素分析［J］.中国疗养医学,2021,30(10):1078-1081.

［6］　Ellenga Mbolla B F, Ossou Nguiet P M, Loumingou R, et al. Relationship between obesity, serum uric acid, serum potassium and glomerular filtration rate with electric left ventricular hypertrophy in blacks central africans with high blood pressure[J]. World Journal of Cardiovascular Diseases,2018,8(4):248-255.

[7]   薛云月,丘永肖,黄海波. 儿童肥胖、性激素与胰岛素抵抗关系的研究[J]. 中国医药指南,2021,19(19):91-92.

[8]   王婷,潘嘉严,夏维. 青春期前单纯性肥胖儿童骨龄、血清胰岛素生长因子-1 水平与 BMI 的关系[J]. 川北医学院学报,2021,36(10):1302-1304,1318.

[9]   高毅,陈晓霞. 儿童超重与 25 羟维生素 D_3、糖脂代谢的关系[J]. 中国妇幼健康研究,2019,30(7):824-827.

[10]   中国营养学会肥胖防控分会,中国营养学会临床营养分会,中华预防医学会行为健康分会,等. 中国居民肥胖防治专家共识[J]. 中国预防医学杂志,2022,23(5):321-339.

[11]   中国医疗保健国际交流促进会营养与代谢管理分会,中国营养学会临床营养分会,中华医学会糖尿病学分会,等. 中国超重/肥胖医学营养治疗指南(2021)[J]. 中国医学前沿杂志(电子版),2021,13(11):1-55.

[12]   中国营养学会. 中国居民膳食指南(2022)[M]. 北京:人民卫生出版社,2022.

[13]   中华医学会,中华医学会临床药学分会,中华医学会杂志社,等. 肥胖症基层合理用药指南[J]. 中华全科医师杂志,2021,20(5):530-532.

[14]   中华中医药学会《中医体重管理临床指南》专家组,广东省针灸学会肥胖专病联盟. 肥胖症中医诊疗方案专家共识[J]. 北京中医药大学学报,2022,45(8):786-794.

[15]   中国医师协会外科医师分会肥胖和糖尿病外科医师委员会. 中国儿童和青少年肥胖症外科治疗指南(2019 版)[J]. 中华肥胖与代谢病电子杂志,2019,5(1):3-9.

[16]   Eckel R H,Grundy S M,Zimmet P Z. The metabolic syndrome[J]. Lancet,2005,365(9468):1415-1428.

[17]   中华医学会糖尿病学分会. 中国 2 型糖尿病防治指南(2020 年版)[J]. 中华糖尿病杂志,2021,13(4):315-409.

[18]   Wilson P W,Grundy S M. The metabolic syndrome:practical guide to origins and treatment:Part Ⅰ[J]. Circulation,2003,108(12):1422-1424.

[19]   中华医学会糖尿病学分会代谢综合征研究协作组. 中华医学会糖尿病学分会关于代谢综合征的建议[J]. 中华糖尿病杂志,2004,12(3):156-161.

[20]   季成叶,马军,何忠虎,等. 中国汉族学龄儿童青少年腰围正常值[J]. 中国学校卫生,2010,31(3):257-259.

[21]   中华医学会儿科学分会内分泌遗传代谢学组,中华医学会儿科学分会心血管学组,中华医学会儿科学分会儿童保健学组,等. 中国儿童青少年代谢综合征定义和防治建议[J]. 中华儿科杂志,2012,50(6):420-422.

[22]   范晖,闫银坤,米杰. 中国 3～17 岁儿童性别、年龄别和身高别血压参照标准[J]. 中华高血压杂志,2017,25(5):428-435.

[23]   米杰,王天有,孟玲慧,等. 中国儿童青少年血压参照标准的研究制定[J]. 中国循证儿科杂志,2010,5(1):4-14.

[24]   Grundy S M,Cleeman J I,Daniels S R,et al. Diagnosis and management of the metabolic syndrome:an American Heart Association/National Heart, Lung, and Blood

Institute Scientific Statement[J]. Circulation,2005,112(17):2735-2752.

[25]　李雪梅,于宪一.儿童高血压精准诊治[J].中国实用儿科杂志,2016,31(8):585-589.

[26]　浙江省预防医学会心脑血管病预防与控制专业委员会,浙江省预防医学会慢性病预防与控制专业委员会.血脂异常基层健康管理规范[J].心脑血管病防治,2021,21(2):105-112.

[27]　中国血脂管理指南修订联合专家委员会.中国血脂管理指南(2023 年)[J].中国循环杂志,2023,38(3):237-271.

[28]　中国成人血脂异常防治指南修订联合委员会.中国成人血脂异常防治指南(2016年修订版)[J].中国循环杂志,2016,31(10):937-950.

[29]　韩曼,周丽波,刘喜明.基于专家访谈的代谢综合征中医病名、基本证候、病因病机及用药规律研究[J].中医杂志,2011,52(22):1918-1921.

[30]　中华中医药学会心血管病分会.高血压中医诊疗专家共识[J].中国实验方剂学杂志,2019,25(15):217-221.

[31]　American Diabetes Association. Diagnosis and classification of diabetes mellitus [J].Diabetes Care,2013,36 Suppl 1 (Suppl 1):S67-S74.

[32]　王建枝,钱睿哲.病理生理学[M].9 版.北京:人民卫生出版社,2018.

（彭　真　崔荣华　雷恩泽）

第7章
胰岛素与儿童糖尿病

本章重要主题词提示

糖尿病（DM），1 型糖尿病（T1DM），2 型糖尿病（T2DM）

高血糖症（hyperglycemia），低血糖症（hypoglycemia），糖尿病酮症酸中毒（diabetic ketoacidosis，DKA）

β细胞（beta cell），胰岛素（insulin），胰岛素受体（insulin receptor）

血糖（blood glucose），口服葡萄糖耐量试验（OGTT），糖化血红蛋白（glycosylated hemoglobin），持续葡萄糖监测（CGM）

每日多次胰岛素注射（multiple daily insulin，MDI），持续皮下胰岛素输注（continuous subcutaneous insulin infusion，CSII）

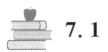

7.1　糖尿病的定义和并发症

7.1.1　什么是糖尿病

糖尿病(diabetes mellitus,DM)是胰岛素(insulin)分泌障碍和(或)胰岛素作用障碍所造成的以高血糖症(hyperglycemia)为特征的一组代谢性疾病;胰岛素分泌不足,同时(或者)在复杂的胰岛素作用通路上一个或多个环节上靶组织对胰岛素的反应减弱,导致胰岛素对靶组织的作用不足,引起碳水化合物、脂肪和蛋白质代谢异常。病理生理学上,高血糖症是指血中葡萄糖浓度长期持续超出正常浓度,以空腹血糖(fasting blood glucose,FBG)高于6.9 mmol/L(125 mg/dl)及餐后2小时血糖高于11.1 mmol/L(200 mg/dl)为诊断标准。

7.1.2　糖尿病可有哪些临床表现和并发症

高血糖症的显性症状包括多尿、多饮、体重减轻,有时还伴有多食及视物模糊。糖尿病可出现的急性并发症包括胰岛素过多导致的低血糖症(hypoglycemia)和胰岛素缺乏导致的酮症酸中毒(ketoacidosis),酮症酸中毒可危及生命。糖尿病的长期并发症包括可能丧失视力的视网膜病变,导致肾功能衰竭的肾病,有足部溃疡、截肢风险的周围神经病变,以及引起胃肠道、泌尿生殖系统、心血管症状的自主神经病变。糖尿病患者动脉粥样硬化性心血管疾病、外周动脉和脑血管疾病的发病率增高。糖尿病患者也常发生高血压和脂蛋白代谢异常。

7.2　胰岛和胰岛素

7.2.1　胰岛是什么

胰腺由两大类组织组成:腺泡和胰岛(又称朗格汉斯岛)。胰岛是呈小岛状散在分布于外分泌腺泡之间的内分泌细胞团。胰岛主要包含4种细胞:α细胞、β细胞、δ细胞和γ细胞(图7.1)。β细胞约占胰岛所有细胞的60%,主要位于每个胰岛中间,分泌胰岛素和胰岛淀粉素(amylin);约占总数25%的α细胞分泌胰高血糖素;约占总数10%的δ细胞分泌生长抑素(somatostatin);占比不到1%的γ细胞分泌胰多肽(pancreatic polypeptide,PP)。

胰岛素抑制胰高血糖素的分泌,胰岛淀粉素抑制胰岛素的分泌,而生长抑素同时抑制胰岛素和胰高血糖素的分泌。胰岛血管丰富,来自胰岛的血液直接流进肝门静脉,胰岛激素将先进入肝脏(胰高血糖素和胰岛素的主要作用部位),再进入全身循环,所以肝脏胰岛激素浓度远远高于全身浓度。胰岛还分布着大量神经,副交感神经和交感神经轴突都进入胰岛,直接接触细胞或终止于细胞间隙。

7.2.2　胰岛素是什么,胰岛素的分泌机制是怎样的

1. 胰岛素和C肽

胰岛素为含有51个氨基酸残基的蛋白质激素,由A、B两条肽链经两个二硫键相连。

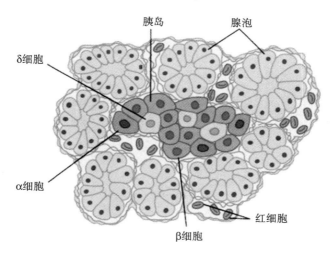

图 7.1　胰岛细胞

在 β 细胞内，前胰岛素原(preproinsulin)在粗面内质网中水解为胰岛素原(proinsulin)；胰岛素原是由 C 肽(C-peptide)和两个二硫键将 A、B 肽链连接而成的由 86 个氨基酸构成的肽链。胰岛素原被运至高尔基复合体进一步加工，最后经剪切形成等量的胰岛素和 C 肽。C 肽不具备胰岛素的生物活性，因此可通过测定血中 C 肽浓度间接反映 β 细胞的分泌功能。

成熟的胰岛素储存于 β 细胞内的分泌囊泡中，在外界刺激下随分泌囊泡释放入血，并发挥生理作用；胰岛素在血浆中自由循环，不与载体结合。血浆中胰岛素半衰期仅有 3～5 分钟，主要在肝脏和肾脏中被分解，大约 50% 的胰岛素被胰腺分泌到门静脉后第一次通过肝脏时就被分解掉。用于治疗糖尿病的重组人胰岛素或相关类似物，或者可以更快解离为单体，快速吸收(速效)，或者降低了溶解度和(或)清除率，可以更稳定地发挥作用(长效)。

2. 胰岛素的分泌机制

β 细胞含有大量葡萄糖转运蛋白，葡萄糖转运蛋白使葡萄糖流入速度与生理范围内的血液葡萄糖浓度成正比。葡萄糖进入细胞，被葡萄糖激酶磷酸化为葡萄糖-6-磷酸，随后进一步被氧化为三磷酸腺苷(adenosine triphosphate，ATP)，导致细胞上对 ATP 敏感的钾离子(K^+)通道受到抑制；K^+ 通道关闭，细胞膜去极化。对细胞膜电压变化敏感的电压门控钙离子(Ca^{2+})通道打开，Ca^{2+} 流入，刺激含有胰岛素的对接囊泡与细胞膜融合，将胰岛素分泌到细胞外液(图 7.2)。

3. 胰岛素分泌受多种因素调节

胰岛素的分泌是脉冲式的，受血糖、氨基酸、激素和自主神经系统的调节。

1)血糖　血糖是调节胰岛素分泌最重要的因素。正常空腹血糖为 80～90 mg/100 ml 时，胰岛素分泌速度很低，约为每千克体重 25 ng/min，该浓度下胰岛素只有很低的生物活性。如果血糖突然增加到正常浓度的 2～3 倍，并在此后保持在这一高浓度，胰岛素的分泌就会分两个阶段，且明显增加。

血糖急剧升高的 3～5 分钟，由于 β 细胞快速将预先形成的胰岛素释放入血，血中胰岛素浓度几乎增加了 10 倍。由于 β 细胞储存的胰岛素有限，随后 5～10 分钟，血中胰岛素浓度降至 1/2 峰值浓度。

从大约 15 分钟开始，胰岛素分泌速度第二次上升，并在 2～3 小时达到新峰值，这次的

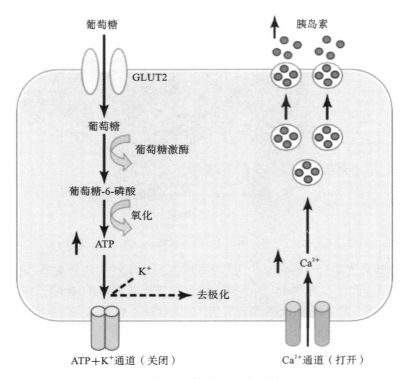

图 7.2　葡萄糖刺激胰岛素分泌的机制

分泌速度通常比初始阶段更快。

　　在葡萄糖刺激下,胰岛素分泌迅速增加,并达到峰值;同样,血糖降低到正常空腹血糖浓度后的 3～5 分钟,胰岛素分泌基本停止。血糖升高会使胰岛素分泌增加,而胰岛素又会加快葡萄糖进入肝脏、肌肉和其他细胞的转运速度,使血糖回落至正常值。

　　2)氨基酸　某些氨基酸也可被 β 细胞代谢,使细胞内 ATP 浓度升高,刺激胰岛素分泌,即具有与过量血糖相似的效应,其中精氨酸和赖氨酸作用较强。这种效应与葡萄糖刺激胰岛素分泌的效应有如下不同。血糖不升高时使用氨基酸,胰岛素分泌只少量增加;而如果在血糖升高的同时使用氨基酸,即氨基酸过量的情况下,葡萄糖诱导的胰岛素分泌可增加 1倍。而且,胰岛素又促进氨基酸向组织细胞的转运,以及细胞内蛋白质的形成。

　　3)胃肠道激素　促胃液素、促胰液素、胆囊收缩素、胰高血糖素样肽-1(GLP-1)和抑胃肽(GIP)等多种胃肠道激素的混合物可引起胰岛素分泌的适度增加,其中胰高血糖素样肽-1和抑胃肽的作用较强,它们能提高 β 细胞对血糖升高的响应速度,还能抑制 α 细胞分泌胰高血糖素。这一调节的生理意义在于通过前馈调节机制调节胰岛素分泌,当食物还在肠道内消化时,胰岛素分泌就已增加,使机体预先为营养物质吸收后的细胞利用做好准备。

　　4)其他激素　其他直接增加胰岛素分泌或增强葡萄糖对胰岛素分泌的刺激作用的激素包括胰高血糖素、生长激素、皮质醇,以及作用较弱的孕酮和雌激素。长期大量使用(或分泌)这些激素有可能导致 β 细胞衰竭,增加罹患糖尿病的风险。生长抑素和去甲肾上腺素可(通过提升 α 肾上腺素受体活性)抑制胰岛素外分泌。

　　5)自主神经系统　胰岛受交感神经和副交感神经的支配。刺激胰腺的副交感神经可在高血糖时增加胰岛素分泌,刺激交感神经可在低血糖时增加胰高血糖素的分泌并减少胰岛素的分泌。

7.2.3　胰岛素如何发挥作用

胰岛素通过与靶细胞表面的胰岛素受体(insulin receptor)结合而发挥作用,胰岛素受体几乎分布在体内所有细胞膜上,但不同组织细胞胰岛素受体的数量存在显著差异,如肝细胞和脂肪细胞可有$(2\sim3)\times10^5$个胰岛素受体,红细胞仅有 40 多个胰岛素受体,这就决定了不同组织细胞对胰岛素敏感性的差异。

胰岛素受体是一种酪氨酸激酶受体,由两个细胞膜外 α 亚基和两个跨膜 β 亚基以二硫键相连而成。胰岛素与靶细胞膜上胰岛素受体 α 亚基结合,激活 β 亚基胞质结构域中的酪氨酸激酶,导致 β 亚基自动磷酸化,引发以停靠蛋白质(docking protein)胰岛素受体底物(insulin receptor substrate,IRS)磷酸化为开端的级联反应(图 7.3)。胰岛素受体底物与磷脂酰肌醇-3-激酶(phosphoinositide-3-kinase,PI3K)结合,启动如下代谢通路。

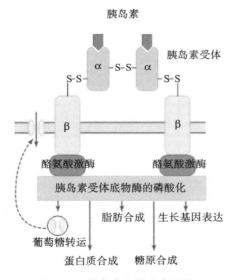

图 7.3　胰岛素和胰岛素受体

(1) 葡萄糖转运蛋白 4(GLUT4)被转移到骨骼肌和脂肪细胞表面,刺激葡萄糖摄取。

(2) 磷酸化使糖原合成酶激酶 3(glycogen synthase kinase 3,GSK3)失活,随后使糖原合成酶去磷酸化并激活糖原合成酶,刺激葡萄糖储存。

(3) 激活哺乳动物雷帕霉素靶蛋白(mammalian target of rapamycin,mTOR)丝氨酸/苏氨酸蛋白激酶,促进蛋白质合成。

另外,还有多种重要的转录效应(包括转录因子 FoxO、SREBP 和 PPAR)发生,以实现胰岛素对其他多种效应的介导,包括在肝脏中促进脂肪生成(lipogenesis)、抑制糖异生和糖原分解,在脂肪组织中促进脂肪生成和脂沉积(lipid storage)。

胰岛素受体介导的信号转导中许多环节障碍均可导致胰岛素抵抗(insulin resistance)的发生,甚至引起 2 型糖尿病。胰岛素抵抗是胰岛素靶细胞对胰岛素敏感性下降,即需要更大量胰岛素才能产生正常的生物效应。

深入阅读

激素一旦被释放进入循环系统,就会分布于全身。

(1)蛋白质(肽)激素是水溶性的,一般以游离(非结合)形式循环。水溶性激素一般半衰期很短,从数秒到数分钟不等,因为激素会被循环中的酶分解,比如胰岛素可被胰岛素酶分解。

(2)脂溶性激素,如皮质醇和雄激素,与载体蛋白结合转运,可在血液中停留数小时至数天。只有游离激素(未与载体蛋白结合的激素)可在靶细胞内引发变化。在细胞膜上,激素与载体蛋白解离并扩散进入细胞。游离激素和与血浆蛋白结合的激素的浓度保持相对平衡,结合蛋白浓度的显著变化可影响血浆中游离激素的浓度。

靶细胞对某一激素的敏感性或亲和力与各细胞的受体浓度有关:受体越多,亲和力越大,或者细胞对该激素的刺激效应越敏感。

(1)激素浓度低,受体数量将增加,称为上调;激素浓度高,受体数量将减少,或者亲和力减小,称为下调。因此,细胞可以根据信号激素的浓度调整敏感性。质膜上的受体不断合成和降解,因此受体浓度变化可能在数小时内发生。

(2)各种生理化学条件也能影响受体数量和激素对受体的亲和力,包括质膜的流动性和结构、pH、温度、离子浓度、饮食以及其他化学物质(如药物)的存在。

(3)受体结构的突变可以影响靶细胞的激活,从而使正常的细胞应答增加或减少。例如,促甲状腺激素受体突变可导致对甲状腺激素的抵抗,还可导致甲状腺激素生成缺陷。

7.2.4 胰岛素有哪些生物学作用

胰岛素作用于肝脏、肾脏、肌肉和脂肪组织,促进能源物质(糖原、脂肪、蛋白质)的储存(合成代谢),防止或抑制所储存能源物质(糖原、脂肪、蛋白质)的分解(表 7.1);胰岛素还影响生长发育。

表 7.1 胰岛素的生物学作用

内　　容	肝　　脏	肾　　脏	肌　　肉	脂肪组织
能源物质的储存	糖原合成↑ 脂肪酸合成↑	—	葡萄糖摄取/ 糖原合成↑	脂蛋白脂解↑ 脂肪酸酯化↑
能源物质的分解	糖原分解↓ 糖异生↓ 脂肪酸氧化/生酮↓	糖异生↓	蛋白质分解 代谢↓	储存的脂肪 脂解↓
其他			蛋白质合成↑	

1. 胰岛素对糖代谢的影响

血糖升高时,胰岛素是体内唯一降低血糖的激素。胰岛素的降糖作用主要通过减少血糖来源(抑制肝糖原分解和糖异生作用)以及增加血糖去路(促进糖原合成、外周组织氧化利用和转化为非糖物质等)实现。

1)胰岛素促进肝脏对葡萄糖的摄取、储存和利用 胰岛素使餐后吸收的大部分葡萄糖以糖原形式迅速储存在肝脏中,包括几个几乎同时发生的步骤。

(1)胰岛素使肝脏磷酸化酶(使肝糖原分解为葡萄糖的主要酶)失活,抑制肝糖原分解。

(2)胰岛素增强葡萄糖激酶的活性,促进肝细胞从血液中摄取葡萄糖;葡萄糖扩散到肝细胞后,葡萄糖激酶可导致葡萄糖初步磷酸化;磷酸化的葡萄糖无法通过细胞膜扩散回血液,将暂时留在肝细胞内。

(3)胰岛素提高糖原合成酶的活性,肝糖原量增加。肝糖原可以增加到肝脏质量的5%～6%,相当于整个肝脏中储存了近 100 g 糖原。胰岛素主要通过减少糖异生所需肝酶的数量和降低肝酶活性,来抑制糖异生。

当两餐间血糖开始下降时,会发生如下事件,导致肝脏将葡萄糖释放回循环血液中,防止葡萄糖浓度下降过低。

(1)血糖下降导致胰岛素分泌减少。

(2)胰岛素缺乏会逆转前面列出的糖原储存的所有效应,阻止肝脏中糖原的进一步合成,并防止肝脏继续从血液中摄取葡萄糖。

(3)缺乏胰岛素(以及胰高血糖素增加)使磷酸化酶激活,导致糖原分解为磷酸葡萄糖。

(4)曾被胰岛素抑制的葡萄糖磷酸酶现在因缺乏胰岛素而被激活,磷酸根与葡萄糖分离,游离葡萄糖扩散又回到血液。

因此,餐后葡萄糖过量时,肝脏会从血液中清除葡萄糖;两餐之间血糖下降时,肝脏又会将葡萄糖送回血液。通常,餐食中约 60% 的葡萄糖以这种方式储存在肝脏中,将来又回到血液中。

2)胰岛素促进肌肉对葡萄糖的摄取和代谢 在一天中大部分时间,肌肉组织的能量供应不依赖葡萄糖,而是依赖脂肪酸,主要因为只有少量葡萄糖可以透过静息状态下的肌肉细胞膜;而两餐之间分泌的胰岛素量太少,无法促进大量葡萄糖进入肌肉细胞。

但在以下两种情况下,肌肉会消耗大量葡萄糖。

(1)中等程度的运动或剧烈运动期间,利用葡萄糖不需要大量胰岛素,因为肌肉收缩促进了葡萄糖转运蛋白 4(GLUT4)从细胞内向细胞膜的易位,从而促进了葡萄糖向细胞中扩散。

(2)餐后数小时,血糖高,胰腺分泌大量胰岛素,导致葡萄糖快速转运至肌肉细胞,从而使肌肉细胞优先使用葡萄糖而不是脂肪酸。

餐后如果肌肉不运动,同时大量葡萄糖被转运到肌肉中,那么大部分葡萄糖不会作为能量物质,而是以肌糖原的形式储存起来。

3)缺乏胰岛素对大脑摄取和利用葡萄糖的影响 大脑与机体大多数组织完全不同,因为胰岛素几乎不影响大脑对葡萄糖的摄取或利用。相反,葡萄糖可以渗透进大多数脑细胞,脑细胞利用葡萄糖无需胰岛素介入。

脑细胞也与机体大多数细胞有很大不同,因为脑细胞通常只将葡萄糖作为能量物质,将脂肪等作为能量底物则较为困难。因此,血糖必须始终保持在临界浓度以上。当血糖过低,降至 20～50 mg/100 ml,会出现低血糖休克。

4)胰岛素对其他细胞糖代谢的影响 胰岛素可增加机体大多数细胞(大多数脑细胞除外)的葡萄糖转运量以及葡萄糖利用量。葡萄糖转运到脂肪细胞中主要为脂肪的甘油分子提供底物,间接促进脂肪在脂肪细胞中的沉积。

2. 胰岛素对脂肪代谢的影响

胰岛素可促进脂肪的合成与储存,抑制脂肪的分解与利用。

1)胰岛素促进脂肪合成和储存　胰岛素提升了葡萄糖的利用率,脂肪利用率即相应下降;胰岛素还促进肝脏中脂肪酸的合成,然后脂肪酸通过脂蛋白从肝脏转运到脂肪细胞并储存起来。

（1）胰岛素使更多葡萄糖转运入肝细胞。肝糖原浓度达到 $5\%\sim6\%$（饱和）后,糖原合成进一步受到抑制,过多的葡萄糖首先经糖酵解（glycolysis）分解为丙酮酸,丙酮酸再被转化为合成脂肪酸的底物——乙酰辅酶 A。

（2）大部分脂肪酸在肝脏内合成,再生成甘油三酯。肝细胞将甘油三酯以脂蛋白形式释放进入血液。胰岛素激活脂肪组织毛细血管壁中的脂蛋白脂肪酶,脂蛋白脂肪酶将甘油三酯重新分解为脂肪酸（这样甘油三酯才可被脂肪细胞吸收）,在脂肪细胞中脂肪酸重新转化为甘油三酯并储存起来。

2)胰岛素对脂肪细胞储存脂肪的作用

（1）胰岛素抑制激素敏感性脂肪酶（催化脂肪水解为甘油和脂肪酸的酶）的活性,从而抑制了脂肪组织的脂肪酸释放。

（2）胰岛素促进葡萄糖向脂肪细胞的跨膜转运。部分葡萄糖可被用来合成少量脂肪酸,更重要的是,葡萄糖还形成大量 α-甘油磷酸,而 α-甘油磷酸为甘油的来源。

3)胰岛素缺乏导致脂肪利用增加　胰岛素缺乏时,脂肪分解和能量利用都大幅增加。这种情况通常发生在两餐之间,胰岛素分泌极少。

（1）在缺乏胰岛素的情况下,前面提到的所有导致脂肪储存的胰岛素效应都被逆转。最重要的影响是,脂肪细胞中的激素敏感性脂肪酶被高度激活,储存的甘油三酯水解,大量脂肪酸和甘油被释放到循环血液中。因此,血浆中游离脂肪酸浓度在几分钟内开始上升。游离脂肪酸随后成为除大脑以外的几乎所有机体组织使用的主要能量底物。

（2）血浆脂肪酸过剩,部分脂肪酸在肝脏中转化为磷脂和胆固醇。磷脂和胆固醇与同时在肝脏中形成的过量甘油三酯一起被脂蛋白带入血液。有些情况下,血浆脂蛋白会增加到三倍,导致血浆总脂类浓度增加,而非正常的 0.6%。这种高浓度脂类,特别是高浓度的胆固醇,促进了严重糖尿病患者动脉粥样硬化的发展。

4)胰岛素缺乏时脂肪过度利用导致酮症和酸中毒　在缺乏胰岛素而肝细胞中存在过量脂肪酸的情况下,将脂肪酸运送到线粒体中的肉碱转运机制变得越来越活跃。线粒体中,脂肪酸的 β 氧化迅速进行,释放出大量乙酰辅酶 A。多余的乙酰辅酶 A 大部分被凝结成乙酰乙酸,释放进入血液循环。大部分乙酰乙酸进入外周细胞,在外周细胞被重新转化为乙酰辅酶 A,用作能量物质。

同时,胰岛素缺乏时,外围组织对乙酰乙酸的利用受到抑制。因此,肝脏释放的乙酰乙酸量超出了外周组织的代谢能力。在胰岛素停止分泌后的几天内,乙酰乙酸浓度上升,有时达到 10 mEq/L 或更高浓度,即严重的体液酸中毒状态。

部分乙酰乙酸会转化为 β 羟丁酸和丙酮。这三种物质被称为酮体（ketone body）,它们在体液中大量存在时,导致机体发生酮症（ketosis）。对于严重的糖尿病,乙酰乙酸和 β 羟丁酸可引起严重酸中毒和昏迷,进而导致死亡。

3. 胰岛素对蛋白质代谢和生长的影响

1)胰岛素促进蛋白质的合成和储存　胰岛素能促进蛋白质的合成,抑制蛋白质的分解。

（1）胰岛素刺激多种氨基酸向细胞内转运。

（2）胰岛素增进 mRNA（messenger ribonucleic acid）的翻译，从而形成新的蛋白质。

（3）在较长时期内，胰岛素还能提高细胞核中选定 DNA 基因序列的转录率，从而形成更多 RNA、合成更多蛋白质。

（4）胰岛素抑制蛋白质分解，从而减缓细胞中氨基酸的释放速度，特别是肌肉细胞。

（5）在肝脏中，胰岛素通过降低促进糖异生的酶的活性来抑制糖异生速度。因为通过糖异生合成葡萄糖所用最多的底物是血浆中的氨基酸，抑制糖异生可以保存机体蛋白质储备中的氨基酸。

2）胰岛素缺乏导致蛋白质耗竭和血浆氨基酸增加 胰岛素缺乏时，几乎所有蛋白质都停止储存。蛋白质分解增加、合成停止，大量氨基酸被释放入血。血中氨基酸浓度大幅上升，大部分多余的氨基酸被直接用作能量物质或糖异生底物。氨基酸的这种降解也导致尿液中尿素排泄增加。蛋白质消耗是糖尿病对机体最严重的影响，可导致机体极度虚弱及多器官功能紊乱。

3）胰岛素和生长激素协同作用，促进生长 胰岛素单独作用时，对生长的促进作用并不很强，只有与生长激素共同作用时，才能发挥明显的促生长作用。

7.2.5 胰高血糖素是什么，作用机制是怎样的

1. 胰高血糖素

胰高血糖素是由胰岛 α 细胞在血糖下降时分泌的含 29 个氨基酸残基的多肽激素。胰高血糖素主要在肝脏和肾脏中代谢，血清浓度为 50～100 ng/L，循环半衰期为 3～6 分钟。

2. 胰高血糖素的作用和作用机制

与胰岛素作用相反，胰高血糖素是促进物质分解代谢的激素，动员体内能源物质的分解供能。胰高血糖素的主要靶器官是肝脏。其通过如下复杂的级联反应，分解肝糖原，促进肝脏中的糖异生，升高血糖：①激活肝细胞表面的腺苷酸环化酶；②产生环磷酸腺苷（cyclic adenosine monophosphate，cAMP）；③cAMP 激活蛋白激酶；④蛋白激酶激活磷酸化酶 b 激酶；⑤磷酸化酶 b 激酶将磷酸化酶 b 转化为磷酸化酶 a；⑥磷酸化酶 a 促进糖原降解为葡萄糖-1-磷酸；⑦葡萄糖-1-磷酸随后被去磷酸化，从肝细胞中释放出来。

以上每一步的产物数量都超过了前一步，即具有放大效应，所以只需数毫克胰高血糖素就能使血糖在几分钟内升高 1 倍或 1 倍以上。输注胰高血糖素约 4 小时，可使肝脏储存的糖原耗尽。

在此基础上继续输注胰高血糖素，仍然会导致持续的高血糖症，因为胰高血糖素可以激活氨基酸转运和糖异生所需的多种酶，增加肝细胞对氨基酸的摄取，并通过糖异生将多种氨基酸转化为葡萄糖。

当胰高血糖素浓度超过血液中正常最大值时，胰高血糖素可激活脂肪细胞脂酶，使更多脂肪酸可用于身体的能量系统；胰高血糖素还抑制甘油三酯在肝脏中的储存，阻止肝脏从血液中清除脂肪酸。

3. 胰高血糖素的分泌受多种因素调节

1）血糖 血糖升高抑制胰高血糖素的分泌。将血糖从正常的空腹浓度下降到低血糖浓度，可使血浆胰高血糖素浓度增大数倍。相反，将血糖提高到高血糖浓度会降低血浆胰高血糖素的浓度。因此，低血糖时，胰高血糖素会大量分泌，然后大幅增加肝脏的葡萄糖输出，起

到纠正低血糖的重要作用。

2）氨基酸　血中氨基酸浓度增加时，在促进胰岛素分泌、降低血糖的同时，还刺激胰高血糖素分泌而使血糖升高，防止低血糖。胰高血糖素会促进氨基酸迅速转化为葡萄糖，使组织获得更多的葡萄糖。

3）运动　运动可刺激胰高血糖素的分泌。剧烈运动时，血中胰高血糖素浓度常常增大4~5倍，原因可能是循环氨基酸的增加以及β肾上腺素对胰岛的刺激。

4）激素　调节胰岛素分泌的激素可通过旁分泌方式调节胰高血糖素的分泌。胰岛素和生长抑素可以直接抑制相邻的胰岛α细胞分泌胰高血糖素；胰岛素还可以通过降低血糖间接刺激胰高血糖素的分泌。胃肠激素中，缩胆囊素和促胃液素可促进胰高血糖素分泌，而促胰液素的作用则相反。

5）自主神经　交感神经兴奋时，通过胰岛α细胞膜上的β受体促进胰高血糖素的分泌；而迷走神经兴奋时，则通过M受体抑制胰高血糖素的分泌。

综上所述，胰岛素和胰高血糖素通过不同途径对血糖的稳态有重要调节作用，机体多种因素调节这两种激素的分泌。

7.3　血糖调节和碳水化合物（糖）代谢紊乱对机体的影响

7.3.1　机体如何调节血糖

血糖是指血液中游离葡萄糖（free glucose）的浓度。正常情况下，血糖被控制在一个较窄的范围。早餐前，空腹血糖为80~90 mg/100 ml。餐后1小时左右，血糖会升高至120~140 mg/100 ml，但控制血糖的反馈系统通常会在最后一次吸收糖的2小时内迅速将血糖恢复到控制浓度。相反，饥饿状态下，肝脏的糖异生功能提供维持正常空腹血糖所需的葡萄糖。实现该调控的过程可概括如下。

（1）肝脏是重要的血糖缓冲系统。换言之，当餐后血糖上升到高浓度，胰岛素分泌也增加时，从肠道吸收的多达2/3的葡萄糖会迅速储存在肝脏中成为糖原。在接下来的数小时中，当血糖和胰岛素分泌下降时，肝脏会将葡萄糖释放回血液，从而将血糖波动降低至原本的1/3左右。事实上，严重的肝病患者几乎不可能将血糖维持在一个较窄的范围。

（2）胰岛素和胰高血糖素都是维持正常血糖的重要反馈控制系统。当血糖上升时，胰岛素的分泌增加，使血糖向正常方向回落。反之，血糖下降会刺激胰高血糖素的分泌，使血糖向正常方向回升。大多数正常情况下，胰岛素反馈机制比胰高血糖素反馈机制更重要，但在饥饿时或者运动等紧张情况下过度利用葡萄糖时，胰高血糖素反馈机制将发挥重要作用。

（3）长期禁食（>40小时）时，内源性葡萄糖的生成大约50%来自肾脏的糖异生，这一过程受肾上腺素刺激，受胰岛素抑制，不受胰高血糖素影响。

（4）对于严重的低血糖症，低血糖对下丘脑的直接影响也刺激了交感神经系统。肾上腺分泌的肾上腺素使肝脏对葡萄糖的释放进一步增加，这也有助于防止严重的低血糖。

（5）最后，在数小时和数天时间里，生长激素和皮质醇分别会对长时间的低血糖做出反应而分泌增加。生长激素和皮质醇都会降低身体大多数细胞对葡萄糖的利用速度，使细胞转而更多地利用脂肪。这一过程也有助于血糖恢复正常。

以上任何一个环节发生障碍,将导致血糖过低或过高,从而对机体产生不良影响。

7.3.2　低血糖对机体有哪些影响

低血糖对机体的影响以神经系统为主,尤其是交感神经和中枢神经系统。

1. 低血糖对交感神经的影响

低血糖刺激交感神经受体后,儿茶酚胺分泌增多,进一步引起胰高血糖素的分泌,导致血糖升高;儿茶酚胺又可作用于 β 肾上腺素受体而影响心血管系统。临床上患者表现为烦躁不安、面色苍白、大汗淋漓、心动过速和血压升高等交感神经兴奋的症状,伴冠心病者常因低血糖发作而诱发心绞痛甚至心肌梗死。

2. 低血糖对中枢神经系统的影响

中枢神经系统对低血糖最为敏感。最初仅表现为心智、精神活动轻度受损,继而出现大脑皮质受抑制症状,随后皮质下中枢和脑干相继受累,最终将累及延髓而致呼吸系统、循环系统功能障碍。主要原因如下。

(1)大多数组织可以在缺乏葡萄糖的情况下,转而利用脂肪和蛋白质获得能量,但大脑所需能量几乎完全依赖于血糖供应。

(2)脑细胞对葡萄糖的利用无需外周胰岛素参与。低血糖症时脑细胞能量来源减少,很快出现神经症状,称为神经低血糖症。

7.3.3　高血糖对机体有哪些影响

1. 糖尿

血糖过高会导致葡萄糖在尿液中流失。正常情况下,肾脏滤过的葡萄糖,完全被(肾)小管重吸收,尿液葡萄糖排泄率基本为零。血糖升高时,更多的葡萄糖将滤过到肾小管,而无法被重吸收。当血糖高于肾糖阈(renal glucose threshold),即约 200 mg/100 ml(也有人认为是 180 mg/100 ml)时,肾小球滤过的葡萄糖多于肾小管重吸收的葡萄糖,尿液中将出现葡萄糖(糖尿,glucosuria)。当血糖上升到 300～500 mg/100 ml 时,尿糖排出率将随血糖升高而增大,每天有 100 g 或更多的葡萄糖通过尿液流失。

2. 细胞脱水

葡萄糖浓度上升过高,达到一定数值时会造成细胞严重脱水,原因可能是葡萄糖不易通过细胞膜孔隙扩散,细胞外液的渗透压增加,导致水分渗透性地转移到细胞外,进而导致细胞内液减少,引起细胞脱水。脑细胞脱水可引起高渗性非酮症糖尿病患者昏迷。

除过量葡萄糖对细胞的直接脱水作用外,葡萄糖在尿液中流失会引起渗透性利尿。即葡萄糖在肾小管中的渗透效应大大降低了肾小管对液体的重吸收率,导致大量体液通过尿液流失,造成细胞外液脱水,进而又导致细胞内液代偿性脱水。因此,多尿症(尿液排泄过多)、细胞内和细胞外脱水以及口渴加剧是糖尿病的典型症状。

3. 物质代谢紊乱

高血糖时,机体大多数细胞(脑细胞除外)对葡萄糖的摄取和利用发生障碍。

(1)血糖升高,葡萄糖的细胞利用率越来越低。

(2)脂肪利用率增加,出现代谢性酸中毒和血管病变。肝脏极低密度脂蛋白输出增加,血清甘油三酯升高;血液中出现大量胆固醇,更多胆固醇在动脉壁沉积,可导致严重的血管病变。脂肪代谢增加,更多乙酰乙酸和 β 羟丁酸等酮酸被释放入血,释放速度超过了组织细胞对它们的吸收和氧化速度,过量酮酸会导致代谢性酸中毒,导致糖尿病患者昏迷和死亡;因为代谢性酸中毒,患者出现相应的生理代偿反应,比如快速深呼吸,导致二氧化碳呼出量增加;这种机制缓冲了酸中毒,但也消耗了细胞外液的碳酸氢盐储备;肾脏将减少碳酸氢盐的排泄,并生成新碳酸氢盐,将碳酸氢盐补充到细胞外液中。

（3）蛋白质合成减少,分解加速,出现负氮平衡,肌肉逐渐消瘦,机体疲乏无力,体重减轻,如发生在儿童时期,则生长发育受阻。

4. 组织损伤

当血糖长期控制不佳时,全身多个组织的血管开始出现功能异常,并发生结构改变,出现大血管病变（动脉粥样硬化,主要侵犯主动脉、冠状动脉、脑动脉、肾动脉和肢体外周动脉等,引起冠心病、缺血性或出血性脑血管病、肾动脉硬化、肢体动脉硬化等）和微血管病变（微循环障碍和微血管基底膜增厚,导致心脏、肾脏、视网膜和周围神经等多个器官的毛细血管改变）,导致组织血液供应不足,进而导致心脏病发作、脑卒中、终末期肾病、视网膜病变和失明、四肢缺血和坏疽的风险增加。

7.3.4　糖代谢异常如何检测和监测

临床常采用如下方法检测或监测糖代谢异常。

1. 空腹血糖检测

空腹血糖,即空腹血液葡萄糖浓度（以 mmol/L 或 mg/dl 计,1 mg/dl×180 g/mol＝18 mmol/L）,空腹定义为至少 8 小时没有热量摄入。空腹血糖是诊断糖代谢紊乱最常用和最重要的指标,易受肝脏功能、内分泌激素、神经因素和抗凝剂等多种因素影响,且检测方法不同,结果也不尽相同。临床上常用葡萄糖氧化酶法和己糖激酶法测定,采集静脉血或毛细血管血,可用血浆、血清或全血,以空腹血浆葡萄糖（fasting plasma glucose,FPC）检测最可靠,但临床上采用血清较多且更为方便。

2. 随机血糖检测

随机血糖指不考虑上次用餐时间,即一天中任意时间的血糖,不能用来诊断空腹血糖受损或糖耐量减低。

血糖监测不同监测时间点的适用范围如表 7.2 所示。

表 7.2　血糖监测不同监测时间点的适用范围

监测时间点	适 用 范 围
餐前	初诊、血糖很高或有低血糖风险时
餐后 2 小时	空腹血糖已获良好控制,但糖化血红蛋白(HbA1c)仍不能达标者;需要了解饮食和运动对血糖影响者
睡前	晚餐前需注射胰岛素者
夜间	经治疗血糖已接近达标,但空腹血糖仍较高者;或疑有夜间低血糖者
其他	出现低血糖症状时应及时监测血糖;剧烈运动前后宜监测血糖;任何突发身体不适或饮食显著变化时需监测血糖

3. 口服葡萄糖耐量试验(OGTT)

1)口服葡萄糖耐量试验的意义和应用　葡萄糖耐量试验(glucose tolerance test,GTT)是检测葡萄糖代谢功能的试验,主要用于诊断症状不明显或血糖升高不明显的可疑糖尿病。葡萄糖耐量试验有静脉葡萄糖耐量试验(intravenous glucose tolerance test,IVGTT)、口服葡萄糖耐量试验。现多采用世界卫生组织推荐的口服葡萄糖(标准75 g 葡萄糖)耐量试验,分别检测空腹血糖和口服葡萄糖后 0.5 小时、1 小时、2 小时和 3 小时的血糖和尿糖。正常人口服一定量的葡萄糖后,暂时升高的血糖刺激了胰岛素分泌增加,使血糖在短时间内降至空腹浓度,此为耐糖现象。当糖代谢紊乱时,口服一定量的葡萄糖后血糖急剧升高或升高不明显,但短时间内不能降至空腹浓度(或原来浓度),此为糖耐量异常或糖耐量降低。

对于儿童,本试验主要用于空腹血糖正常或正常高限,餐后血糖高于正常值而尿糖偶尔阳性的患儿。

2)口服葡萄糖耐量试验的方法

(1)早晨 7—9 时开始,受试者空腹 8~10 小时后口服溶于 300 ml 水的无水葡萄糖粉75 g,如用含 1 分子结晶水的葡萄糖则为 82.5 g。儿童则予每千克体重 1.75 g,总量不超过75 g。糖水在 5 分钟内服完。

(2)从服糖第 1 口开始计时,于服糖前和服糖后 2 小时分别在前臂采血测血糖。

(3)试验过程中,受试者不喝茶及咖啡,不吸烟,不做剧烈运动,但也无需绝对卧床。

(4)血标本应尽早送检。

(5)试验前 3 天,每天糖摄入量不少于 150 g。因为空腹或限制糖摄入,会使葡萄糖浓度错误地升高。

(6)试验前停用可能影响口服葡萄糖耐量试验的药物如避孕药、利尿剂或苯妥英钠等3~7 天。

4. 糖化血红蛋白(HbA1c)检测

糖化血红蛋白(glycosylated hemoglobin)是在红细胞生存期间,血红蛋白 A(HbA)与己糖(主要是葡萄糖)缓慢、连续地发生非酶促反应的产物。由于血红蛋白 A 所结合的成分不同,糖化血红蛋白又分为 HbA1a(与磷酰葡萄糖结合)、HbA1b(与果糖结合)、HbA1c(与葡萄糖结合,世界卫生组织和国内常写作"HbA1c",美国糖尿病学会常写作"A1C"),其中HbA1c 含量最高(占 60%~80%),是目前临床最常检测的部分。由于糖化过程非常缓慢,一旦生成则不再解离,且不受血糖暂时性升高的影响。因此 HbA1c 对高血糖特别是血糖和尿糖波动较大时有特殊诊断价值。相比空腹血糖和口服葡萄糖耐量试验,HbA1c 检测更方便(不需要空腹),不易受营养改变因素影响,但成本高,在指定切入点敏感性低。另外,HbA1c 存在种族差异,且独立于血糖水平。

HbA1c 是反映既往 2~3 个月平均血糖的指标,在临床上已作为评估长期血糖控制状况的"金标准",也是临床决定是否需要调整治疗的重要依据。2011 年世界卫生组织建议在条件具备的国家和地区采用 HbA1c 诊断糖尿病,诊断切点为 HbA1c≥6.5%。另外,美国糖尿病学会认为,HbA1c 为 5.7%~6.7% 时,可判定为"糖尿病前期"。糖尿病前期是指血糖未达到糖尿病诊断标准但糖代谢异常的时期,未来有较高的风险发展为糖尿病和心血管疾病。

作为诊断的 HbA1c 检测应该采用美国国家糖化血红蛋白标准化计划（National Glycohemoglobin Standardization Program，NGSP）或糖尿病控制和并发症研究（Diabetes Control and Complications Trial，DCCT）认证的方法进行。后者使用的高压液相色谱法（HPLC）是国际公认的金标法。此外，美国糖尿病学会承认将 HbA1c 用于诊断儿童型糖尿病，支持性的数据尚有限，但仍是简单而较为有效的筛查方法。

5. 糖化清蛋白（GA）检测

糖化清蛋白（glycated albumin，GA）是人体葡萄糖与清蛋白发生非酶促反应的产物，由于清蛋白的半衰期为 17～19 日，所以糖化清蛋白可以反映糖尿病患者既往 2～3 周的平均血糖。临床上采用糖化清蛋白与清蛋白的百分比来表示糖化清蛋白的浓度，避免了血清清蛋白浓度对检测结果的影响。

虽然糖化清蛋白可以反映糖尿病患者既往 2～3 周血糖的平均水平，但对于 HbA1c 而言，糖化清蛋白反映血糖控制水平的时间较短，且目前尚缺乏有关糖化清蛋白与糖尿病慢性并发症的大样本、前瞻性研究。另外糖化清蛋白受清蛋白的更新速度、体质指数（BMI）和甲状腺激素等的影响。因此，临床上对于长期血糖控制水平的监测，应谨慎使用糖化清蛋白。

6. 持续葡萄糖监测

持续葡萄糖监测（continuous glucose monitoring，CGM）是通过葡萄糖感应器监测皮下组织间液的葡萄糖浓度从而间接反映血糖的监测技术，可较全面反映全天血糖波动全貌。持续葡萄糖监测的适应证：①监测无症状性低血糖的发生；②提供血糖波动信息，指导临床治疗。

 # 7.4　糖尿病的诊断分型和病理生理

7.4.1　糖尿病如何诊断

依据静脉血浆葡萄糖而不依据毛细血管血糖测定结果诊断糖尿病。糖代谢状态分类标准和糖尿病诊断标准分别见表 7.3 和表 7.4。

表 7.3　糖代谢状态分类标准

糖代谢状态	静脉血浆葡萄糖/(mmol/L)	
	空腹血糖	口服葡萄糖耐量试验后的 2 小时血糖
正常血糖	<5.6	<7.8
空腹血糖受损（IFG）	5.6～6.9	
糖耐量减低（IGT）		7.8～11.0
糖尿病	≥7.0	≥11.1

注：达到空腹血糖受损（impaired fasting glucose，IFG）或糖耐量减低（impaired glucose tolerance，IGT）条件，可视为糖尿病前期。

表 7.4　糖尿病诊断标准

诊 断 标 准	静脉血浆葡萄糖或 HbA1c 水平
典型糖尿病症状(烦渴多饮、多尿、多食、不明原因体重下降)	
加上随机血糖	≥11.1 mmol/L
或加上空腹血糖	≥7.0 mmol/L
或加上口服葡萄糖耐量试验后的 2 小时血糖	≥11.1 mmol/L
或加上 HbA1c	≥6.5%
无糖尿病典型症状者,需改天复查确认	

空腹血糖、口服葡萄糖耐量试验后的 2 小时血糖或 HbA1c 可单独用于流行病学调查或人群筛查。若口服葡萄糖耐量试验的目的仅在于明确糖代谢状态,仅需检测空腹和糖负荷后 2 小时血糖。我国的流行病学资料显示,仅检测空腹血糖,糖尿病的漏诊率较高,理想的调查是同时检测空腹血糖、口服葡萄糖耐量试验后的 2 小时血糖及 HbA1c。口服葡萄糖耐量试验其他时间点血糖不作为诊断标准。建议血糖已达到糖调节受损的人群,应行口服葡萄糖耐量试验,提高糖尿病的诊断率。

空腹血糖、口服葡萄糖耐量试验后的 2 小时血糖及 HbA1c 的结果常不完全一致,此时空腹血糖和口服葡萄糖耐量试验后的 2 小时血糖更准确。如果检测的 HbA1c 与血糖存在明显差异,应考虑 HbA1c 检测对受试者而言不可靠的可能性。

患者如果存在与红细胞周转率(turnover rate)增加相关的状态,如镰状细胞病、妊娠中晚期、葡萄糖-6-磷酸脱氢酶缺乏症、血液透析、近期失血或输血、促红细胞生成素治疗,则只能使用血糖标准诊断糖尿病。另外,对于产后期、使用某些蛋白酶抑制剂(protease inhibitor,PI)和核苷逆转录酶抑制剂(nucleoside reverse transcriptase inhibitor,NRTI)治疗的 HIV 和缺铁性贫血者,HbA1c 没有血糖可靠。

另外,以上任何一种检测方法,如果没有糖尿病典型症状,必须于次日复查才能确诊。此外,急性感染、创伤或其他应激情况下可出现暂时性血糖增高,若没有明确的糖尿病症状,也不能以此血糖值诊断,应在应激消除后复查。

除非有明确的临床诊断(例如患者处于高血糖症危机状态或者有典型的高血糖症状,同时随机血糖不低于 11.1 mmol/L),否则确诊诊断须有两项高于阈值的筛查结果,结果可以来自同一样本,也可以是两个独立的检测样本。

如果使用两个独立的检测样本,建议立即进行第二次检测,第二次检测可以重复初次检测方法,也可以采用其他检测方法。例如,如果 HbA1c 为 7.0%,重复检测结果为 6.8%,则可确诊为糖尿病。如果两种不同的检测方法得出的结果都高于诊断阈值,也可以确认诊断。

如果两种不同的检测方法结果不一致,应该重复高于诊断切入点的检测,并考虑 HbA1c 检测干扰的可能性,根据确诊的筛查检测做出诊断。例如,患者符合糖尿病的 HbA1c 标准(两次结果高于 6.5%),但不符合空腹血糖标准(低于 7.0 mmol/L),则仍应考虑患者患有糖尿病。

7.4.2　糖尿病还有哪些辅助检查

1. 胰岛 β 细胞功能检查

1)血清胰岛素检测和胰岛素释放试验　糖尿病时,由于胰岛 β 细胞功能障碍和胰岛素抵抗,出现血糖增高和胰岛素降低的分离现象。在进行口服葡萄糖耐量试验的同时,分别于空腹和口服葡萄糖后 0.5 小时、1 小时、2 小时、3 小时检测血清胰岛素浓度的变化,称为胰岛素释放试验(insulin releasing test),用于了解胰岛 β 细胞基础功能状态和储备功能状态,间接了解血糖控制情况。参考值如下。

(1) 空腹胰岛素:10～20 mU/L。

(2) 胰岛素释放试验:口服葡萄糖后胰岛素高峰在 0.5～1 小时,峰值为空腹胰岛素的 5～10 倍。2 小时后胰岛素浓度<30 mU/L,3 小时后达到空腹浓度。

2)血清 C 肽检测　C 肽是胰岛素原在蛋白水解酶的作用下分裂而成的与胰岛素等分子的肽类物。空腹 C 肽浓度变化、C 肽释放试验可用于评价胰岛 β 细胞分泌功能和储备功能。参考值如下。

(1) 空腹 C 肽:0.3～1.3 nmol/L。

(2) C 肽释放试验:口服葡萄糖后 0.5～1 小时出现高峰,峰值为空腹 C 肽的 5～6 倍。

目前尚无界定 1 型糖尿病患者的 C 肽截点,通常认为:

(1) 刺激后 C 肽<200 pmol/L,提示胰岛功能较差。

(2) 刺激后 C 肽<600 pmol/L,提示胰岛功能受损,应警惕 1 型糖尿病或影响胰岛发育及分泌的单基因糖尿病的可能。

(3) 刺激后 C 肽≥600 pmol/L,提示胰岛功能尚可,诊断 2 型糖尿病的可能性大。

3)正常血糖高胰岛素钳夹试验　胰岛素抵抗的测定方法很多,其中,正常血糖高胰岛素钳夹试验被公认为评价胰岛素抵抗的金标准,最小模型法与正常血糖高胰岛素钳夹试验相关性好,被认为是准确性较高的检测方法,但这两种方法操作烦琐,不适用于大样本人群胰岛素抵抗的普查。胰岛素敏感指数、稳态模型法以及空腹胰岛素检测等方法简便易行。正常血糖胰岛素钳夹技术用于评价胰岛素对葡萄糖的敏感性,而高血糖钳夹技术用于定量评价胰岛 β 细胞对葡萄糖的敏感性,即胰岛 β 细胞功能。

2. 酮体检测

酮体是脂肪氧化代谢过程中的中间代谢产物,包括乙酰乙酸、β 羟丁酸和丙酮。健康人血液中有少量的酮体,其中 β 羟丁酸占 78%,乙酰乙酸占 20%,丙酮占 2%。当肝脏内酮体产生的速度超过肝外组织利用的速度时,血液酮体浓度增高,称为酮血症(ketonemia),过多的酮体从尿液排出形成酮尿症(ketonuria)。

酮体是反映严重糖代谢紊乱的重要监测指标。酮体的检测推荐采用血酮体(β 羟丁酸),若不能检测血酮体,尿酮体(乙酰乙酸)检测可作为备选。血酮体≥3 mmol/L 或尿酮体阳性(＋＋以上)为糖尿病酮症酸中毒(diabetic ketoacidosis,DKA)诊断的重要标准。血酮体≥0.6 mmol/L 预示着代谢失代偿状态。在下列情况下应该监测酮体浓度:①伴有发热和(或)呕吐的疾病期间;②持续血糖≥14 mmol/L 时;③持续多尿伴血糖升高,尤其是出现腹痛或呼吸加快时。

血酮体>3 mmol/L,常提示存在酸中毒可能,必须密切监测生命体征、血糖,必要时监测血 pH、电解质等。若血酮体>0.5 mmol/L,建议持续监测血酮体直至降至正常(<0.3 mmol/L)。

若因条件限制,只有尿酮体检测可应用,患者出现伴有发热和(或)呕吐的疾病期间、持续多尿伴血糖升高(>14 mmol/L)时就应进行尿酮体检测。

3. 尿糖检测

尿糖一般是指尿液中的葡萄糖,也有微量乳糖、半乳糖、果糖、核糖、戊糖和蔗糖等。健康人尿液中有微量葡萄糖,定性检查为阴性。尿糖定性检查呈阳性的尿液称为糖尿。当血糖超过一定值时,尿液中开始出现葡萄糖,这时的血糖称为肾糖阈。肾糖阈可随肾小球滤过率和肾小管葡萄糖重吸收率的变化而变化。肾小球滤过率降低可导致肾糖阈增高,而肾小管葡萄糖重吸收率降低则可引起肾糖阈降低。肾小管重吸收能力降低也可引起糖尿,但血糖正常。

血糖增高性糖尿的种类及临床意义见表 7.5。

表 7.5　血糖增高性糖尿的种类及临床意义

种　　类	临　床　意　义
代谢性糖尿	由糖代谢紊乱引起高血糖所致,典型的是糖尿病
应激性糖尿	在颅脑外伤、脑血管意外、情绪激动等情况下,延髓血糖中枢受刺激,导致肾上腺素、胰高血糖素大量释放,出现暂时性高血糖和糖尿
摄入性糖尿	短时间内摄入大量糖或输注高渗葡萄糖溶液,引起血糖暂时性增高而产生糖尿
内分泌性糖尿	生长激素、肾上腺素、糖皮质激素等分泌过多,都可使血糖增高

在应用胰岛素治疗过程中,可监测尿糖变化,以判断饮食及胰岛素用量是否恰当。在空腹状态下先排空膀胱,半小时后排的尿为"次尿",相当于空腹血糖的参考,从餐后至下次餐前 1 小时的尿为"段尿",作为餐后血糖的参考。所得结果可粗略估计当时的血糖,利于胰岛素剂量的调整。

4. 胰岛自身抗体检查

胰岛自身抗体是胰岛 β 细胞遭受免疫破坏的标志物,也是诊断自身免疫性 1 型糖尿病的关键指标。胰岛自身抗体可能在胰岛 β 细胞发生功能障碍前数月至数年即已出现。抗体包括谷氨酸脱羧酶抗体(glutamic acid decarboxylase antibody,GADA)、蛋白酪氨酸磷酸酶抗体(protein tyrosine phosphatase autoantibody,IA-2A)、胰岛素自身抗体(insulin autoantibody,IAA)、锌转运蛋白 8 抗体(zinc transporter 8 antibody,ZnT8A)等。糖尿病风险随血清中检测到的抗体数量的增加而增加。只能检测到一种抗体的个体,风险仅为 $10\%\sim15\%$;可检测到三种或更多抗体的个体,风险为 $55\%\sim90\%$。

胰岛素治疗常致患者产生胰岛素抗体(insulin antibody,IA),而目前常用的检测方法不能区分胰岛素抗体与胰岛素自身抗体,因此胰岛素自身抗体应用于糖尿病分型仅限于未用过胰岛素或胰岛素治疗 2 周以内的患者。目前已知的胰岛自身抗体中,GADA 的敏感性和特异性最高。推荐使用国际标准化的放射配体法进行检测,确保较高的敏感性和特异性。我国新诊断经典 1 型糖尿病人群 GADA 阳性率约为 70%,联合检测 IA-2A 和 ZnT8A 可将阳性率进一步提高 $10\%\sim15\%$;在检测 GADA 的基础上,再联合 IA-2A 和 ZnT8A 检测可将成人隐匿性自身免疫糖尿病(latent autoimmune diabetes in adult,LADA)阳性率由 6.4% 提高至 8.6%。

5. 基因检测

1 型糖尿病和 2 型糖尿病为多基因遗传糖尿病,有条件的医疗机构可进行易感基因分型以帮助诊断。

6. 其他辅助检查

其他辅助检查包括急性严重代谢紊乱时的电解质、酸碱平衡检查，以及糖尿病其他并发症的辅助检查。

7.4.3　糖尿病的病因有哪些

1. 糖尿病的基本病因

糖尿病是以血浆葡萄糖浓度增高为特征的异质性疾病，各型糖尿病都是由胰岛素作用的相对不足而引起的。胰岛素作用不足的原因：①胰岛 β 细胞分泌的胰岛素减少；②靶组织对胰岛素的反应降低（胰岛素抵抗）。糖尿病还可能伴有或不伴有胰高血糖素活性增高。

糖尿病的病因病机如图 7.4 所示。

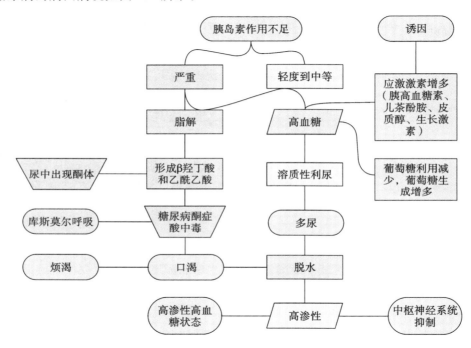

图 7.4　糖尿病的病因病机

2. 胰岛素绝对不足的原因

任何引起胰岛 β 细胞结构破坏和功能紊乱的因素，均可导致胰岛素分泌障碍，使血液中胰岛素含量降低，出现高血糖症。常见原因主要包括免疫因素、遗传因素及环境因素。

1）免疫因素　胰岛素绝对不足的关键环节是胰岛 β 细胞的进行性损害。细胞免疫异常在胰岛自身免疫性损伤过程中发挥重要作用。T 淋巴细胞、B 淋巴细胞、NK 细胞、巨噬细胞和粒细胞均参与了胰岛的炎症损伤反应。各种细胞因子协同作用，进一步加剧胰岛 β 细胞自身免疫性损伤，并放大破坏性的炎症反应，胰岛素分泌逐渐降低。

2）遗传因素　遗传易感性对胰岛素分泌障碍的发生起重要作用，某些相关基因突变可促发或加重胰岛 β 细胞自身免疫性损伤过程。

（1）人类白细胞抗原（human leucocyte antigen，HLA）基因：位于 6 号染色体上的组织相容性抗原基因，可以引起胰岛素分泌障碍。HLA-Ⅱ类等位基因突变对胰岛 β 细胞免疫耐受性的损伤有决定性作用,而胰岛 β 细胞免疫耐受性选择性丧失,可使其易于受到环境因素与特殊细胞膜抗原的相互作用的影响,进而发生自身免疫性损伤。

(2) FOXP3 基因:FOXP3 主要表达于 CD4⁺CD25⁺ 调节性 T 淋巴细胞,参与机体免疫调节,影响 CD4⁺CD25⁺ T 淋巴细胞的发育和功能。CD4⁺CD25⁺ T 淋巴细胞通过对效应细胞的抑制作用,可以诱导自身耐受,在防止发生自身免疫反应中有重要作用。FOXP3 表达异常,CD4⁺CD25⁺ 调节性 T 淋巴细胞减少,不足以维持自身免疫耐受,经由 T 淋巴细胞介导可引起胰岛 β 细胞选择性破坏。

(3) 胸腺胰岛素基因:胸腺胰岛素基因表达异常,影响胸腺对胰岛素反应性 T 淋巴细胞的选择,与 HLA-Ⅱ 协同作用导致胰岛 β 细胞受到破坏。

3)环境因素　引起胰岛 β 细胞破坏的有关环境因素主要有病毒感染、化学损伤、饮食因素。

(1) 病毒感染。柯萨奇 B4 病毒、巨细胞病毒、腮腺炎病毒、肝炎病毒、风疹病毒等与胰岛 β 细胞损伤有关。病毒导致胰岛 β 细胞破坏的机制如下:对胰岛 β 细胞发挥直接毒性作用;增加胰岛素抵抗和胰岛 β 细胞的破坏;使胰岛 β 细胞失去免疫耐受,引发胰岛 β 细胞的自身免疫反应;刺激调节性 T 淋巴细胞及效应性 T 淋巴细胞,引发胰岛 β 细胞的自身免疫损伤。

(2) 化学损伤。对胰岛 β 细胞有毒性作用的化学物质或药物,如四氧嘧啶、链脲霉素、喷他脒等,对胰岛细胞有直接毒性作用,选择性的快速破坏胰岛 β 细胞,或通过化学物质中的 SH 基因直接导致胰岛 β 细胞溶解,并可诱导胰岛 β 细胞产生自身免疫反应,导致胰岛 β 细胞进一步损伤,数量减少。

(3) 饮食因素:常见于携带 HLA-DQ/DR 易感基因的敏感个体。例如牛奶蛋白与胰岛 β 细胞表面的某些抗原相似,可以通过"分子模拟机制"损害胰岛 β 细胞。即当抗原决定簇相似而又不完全相同时,诱发交叉免疫反应,导致胰岛 β 细胞的自身免疫性损害。

3. 胰岛素抵抗的原因

胰岛素抵抗的发病与遗传缺陷高度相关。根据影响环节不同,胰岛素抵抗可做如下分类。

1)受体前异常　主要指胰岛素生物活性下降,失去对受体的正常生物作用。最常见的原因是胰岛素抗体形成,包括内源性抗体和外源性抗体。内源性抗体可能由胰岛 β 细胞破坏所产生,对胰岛素生物活性有抑制作用;外源性抗体仅出现于接受过胰岛素治疗的患者,与胰岛素制剂纯度有关。胰岛素抗体与胰岛素结合,阻碍了胰岛素与受体的结合,不能激活胰岛素信号转导通路。

2)受体异常　指细胞膜上胰岛素受体功能下降,或者数量减少,胰岛素不能与受体正常结合。

(1) 胰岛素受体异常。多由胰岛素受体基因突变引起,导致受体数量减少或活性下降。

(2) 胰岛素受体抗体形成。胰岛素受体抗体不仅可与细胞膜上的胰岛素受体结合,使细胞表面的受体数量减少,还可竞争性抑制胰岛素与其受体的结合,导致受体后的信号转导发生障碍。

(3) 其他。胰岛素与胰岛素受体亲和力下降,减弱了胰岛素受体向膜内的转运,胰岛素受体再利用障碍,降解加速;受体酪氨酸激酶活性降低;胰岛素受体生物合成减少。

3)受体后信号转导异常　指胰岛素与受体结合后,信号向细胞内转导发生异常所引起的一系列代谢过程,属于胰岛素受体的"下游事件"。胰岛素信号转导异常主要表现为转导通路中的胰岛素受体家族、磷脂酰肌醇-3-激酶、蛋白激酶 B(protein kinase B,PKB)、糖原合成酶激酶-3 以及葡萄糖转运蛋白 4(GLUT4)水平发生变化。

4. 胰高血糖素分泌增多的原因

胰岛素是抑制胰高血糖素分泌的主要因素,胰岛素缺乏使该抑制作用减弱而导致胰高血糖素分泌增多。胰高血糖素分泌还受血糖的负反馈调节,但持续高血糖可降低胰岛 α 细胞对血糖的敏感性,导致葡萄糖反馈抑制胰高血糖素分泌的能力下降或丧失;胰高血糖素对进食刺激的反应放大,浓度异常升高。此外,糖尿病时高胰岛素血症与高胰高血糖素血症可以同时存在,而此时胰岛素浓度的升高并不能抑制胰高血糖素的分泌,提示胰岛 α 细胞存在胰岛素抵抗。胰岛 α 细胞胰岛素抵抗由胰岛素受体后信号转导通路受损所致,原因可能与血中的游离脂肪酸增加,脂毒性作用导致细胞的氧化应激反应有关。

7.4.4　糖尿病如何分型

随着临床证据的积累和检测技术的进步,糖尿病分型诊断的方式在不断更新。

(1) 1997 年美国糖尿病学会(ADA)和 1999 年世界卫生组织(WHO)根据病因分型,将糖尿病分为 1 型糖尿病(type 1 diabetes mellitus,T1DM)、2 型糖尿病(type 2 diabetes mellitus,T2DM)、特殊类型糖尿病(other specific types of diabetes)和妊娠期糖尿病(gestational diabetes mellitus,GDM)4 种类型,这是目前临床上应用最广泛的病因分型方法。

(2) 2019 年,世界卫生组织更新了糖尿病的分型诊断建议,旨在方便临床初诊与处理,在上述 4 种类型的基础上,将成人隐匿性自身免疫糖尿病和酮症倾向 2 型糖尿病归类为"混合型糖尿病",且添加了"未分类糖尿病",从而将糖尿病分为 6 种类型。

(3) 2022 年,由中国医师协会内分泌代谢科医师分会、国家代谢性疾病临床医学研究中心(长沙)牵头撰写的《糖尿病分型诊断中国专家共识》按病因将糖尿病分为 1 型糖尿病、单基因糖尿病、继发性糖尿病、妊娠期糖尿病、未定型糖尿病和 2 型糖尿病共 6 种类型,且将 2 型糖尿病列为排除性诊断,患者在被排除 1 型糖尿病、单基因糖尿病、继发性糖尿病、妊娠期糖尿病与未定型糖尿病后,可诊断为 2 型糖尿病。

中华医学会糖尿病学分会和美国糖尿病学会目前均将糖尿病分为 4 种类型,本书采用该分型体系,即 1 型糖尿病、2 型糖尿病、特殊类型糖尿病和妊娠期糖尿病。

另外,值得注意的是,许多糖尿病患者在诊断时可能难以归入某一类型。比如,被诊断为妊娠期糖尿病的患者在分娩后高血糖可能持续,而被确诊为 2 型糖尿病;再比如,因为大剂量使用外源性类固醇而罹患糖尿病的患者,停用糖皮质激素,血糖可能恢复正常,但多年后胰腺炎反复发作可能发展成为糖尿病。所以,对于临床医师和患者而言,了解高血糖的发病机制并进行有效治疗,比确定糖尿病的具体证型更为重要。

1. 1 型糖尿病

1)病理生理过程　1 型糖尿病是胰岛 β 细胞自身免疫性破坏造成的糖尿病,胰岛 β 细胞几乎完全丧失,通常导致胰岛素的绝对不足。1 型糖尿病以前被称为胰岛素依赖型糖尿病或青少年糖尿病,特点是内源性胰岛素缺失或浓度低,依赖外源性胰岛素来防止糖尿病酮症酸中毒的发生,即需要进行胰岛素治疗。1 型糖尿病基础病理生理过程如下。

(1) 遗传易感个体在环境因素的触发下,引起少量胰岛 β 细胞破坏并启动长期慢性的自身免疫过程,此过程呈持续性或间歇性,其间伴随胰岛 β 细胞的再生。

(2)逐渐出现免疫异常,血清中可检测到胰岛自身抗体,但胰岛素正常分泌,血糖无异常。

(3)胰岛 β 细胞数量开始减少,但仍能维持糖耐量正常。

(4)胰岛 β 细胞持续损伤达到一定程度时,胰岛素分泌不足,出现糖耐量减低或临床症状,需用外源性胰岛素治疗,但有部分胰岛 β 细胞残留。

(5)在诊断时,如果有活力的胰岛 β 细胞仍然存在并产生胰岛素,疾病可能会得到部分缓解(蜜月期)。

(6)当 90％以上的胰岛 β 细胞被破坏后,残存的胰岛素分泌功能不足以维持机体的生理需要,表现为血浆 C 肽浓度低或检测不到,患者完全依赖外源性胰岛素维持血糖稳定。

2)个体差异　1 型糖尿病患者体内常存在 1 种或多种胰岛自身抗体。1 型糖尿病尚有一种亚型——特发性 1 型糖尿病,其病因尚不明确,虽然存在永久性的胰岛素减少,但体内无自身免疫证据。该亚型具有很高的遗传性。

1 型糖尿病胰岛 β 细胞破坏速度个体差异很大,部分人群(主要是儿童)胰岛 β 细胞破坏速度很快,其他人群(主要是成人)胰岛 β 细胞破坏速度缓慢。儿童常以酮症酸中毒为该病的最初表现;另一些患者空腹血糖不高,但在感染或其他压力因素影响下迅速转变为严重的高血糖症和(或)酮症酸中毒;还有一些患者,可能有残留的胰岛 β 细胞功能,在相当长一段时期里可能不发生酮症酸中毒,但最终会进展至依赖胰岛素生存,而又发生酮症酸中毒。

3)流行病学和合并症　1 型糖尿病患者占糖尿病患者总数的 5％～10％。1 型糖尿病常发生于儿童青少年时期,但也可发生于任何年龄,甚至发生于 80 岁以上的老年人。1 型糖尿病患者还容易罹患其他自身免疫性疾病,如桥本甲状腺炎(Hashimoto thyroiditis)、格雷夫斯病(Graves disease)、乳糜泻、艾迪生病(Addison disease)、白癜风、自身免疫性肝炎、重症肌无力和恶性贫血。

2. 2 型糖尿病

1)病理生理过程　2 型糖尿病为非自身免疫因素导致、以胰岛 β 细胞胰岛素分泌能力逐渐下降为特征的糖尿病,往往合并胰岛素抵抗和代谢综合征,以前被称为成人发病型糖尿病或非胰岛素依赖型糖尿病。2 型糖尿病初期通常不依赖胰岛素,而且往往终身也不依赖胰岛素,因患者通常尚存一定的胰岛素分泌能力,而不易出现严重的高血糖症或酮症。2 型糖尿病往往合并其他代谢异常。2 型糖尿病基础病理生理过程如下。

(1)各种因素(如超重或肥胖)导致胰岛素抵抗。

(2)胰岛素抵抗导致的代谢压力,促使胰岛 β 细胞代偿性增加胰岛素分泌,血糖可维持正常。

(3)持续存在的胰岛素抵抗使胰岛 β 细胞从代偿逐渐演变为失代偿,进展为糖耐量减低和空腹血糖受损;肝脏胰岛素抵抗导致肝脏葡萄糖输出过多(胰岛素不能抑制肝脏葡萄糖输出),而骨骼肌胰岛素抵抗导致处理葡萄糖的主要部位葡萄糖摄取量减少。

(4)慢性高血糖症(糖毒性)或慢性高脂血症(脂毒性)逐渐对胰岛 β 细胞功能产生有害影响,往往还伴随着甘油三酯水平上升和胰岛素基因表达水平降低,最后发展为 2 型糖尿病。

2)个体差异　大多数 2 型糖尿病患者偏肥胖。肥胖尤其是中心型肥胖,与胰岛素抵抗的进展有关。此外,有可能发展成 2 型糖尿病的患者表现出葡萄糖诱导的胰岛素分泌减少。

肥胖并不导致所有个体出现相同程度的胰岛素抵抗,即使出现胰岛素抵抗的个体也不一定表现出胰岛β细胞功能受损。许多肥胖者有一定程度的胰岛素抵抗,但通过胰岛β细胞代偿性增加胰岛素,血糖可维持正常。当胰岛β细胞无法分泌足够的胰岛素以代偿胰岛素抵抗时,可出现高血糖,进展为糖耐量减低和空腹血糖受损,最后发展为糖尿病。

3)发病率和并发症/合并症　2型糖尿病患者占糖尿病患者总数的90%～95%。2型糖尿病很少发生酮症酸中毒,如果出现酮症酸中毒,往往是因为其他疾病。因为2型糖尿病的高血糖症是逐渐发展的,而早期往往不严重,患者难以察觉到典型的糖尿病症状。不过2型糖尿病发生大血管和微血管并发症的风险增加。胰岛素抵抗可以通过减轻体重和(或)进行高血糖症药物治疗得到改善,但很少可以恢复正常。2型糖尿病有很强的遗传倾向。

3. 特殊类型糖尿病

特殊类型糖尿病为其他原因导致的糖尿病,主要包括单基因糖尿病(如新生儿糖尿病(neonatal diabetes mellitus)和青少年的成年发病型糖尿病(maturity-onset diabetes of the young,MODY))、胰腺外分泌病(囊性纤维化和胰腺炎)、药物或化学品所致糖尿病。另外,还存在与内分泌疾病(如肢端肥大症和库欣综合征)、感染(如风疹病毒和巨细胞病毒感染)、罕见免疫介导(如僵人综合征和抗胰岛素受体抗体)、其他遗传综合征(如唐氏综合征和克兰费尔特综合征)相关的糖尿病。

其中胰岛β细胞基因缺陷为单基因缺陷导致胰岛β细胞功能障碍,如新生儿糖尿病和MODY,占糖尿病患者的5%以下。MODY相关基因有肝细胞核因子1A(HNF1A)基因、肝细胞核因子4A(HNF4A)基因、肝细胞核因子1B(HNF1B)基因、葡萄糖激酶(GCK)基因;新生儿糖尿病相关基因有钾离子通道KCNJ11基因、胰岛素(INS)基因、ATP结合盒亚家族成员8(ABCC8)基因等。

4. 妊娠期糖尿病

妊娠期糖尿病是指妊娠期间发生的糖代谢异常,但未达到非孕人群糖尿病诊断标准,与妊娠中后期的生理性胰岛素抵抗相关,由人绒毛膜生长激素、孕酮、皮质醇和催乳素等胰岛素拮抗激素浓度升高而诱发,占妊娠期高血糖的75%～90%。妊娠期糖尿病发生于妊娠期,相关症状往往在孕妇分娩后消失,后续妊娠期间该病可能复发。高达50%的患有妊娠期糖尿病的女性最终发展成糖尿病(主要是2型糖尿病)。

7.4.5　儿童糖尿病诊断分型

1. 儿童糖尿病的确诊诊断

依照糖尿病的诊断标准,明确诊断。

2. 儿童1型糖尿病和2型糖尿病的鉴别诊断

鉴于目前肥胖流行,区分儿童1型糖尿病和2型糖尿病可能很困难。超重和肥胖在1型糖尿病患儿中很常见,胰岛自身抗体和酮症可能存在于具有2型糖尿病临床特征(包括肥胖和黑棘皮病)的儿童中,使两种糖尿病的界限变得模糊,但两种糖尿病的治疗计划、教育方法、饮食建议和结果又有很大不同,要求明确诊断。

对于任何年龄阶段起病的患儿,如快速(一般少于3年)进展到需要依赖胰岛素治疗,则强烈提示1型糖尿病的可能。需综合起病年龄、起病方式(是否以急性酮症起病)、胰岛功能(C肽浓度是否低下)、有无肥胖、自身免疫因素(胰岛自身抗体/T淋巴细胞的状态)和治疗方式(是否依赖胰岛素注射)等多方面进行鉴别诊断。

1 型糖尿病、2 型糖尿病和单基因糖尿病的鉴别如表 7.6 所示。

表 7.6 1 型糖尿病、2 型糖尿病和单基因糖尿病的鉴别

鉴别指标	1 型糖尿病	2 型糖尿病	单基因糖尿病
起病年龄	6 月龄至成年,多见于儿童青少年	通常在青春期(或更迟)	新生儿期和青春期后
起病特点	多急性起病	多慢性起病	慢性或急性起病
肥胖	少见	常见	与普通人群相似
黑棘皮病	无	有	少见
是否存在自身免疫	是	否	否
酮症	常见	少见	新生儿常见
血糖	高	不定	不定
是否依赖胰岛素注射	绝对依赖	一般不需要	不定
占青少年糖尿病的比例	>90%	<10%	1%~6%
家族史	通常无家族史(2%~4%)	常有阳性家族史(80%)	常有阳性家族史(60%~90%)

在应用表 7.6 中指标时要注意,临床上 1 型糖尿病和 2 型糖尿病有时仍然较难鉴别,究其原因如下。

(1)在一些地区和人群中,糖尿病发病率可高达 15%,导致阳性家族史常见。

(2)胰岛素及 C 肽释放试验的局限性。由于各种原因,在 1 型糖尿病和 2 型糖尿病特定病程中胰岛素和 C 肽浓度可有部分重叠。如"蜜月期"时,1 型糖尿病的 C 肽浓度可处于正常范围之内,而急性高血糖时,由于高血糖对胰岛细胞的毒性作用,2 型糖尿病的 C 肽浓度也可相对较低,如果临床病情稳定后数月 C 肽浓度仍然低下,则倾向于诊断 1 型糖尿病。

(3)自身抗体检测的不足。自身抗体是区分 1 型糖尿病和 2 型糖尿病较为准确的方法,但由于检测方法不一,不同人群抗体谱不一,不能检测到所有参与自身免疫的抗体等因素,使其临床价值受限。同时亚洲人群 1 型糖尿病患儿抗体阳性率往往比较低,所以自身抗体阴性不能排除胰腺自身免疫的存在。另一方面,即使是很典型的 2 型糖尿病,也有可能存在胰岛细胞的自身免疫,在美国和欧洲国家,临床诊断为 2 型糖尿病的患者,也可有 15%~40%出现自身抗体阳性。因此,对于临床诊断为 2 型糖尿病的所有患儿,也应考虑胰岛自身抗体检测。抗体阳性的患儿或合并有格雷夫斯病、重症肌无力等自身免疫性疾病者,相对来说更支持 1 型糖尿病,同时考虑是否存在自身免疫性多腺体病。

值得注意的是,部分患儿刚开始诊断时可能难以明确分型,此时要引导家长和患儿把重点放在控制血糖上,暂时不要对分型过于焦虑,而后可通过治疗反应和追踪观察重新评估分型。

3. 1 型糖尿病的分型

1 型糖尿病具有较大异质性,按病因可分为自身免疫性和特发性两种亚型,且以自身免疫性 1 型糖尿病居多。

（1）自身免疫性 1 型糖尿病。符合 1 型糖尿病诊断标准，且胰岛自身抗体阳性或胰岛抗原特异性 T 淋巴细胞阳性的患儿属于自身免疫性 1 型糖尿病。

（2）特发性 1 型糖尿病。有 15%～20% 的患儿体内一直检测不到胰岛自身抗体或其他的免疫学证据，可诊断为特发性 1 型糖尿病。其特征表现：①占 1 型糖尿病的少部分，多数发生于非洲或亚洲国家的某些种族；②血液中没有发现胰岛 β 细胞自身免疫性损伤的免疫学证据，与 HLA 无关联；③有很强的遗传易感性；④由于胰岛 β 细胞分泌胰岛素不足，易发生糖尿病酮症酸中毒；⑤需要进行胰岛素治疗。

若按照起病急缓，则 1 型糖尿病可划分为经典性 1 型糖尿病、暴发性 1 型糖尿病（FT1D）、缓发性 1 型糖尿病三种亚型。

（1）经典性 1 型糖尿病。诊断主要依据典型的临床表现，如发病年龄通常小于 20 岁，"三多一少"症状（多饮、多食、多尿，体重减轻）明显，以酮症或酮症酸中毒起病，体形非肥胖，血清 C 肽浓度明显降低，依赖胰岛素治疗，且大多数有胰岛自身抗体（如 GADA、IA-2A 等）。

（2）暴发性 1 型糖尿病。暴发性 1 型糖尿病是 1 型糖尿病的亚型。暴发性 1 型糖尿病的病因和发病机制尚不十分清楚。该病多见于东亚人群，起病急骤凶险，常有感染、药疹或妊娠等诱因，酮症酸中毒程度较重，胰岛在短期内被彻底破坏，很难恢复。目前国际上多采用 2012 年日本糖尿病学会制定的诊断标准：①糖尿病酮症或酮症酸中毒在高血糖症状后不久（约 7 天）发生（尿酮或血酮升高）；②初次就诊时血糖 ≥16.0 mmol/L（288 mg/dl）和 HbA1c<8.7%；③尿 C 肽排泄<10 μg/d，或空腹血清 C 肽浓度<0.3 ng/ml（0.1 nmol/L），且负荷后（静脉注射胰高血糖素或餐后）C 肽浓度<0.5 ng/ml（0.17 nmol/L）。如符合上述诊断标准的②和③项，即使病程超过 1 周，也应高度怀疑为暴发性 1 型糖尿病，并完善胰岛自身抗体、胰酶、肌酶、转氨酶等相关检查辅助诊断。

（3）缓发性 1 型糖尿病：以患者发病年龄 18 岁为界，分为成人隐匿性自身免疫糖尿病和青少年隐匿性自身免疫糖尿病（latent autoimmune diabetes in youth，LADY）亚型。成人隐匿性自身免疫糖尿病被归类为自身免疫性 1 型糖尿病的缓慢进展亚型。具备下述 3 项可以诊断成人隐匿性自身免疫糖尿病：①发病年龄 ≥18 岁；②胰岛自身抗体阳性，或胰岛自身免疫性 T 淋巴细胞阳性；③诊断糖尿病后半年内不依赖胰岛素治疗。而 18 岁以下起病并具有上述②和③项特征的儿童青少年患者，可诊断为青少年隐匿性自身免疫糖尿病。

7.5 儿童 1 型糖尿病

7.5.1 儿童 1 型糖尿病的发病率是怎样的

儿童 1 型糖尿病约占儿童期各型糖尿病总数的 90%，是危害儿童健康的重大儿科内分泌疾病，我国近年发病率为（2～5）/10 万。1 型糖尿病主要在儿童期发病，中位年龄为 7～15 岁，但也可能在任何年龄发病。中国 1 型糖尿病研究（T1DM China Study）显示，1 型糖尿病发病率在 10～14 岁达高峰，而后呈下降趋势；5 岁以下儿童发病率年平均增速 5%～34%，提示发病呈现低龄化趋势。儿童期 1 型糖尿病发病越早，慢性并发症导致的死亡风险就越大。

7.5.2 儿童 1 型糖尿病的病因有哪些

遗传因素、环境因素、自身免疫因素等在儿童 1 型糖尿病发病过程中都起着重要的作用。

（1）遗传因素。根据对同卵双胎的研究,1 型糖尿病的患病一致性为 50%,说明本病病因除遗传因素外还有环境因素,属多基因遗传病;单基因型较罕见。人类白细胞抗原（HLA）区域的基因为 1 型糖尿病主效易感基因,非 HLA 基因（INS、CTLA4、PTPN22 等基因）也在 1 型糖尿病的发病中发挥了一定作用。中国人群 1 型糖尿病的高危基因型为 DR3/DR3、DR3/DR9 和 DR9/DR9,而高加索人群 1 型糖尿病的高危基因型则为 DR3/DR4。虽然遗传因素为 1 型糖尿病的重要因素,但有资料显示新诊断为 1 型糖尿病的患者中有 85% 并无家庭成员患有 1 型糖尿病。

（2）环境因素。1 型糖尿病的发病与季节密切相关;柯萨奇病毒等肠道病毒感染与 1 型糖尿病发病率升高相关;青少年糖尿病环境决定因素（TEDDY）研究显示,在 1 型糖尿病遗传易感的婴幼儿中,近期（9 个月内）发生的呼吸道感染与胰岛自身免疫发生风险增加相关,提示病毒感染可能参与针对胰岛 β 细胞自身免疫的始动。TEDDY 研究还显示,在 1 型糖尿病遗传易感的儿童中,血浆 25-(OH)D$_3$ 的浓度与胰岛自身免疫风险呈负相关。与 1 型糖尿病发病相关的药物主要为免疫检查点抑制剂,包括程序性死亡蛋白-1 抑制剂、程序性死亡蛋白配体-1 抑制剂、细胞毒性 T 淋巴细胞相关抗原-4 抑制剂等。

（3）自身免疫因素。85%~90% 的 1 型糖尿病患儿在初次诊断时血中出现 1 种或多种胰岛自身抗体,这些抗体在补体和 T 淋巴细胞的协同作用下具有对胰岛细胞的毒性作用。

7.5.3 儿童 1 型糖尿病有哪些临床表现

1 型糖尿病患儿起病较急,多有感染或饮食不当等诱因。多数患儿的多饮、多尿、多食及体重减轻（"三多一少"）症状较为典型,少数患儿起病缓慢,以精神呆滞、软弱、体重减轻等症状为主。

约 40% 的糖尿病患儿在就诊时即处于酮症酸中毒状态,这类患儿常因急性感染、过食、诊断延误、突然中断胰岛素治疗等因素诱发,可表现为呼吸深长,带有酮味,有脱水征和意识障碍。

1 型糖尿病病程较久,对糖尿病控制不良时患儿可发生生长发育落后、智能发育迟缓、肝大。晚期可出现糖尿病肾病、视网膜病变等。

7.5.4 儿童 1 型糖尿病如何治疗和管理

1. 治疗目的和治疗策略

1 型糖尿病的治疗目的:①消除高血糖引起的临床症状;②积极预防并及时纠正酮症酸中毒;③纠正代谢紊乱,力求病情稳定;④使患儿获得正常生长发育,保证正常的生活活动;⑤预防并早期治疗并发症。

1 型糖尿病的治疗强调综合治疗,主要包括以下五个方面:使用胰岛素治疗;营养治疗;运动治疗;血糖监测和随访;宣教和心理支持。1 型糖尿病的治疗必须在自我监测的基础上选择合适的胰岛素治疗方案,并结合营养治疗、运动治疗等才能达到满意的效果。

2. 宣教和心理支持

由于儿童糖尿病病情不稳定,且需要终身控制饮食和注射胰岛素,给患儿及其家庭带来种种精神负担。因此,医师、家属和患儿应密切配合。医务人员必须向患儿及其家属详细介绍有关知识,帮助患儿树立信心,使患儿能坚持有规律的生活和治疗,定期随访复查。出院后家属和患儿应遵守医师的安排,做好家庭记录,包括饮食营养、胰岛素注射次数和剂量、血糖监测情况等。

3. 营养治疗

糖尿病营养治疗的总目标是帮助患儿制订营养计划和形成良好的饮食习惯,通过良好的营养供给改善患儿的健康状况,减少急性和慢性并发症的发生。尚无最理想的膳食模式以及最佳的宏量营养素摄入推荐,建议对 1 型糖尿病患儿进行个体化的医学营养治疗。

(1)儿童青少年膳食纤维的推荐摄入量为 14 g/1000 kcal(≥1 岁)或(年龄＋5)g/d(＞2岁)。

(2)依赖胰岛素治疗的 1 型糖尿病患儿应学会使用碳水化合物计数法,学会灵活调整餐时胰岛素剂量,并考虑蛋白质和脂肪的胰岛素需要量。

(3)无充足证据证明常规补充维生素和微量元素的膳食补充剂能改善代谢指标,通常不推荐用于血糖控制。

(4)不建议 1 型糖尿病患儿长期食用非营养性甜味剂,鼓励饮白开水代替饮用含糖饮料。

4. 运动治疗

运动时肌肉对胰岛素的敏感性增高,从而增强葡萄糖的利用,有利于血糖的控制。患儿及其监护人应接受有关体育活动前后和其间预防低血糖的教育。要注意调动儿童的兴趣和积极性,循序渐进,更要长期坚持。

运动的种类和剧烈程度应根据年龄和运动能力进行安排,美国糖尿病学会建议所有患有糖尿病的学龄儿童每日应进行 60 分钟中等强度及以上的体育运动。注意心肺功能异常或严重高血压者或严重高血糖代谢不稳定者需根据病情在专家指导下运动,或避免剧烈运动。运动中需注意预防低血糖、酮症、运动损伤等不良事件。

运动时必须做好胰岛素用量和饮食调节,运动前减少胰岛素用量或加餐,固定每日的运动时间,避免发生运动后低血糖。

5. 血糖监测和随访

1)指尖血糖监测　初发患儿建议每日 3 餐前、餐后 2～3 小时、睡前和夜间 2:00—3:00、加餐前后共测血糖 6～10 次;剧烈运动前、中、后需加测,以确定是否需要加餐;有低血糖症状时及纠正后及时复测。"蜜月期"或慢性期但血糖平稳者可酌情减少监测次数,在每日不同时间段轮流监测以减少患儿痛苦。

2)HbA1c 监测　建议每 3 个月随访监测 1 次 HbA1c。HbA1c 的监测目标必须是个体化的,并随时间推移重新评估。对许多儿童青少年而言,HbA1c＜7％是合适的目标。

3)持续葡萄糖监测　存在血糖波动大、反复低血糖、无症状性低血糖或无法解释的高血糖的 1 型糖尿病患儿,应进行持续葡萄糖监测。

来源于持续葡萄糖监测的血糖指标多用葡萄糖低于目标范围时间(time below range, TBR)及葡萄糖高于目标范围时间(time above range,TAR)表示。对大多数 1 型糖尿病患儿,葡萄糖在目标范围内时间(time in range,TIR)应大于 70％,小于 3.9 mmol/L 的葡萄糖低于目标范围时间(TBR)应小于 4%。

4)血糖控制的标准 不同年龄段 1 型糖尿病患儿的血糖控制目标不同,对使用持续皮下胰岛素输注(continuous subcutaneous insulin infusion,CSII)、有能力进行规律血糖监测或使用持续葡萄糖监测的儿童青少年以及具有部分残存胰岛 β 细胞功能的新发 1 型糖尿病儿童青少年,建议 HbA1c<7%;对于不能准确识别低血糖、低血糖发作较频繁、既往有严重低血糖或医疗资源落后地区的 1 型糖尿病儿童青少年,建议 HbA1c<7.5%(表7.7)。强调个体化和在尽可能避免低血糖的前提下控制血糖达标。

表 7.7 1 型糖尿病患儿的血糖控制目标

观 察 指 标	条 件	控 制 目 标
血糖/(mmol/L)	空腹或餐前	4.0~7.0
	餐后	5.0~10.0
	睡前或凌晨	4.4~7.8
HbA1c		<7%
24 小时内血糖在目标范围内时间占比	3.9 mmol/L≤血糖≤10.0 mmol/L	>70%
24 小时内血糖低值时间占比	血糖<3.9 mmol/L	<4%
	血糖<3.0 mmol/L	<1%
24 小时内血糖高值时间占比	血糖>10.0 mmol/L	<25%
	血糖>13.9 mmol/L	<5%

6. 使用胰岛素治疗

由于 1 型糖尿病的疾病特征,胰岛 β 细胞功能缺乏甚至完全丧失,胰岛素分泌绝对不足,1 型糖尿病患儿需终身使用胰岛素替代治疗。胰岛素替代治疗的理想方案是将血糖维持在目标范围,同时允许在进餐和运动方面具有灵活性。

1)胰岛素的种类和特点 胰岛素的分类方法不尽相同,根据胰岛素制剂来源,可分为动物胰岛素、人胰岛素和胰岛素类似物。胰岛素根据效用作用特点,可分类如下。

(1)餐时胰岛素:主要作用是控制餐后血糖,包括速效(超短效)胰岛素类似物和短效(常规)胰岛素。①速效胰岛素类似物(如赖脯胰岛素、门冬胰岛素和谷赖胰岛素等)具有特殊的分子结构,自皮下吸收入血速度快,起效时间短;②短效胰岛素,包括动物胰岛素和人胰岛素。与速效胰岛素类似物相比,短效胰岛素吸收入血的速度相对缓慢,须在进餐前 20~30 分钟注射,使胰岛素的吸收峰与餐后糖的吸收峰相吻合,紧急情况下可静脉给药。

(2)基础胰岛素:主要作用是控制非餐时的基础血糖,包括中效胰岛素(如中性鱼精蛋白锌胰岛素(NPH))、长效/超长效胰岛素及其类似物。①中性鱼精蛋白锌胰岛素,吸收变异性较大,作用曲线有明显峰值,作用时间相对较短,低血糖发生风险较高,但价格低廉;②长效胰岛素,又称鱼精蛋白锌胰岛素(PZI),作用可维持 24~36 小时,在我国使用较少,作用曲线同样具有明显峰值,吸收不稳定;③长效胰岛素类似物(甘精胰岛素 U100 和地特胰岛素),能够更好地模拟生理性基础胰岛素分泌模式,通常每日注射 1 次就能达到稳定的基础胰岛素浓度,日间及日内变异性更小,低血糖发生率也更低;④超长效胰岛素类似物,包括德谷胰岛素和高浓度甘精胰岛素 U300。

（3）预混胰岛素：包括预混人胰岛素、预混胰岛素类似物。上述胰岛素制剂可以同时提供基础和餐时胰岛素，依据基础餐时配比，国内有 50/50、60/40、70/30、75/25 等剂型。预混胰岛素由于剂量配比固定，剂量调整缺乏弹性，且存在更高的低血糖发生风险，因此不优先推荐应用于 1 型糖尿病。但对于部分不愿佩戴胰岛素泵或希望减少每日胰岛素注射次数的患者，可以谨慎考虑使用。

（4）双胰岛素类似物：目前上市的双胰岛素类似物仅有德谷门冬双胰岛素，其基础成分德谷胰岛素发挥超长、平稳的降糖作用，满足持续的基础胰岛素需求，控制空腹血糖；餐时成分门冬胰岛素注射后迅速起效，控制餐后血糖。德谷门冬双胰岛素的作用持续时间超过 24 小时，给药后 2～3 日达到稳态。国内暂无 1 型糖尿病适应证。

常用于 1 型糖尿病患儿的不同胰岛素种类及药代动力学特征见表 7.8。

表 7.8　常用于 1 型糖尿病患儿的不同胰岛素种类及药代动力学特征

胰岛素类型	作用特点	通用名	起效时间/小时	峰值时间/小时	持续时间/小时	适用年龄/岁	
						国内	国外
餐时胰岛素	速效	赖脯胰岛素	0.17～0.25	1～1.5	4～5	≥12	≥3
	速效	门冬胰岛素	0.17～0.25	1～2	4～6	≥2	≥2
	速效	谷赖胰岛素	0.17～0.25	1～2	4～6	≥18	≥4
	短效	常规胰岛素（人/动物）	0.25～1	2～4	5～8	无限制	无限制
基础胰岛素	中效	中性鱼精蛋白锌胰岛素	2.5～3	5～7	13～16	无限制	无限制
	长效	甘精胰岛素 U100	2～3	无峰	30	≥6	≥6(FDA)，≥2(EMA)
	长效	地特胰岛素	3～4	3～14	24	≥6	≥2(FDA)，≥1(EMA)
	超长效	德谷胰岛素	1	无峰	42	暂无 1 型糖尿病适应证	≥1
	超长效	甘精胰岛素 U300	6	无峰	36	暂无 1 型糖尿病适应证	≥6

注：FDA 为美国食品药品监督管理局；EMA 为欧洲药品管理局。

2）胰岛素的治疗方案与选择　基础胰岛素加餐时胰岛素替代治疗是 1 型糖尿病首选的治疗方案。基础胰岛素在餐前状态下抑制糖异生和酮体的生成，餐时胰岛素避免糖和其他营养素的摄入引起的血糖升高。基础胰岛素加餐时胰岛素替代治疗方案包括每日多次胰岛素注射（multiple daily injection，MDI）和持续皮下胰岛素输注。

（1）每日多次胰岛素注射方案，是 1 型糖尿病患儿最常用的胰岛素治疗方案。根据生理性胰岛素分泌模式，进餐前使用速效（超短效）胰岛素类似物或短效（常规）胰岛素，睡前使用长效胰岛素及其类似物或 NPH(部分患儿需要每日注射 2 次)。无论基础胰岛素还是餐时胰岛素,均推荐尽可能选择胰岛素类似物。

(2)持续皮下胰岛素输注方案,也称胰岛素泵治疗,即采用人工智能控制的胰岛素输入装置,通过持续皮下输注短效胰岛素或速效胰岛素类似物的一种胰岛素给药方式,可最大限度模拟人体生理性胰岛素分泌模式,从而达到更好地控制血糖的目的。与每日多次胰岛素注射相比,持续皮下胰岛素输注治疗可以有效降低血糖,缩短血糖达标时间,减少低血糖发生的风险,改善血糖波动。1 型糖尿病患儿持续皮下胰岛素输注治疗除了在降糖方面具有优势外,还可降低并发症发生率,改善心理健康状况和生活质量。可选用速效(超短效)胰岛素类似物或短效(常规)胰岛素。速效胰岛素类似物吸收快、起效迅速,在持续皮下胰岛素输注治疗中更具优势。NPH、长效胰岛素及其类似物以及预混胰岛素不能用于持续皮下胰岛素输注治疗。

胰岛素治疗方案的选择应遵循个体化原则,方案的制订需考虑各方面因素,包括 1 型糖尿病患儿胰岛功能状态、血糖控制目标、血糖波动幅度与低血糖发生风险,同时兼顾患儿家庭经济情况、生活方式等。

3)胰岛素治疗的开始时间和胰岛素需要量　初发 1 型糖尿病患儿应尽快开始胰岛素治疗,尿酮体阳性者应在 6 小时内使用胰岛素。当糖尿病分型不清时,如患儿存在糖尿病酮症酸中毒,随机血糖为 13.9 mmol/L 和(或)HbA1c 为 8.5% 以上时,初始治疗也应使用胰岛素。

胰岛素的使用剂量取决于患儿年龄、体重、病程、营养状态、运动状况等因素。1 型糖尿病患儿每日胰岛素总量(TDD)需要范围为 0.4~1.0 U/kg,基础和餐时剂量各占约 50%,青春期以及疾病状态下胰岛素需要量会相应增加。

4)每日多次胰岛素注射(MDI)方案胰岛素剂量设置与调整

(1)初始剂量设置。每日胰岛素总量一般为 0.4~0.5 U/kg,其中基础胰岛素占每日胰岛素总量的 20%~40%(儿童)或 30%~40%(青少年)。长效胰岛素及其类似物一般每日注射 1 次,NPH 可每日注射 1~2 次。速效胰岛素类似物或短效胰岛素分配在早、中、晚三餐前给药,初始时可以按照每餐 1/3、1/3、1/3 或 40%、30%、30% 分配。

(2)剂量调整。胰岛素剂量调整的原则是根据血糖监测结果进行个体化调整。建议在专业医师指导下进行胰岛素剂量调整。胰岛素剂量调整顺序是先调空腹血糖,再调餐后血糖。如果发生低血糖,先纠正低血糖。根据饮食成分及早餐前、中餐前和晚餐前血糖分别调整三餐前胰岛素剂量,根据空腹血糖调整基础胰岛素用量,每 3~5 日调整 1 次,根据血糖胰岛素每次调整的剂量为 1~4 U,直至血糖达标。

5)持续皮下胰岛素输注(CSII)方案胰岛素剂量设置与调整　持续皮下胰岛素输注将胰岛素分为基础胰岛素和餐时大剂量胰岛素分别进行给药,基础胰岛素可按 0.5~1 小时时间段划分,时间段太少不符合生理规律,时间段太多设置烦琐,常设置 5~6 段。

(1)初始剂量设置。未接受胰岛素治疗的 1 型糖尿病患儿,初始持续皮下胰岛素输注方案推荐每日胰岛素总量一般从 0.4~0.5 U/kg 起始,如已接受胰岛素治疗,可根据患儿血糖控制情况进行每日胰岛素总量设置。按照每日胰岛素总量的 20%~40%(儿童)或 30%~40%(青少年)设定胰岛素基础量,基础输注率与时间段应根据 1 型糖尿病患儿胰岛功能状态、血糖波动情况及生活状态来设置。尚有一定残存胰岛功能的 1 型糖尿病患儿,可使用简单的 1~2 段法,通常 1 型糖尿病基础输注率需采用 3~6 段或更多分段方法,以尽量减少或避免低血糖事件。在运动或某些特殊情况时,可相应地设定临时基础输注率。全日餐前胰岛素剂量按照三餐 1/3、1/3、1/3 分配或根据饮食成分和血糖情况精准计算。

（2）剂量调整。原则是先调整基础输注率,再调整餐前大剂量。对于血糖波动较大的 1 型糖尿病,由于加餐、运动、疾病、应激等情况较复杂,还需进行补充大剂量、校正大剂量的计算(表 7.9)。

表 7.9　持续皮下胰岛素输注方案初始剂量设置及调整方法

项　　目	方　　法
每日胰岛素 总量(TDD)	(1)血糖控制良好、无低血糖者:原 TDD×(75%～85%) (2)经常低血糖者:原 TDD×70% (3)高血糖、极少或无低血糖者:原 TDD×100% (4)全日基础量:TDD×(40%～50%) (5)全日餐时总剂量:TDD×(50%～60%)
基础输注 率设置	(1)每 1 小时基础量＝全日基础量/24。举例:6 段法时间划分 0:00—3:00—7:00—12:00—16:00—20:00—24:00 (2)先调整夜间基础输注率:保持睡前血糖≥5.6 mmol/L;在血糖上升或下降前 2～3 小时调整;血糖上升≥1.7 mmol/L,调高基础输注率 10%～20%;血糖下降>1.7 mmol/L 或低于目标范围,调低基础输注率 10%～20%,必要时加餐 (3)日间基础输注率调整(餐后至餐前法):餐后 2 小时血糖应比餐前高 1.7～3.3 mmol/L,两餐间不进食;餐后 2 小时至下一餐前血糖下降>3.3 mmol/L 或低于目标范围,调低基础输注率 10%～20%;血糖下降<1.7 mmol/L,调高基础输注率 10%～20%
餐前大剂量 设置	(1)全日餐时总剂量:早餐占 40%,午餐占 30%,晚餐占 30%,可视饮食情况增减 (2)连续 2～3 日餐后 2 小时血糖比同餐前高 3.3 mmol/L 以上,餐前大剂量增加 10%～20%;餐后 2 小时血糖比同餐前低 1.7 mmol/L 以上,餐前大剂量减少 10%～20% (3)双波大剂量:常规大剂量输注后紧接着输注一个方波大剂量,适用于进食快速和缓慢吸收的混合食物(如西餐)
校正大剂量	校正大剂量(U)＝(实测血糖－目标血糖)/胰岛素敏感系数(血糖单位为 mmol/L)
胰岛素敏感 系数(ISF)	速效胰岛素 ISF＝100/TDD(mmol/(L·U)) 短效胰岛素 ISF＝83/TDD(mmol/(L·U))

6)胰岛素注射器械　器械选择应根据个人偏好、成本、胰岛素类型、定量方法、自我管理能力决定。现在批准上市的胰岛素注射器械有如下类型。

（1）胰岛素专用注射器。优点是价格便宜,不同类型胰岛素制剂可以混合以减少每日注射次数。缺点是每次注射前需抽取胰岛素,携带和注射较为不便,注射剂量准确性也难以得到保证,因此,临床使用逐渐减少。但仍推荐所有 1 型糖尿病患者掌握胰岛素专用注射器的使用方法,以备胰岛素注射笔或胰岛素泵出现故障时使用。

（2）胰岛素注射笔。目前,胰岛素注射笔的使用最为常见,应注意胰岛素注射笔只能与同品牌胰岛素搭配使用。胰岛素注射笔针头细小,可减轻患者痛感,较传统注射器剂量更精确,携带和使用方便。但当同时使用不同类型胰岛素时,不能自行配比混合,需分次注射。皮下注射部位应选择大腿、上臂和腹壁等处,按顺序轮换注射,1 个月内不要在同一部位注射 2 次,两针间距 2.0 cm 左右,以防日久局部皮肤组织萎缩,影响疗效。注射部位参与运动时会加快胰岛素的作用,如打球或跑步前不应在手臂和大腿处注射,以免胰岛素吸收过快而引起低血糖。

(3)胰岛素泵。胰岛素泵治疗又称持续皮下胰岛素输注方案,即采用人工智能控制的胰岛素输入装置,通过持续皮下输注的胰岛素给药方式。这种方式可以最大限度模拟人体生理性胰岛素分泌模式,从而达到更好地控制血糖的目的。长期佩戴胰岛素泵的患儿,应注意注射局部的清洁和消毒,并定期更换注射部位,以防感染。

常用的一次性无菌胰岛素注射器和注射笔刻度主要为 1 U 或 0.5 U 两种。不同胰岛素注射器须注意剂量准确性和胰岛素滴漏,建议注射器注射后保持原位放置 10～15 秒再拔出,以减少滴漏。

7.5.5　儿童 1 型糖尿病有哪些风险因素和并发症/合并症

儿童糖尿病可有低血糖(症)、糖尿病酮症酸中毒、高渗性高血糖状态等急性并发症,可因高血糖、高血压和血脂异常等因素促使糖尿病肾病、糖尿病眼病、糖尿病神经病变、心血管病变等慢性并发症的发生与发展。

糖尿病慢性并发症是影响患儿长期生存的主要因素。

(1)糖尿病肾病发生率为 25%～40%,约占终末期肾脏疾病的 50%。

(2)儿童期即可出现眼部并发症,如美国青少年 1 型糖尿病平均发病 3.2 年后 20%存在不同程度糖尿病眼病;20 岁以上病程大于 20 年者糖尿病眼病患病率高达 86.22%。

(3)周围神经病变发病率为 10%～27%,新诊断患儿中超过 25%存在神经传导速度异常。

1.低血糖(症)

低血糖(症)可由多种病因引起,是以血糖过低、交感神经兴奋和脑细胞缺氧为主要表现的临床综合征,主要表现:①血糖低于极限;②出现以神经、精神症状为主的症候群;③给予葡萄糖后,症状立即缓解。

低血糖是 1 型糖尿病血糖管理的主要限制因素。目前对低血糖生化检测阈值的定义尚未达成共识。一般认为,1 型糖尿病患儿在治疗过程中血糖<3.9 mmol/L 时,可诊断低血糖。

1)低血糖的原因　低血糖发病的中心环节为血糖的来源减少、去路增多,即机体的葡萄糖摄入减少,肝糖原分解和糖异生减少和(或)机体组织消耗利用葡萄糖增多。具体到糖尿病患儿,发生低血糖的主要原因有胰岛素注射过多、进食偏少、运动或睡眠过多。既往有严重低血糖发作或病程较长、合并自身免疫性疾病(如乳糜泻、艾迪生病等)、心理问题等是低血糖发生的危险因素。

2)低血糖的分级　依据 1 型糖尿病患儿的低血糖程度不同,可分为 3 级。低血糖分级及临床表现见表 7.10。

表 7.10　低血糖分级及临床表现

低血糖分级	临 床 表 现	处理
1 级	血糖<3.9 mmol/L,且≥3.0 mmol/L,可出现自主神经症状,意识清楚	可自行处理

续表

低血糖分级	临 床 表 现	处理
2级	血糖<3.0 mmol/L,可出现自主神经症状和神经性低血糖症状,意识清楚	可自行处理
3级	没有特定血糖界限,出现意识障碍,伴有昏迷或抽搐等	需他人协助

注:6 岁以下 1 型糖尿病儿童很少被归类为 1 级低血糖,因为他们通常无法独立完成自我救治。

3)低血糖的处理　低血糖处理方法为血糖<3.9 mmol/L 且意识清楚时,给予葡萄糖 10~15 g 或其他含等量葡萄糖的糖类物质,如 15 分钟后仍低血糖,则需重复上述剂量;使用胰岛素泵治疗者,若血糖低于 2 mmol/L 则需暂停胰岛素泵。严重低血糖不伴昏迷给予 10% 葡萄糖注射液 2 ml/kg 静脉推注,伴抽搐或昏迷给予 10% 葡萄糖注射液 4 ml/kg 静脉推注,或胰高血糖素静脉推注、肌内注射或皮下注射(体重≥25 kg,剂量为 1 mg;体重< 25 kg,剂量为0.5 mg)。反复低血糖给予 10% 葡萄糖注射液 2~5 mg/(kg·min)维持,治疗过程中需密切监测患儿血糖以及有无其他症状。

2. 糖尿病酮症酸中毒

1)糖尿病酮症酸中毒的病理生理　糖尿病酮症酸中毒是糖尿病常见的急性并发症之一,是由胰岛素活性重度缺乏及升糖激素不适当升高而引起糖、脂肪和蛋白质代谢紊乱,以致水、电解质和酸碱平衡失调,出现以高血糖、酮症、代谢性酸中毒和脱水为主要表现的临床综合征。高血糖症时,机体不能正常利用血液中的葡萄糖,各组织细胞处于"饥饿状态",氨基酸迅速从骨骼肌和脂肪中流入肝脏转化为葡萄糖和脂肪酸,同时脂肪组织大量分解产生脂肪酸,脂肪酸进一步转化为酮体。酮体生成增加,超过了酮体的利用,大量酮体堆积在体内形成酮症,发展为酮症酸中毒。1 型糖尿病初发患儿酮症酸中毒发病率为 15%~75%,5 岁以下儿童较易发生。

2)糖尿病患儿的酮体监测和处理　血酮体和尿酮体测定均有助于酮症酸中毒的监测,血酮体主要成分 β 羟丁酸浓度≥0.6 mmol/L 预示着代谢失代偿状态。对于不同血酮体和血糖的糖尿病患儿建议做出如下处理。

(1)血酮体为 0~0.6 mmol/L 时,常规测血糖;若血糖>15 mmol/L,加测血酮体。

(2)血酮体为 0.6~1.5 mmol/L 且血糖>15 mmol/L 时,每 2 小时复查血糖和血酮体,若血酮体无下降,需考虑调整胰岛素剂量。

(3)血酮体为 1.6~3 mmol/L 且血糖>15 mmol/L 时,需评估是否存在酮症酸中毒,每 2 小时复查血糖和血酮体。

(4)血酮体≥3 mmol/L 且血糖>15 mmol/L 时,需评估是否存在酮症酸中毒,每 1 小时复查血糖和血酮体。

3)糖尿病酮症酸中毒的治疗原则　糖尿病酮症酸中毒的治疗原则是尽快补充晶体溶液以纠正脱水状态,小剂量胰岛素持续输注降低血糖,纠正电解质紊乱及酸碱失衡,消除诱因,加强监测,防治并发症,降低死亡率。诊断酮症酸中毒后,需立即评判并不断监测生命体征、血糖、血酮体、电解质,进行血气分析,判断脱水和酸中毒的程度,必要时进行心电、血氧监测,并行吸氧呼吸支持等对症治疗。若发生酮症酸中毒,详细处理流程见图 7.5。

4)液体疗法　补液量=维持量+累积损失量。累积损失量=脱水程度(%)×体重 (kg)。

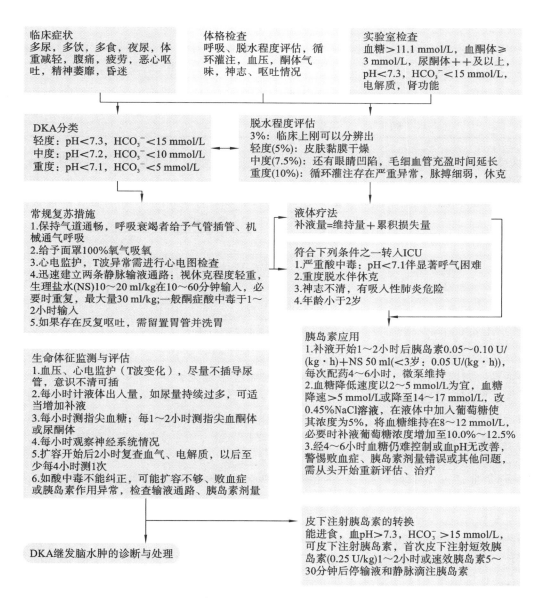

图 7.5　糖尿病酮症酸中毒(DKA)处理流程

　　一般糖尿病酮症酸中毒时体液丢失为体重的 5%～10%,采用以上公式计算累积损失量时,脱水程度不能大于 10%,也不要计算尿液中丢失水量。

　　维持量的计算:总量可分次,如每 6 小时 1 组给予。

　　(1)体重法:体重≤10 kg,维持量为 100 ml/kg;体重 11～20 kg,维持量为 1000 ml＋50 ml/kg;体重＞20 kg,维持量为 1500 ml＋20 ml/kg。或参照表 7.11 中的输液速度计算维持量。

　　(2)体表面积法:体重超过 10 kg 的患儿,维持量 1500 ml/m²。对于肥胖患儿,应当按照身高的理想体重计算液体量的近似值,避免过量液体输注。

表 7.11　糖尿病酮症酸中毒液体疗法输液速度

体　　重/kg	输液速度/(ml/(kg·h))
4～9	5.5
10～19	5.0
20～39	4.0
40～59	3.5
60～80	3.0

　　尽快在 24～48 小时纠正脱水。最初 4～6 小时,液体应为生理盐水(NS),后改为 0.45%NaCl 溶液。

　　补钾:糖尿病酮症酸中毒补钾量见表 7.12,无尿或血钾＞5.5 mmol/L 停止补钾。

表 7.12　糖尿病酮症酸中毒补钾量

血钾/(mmol/L)	补钾量/(mmol/L)	KCl 终浓度/(%)
＜3.5[a]	40～60	0.3～0.45
3.5～5.5	20～40	0.15～0.3[a]
＞5.5	停止补钾	停止补钾

注:[a] 为推荐开始补钾的浓度为 0.3%,严重缺钾而补液钾浓度过高时可同时口服补钾。

　　5)糖尿病酮症酸中毒继发脑水肿的诊断与处理　脑水肿是儿童青少年糖尿病酮症酸中毒最主要的死因,占所有儿童青少年糖尿病酮症酸中毒死亡的 60%～90%,抢救后也有 10%～25% 出现后遗的脑损伤。脑水肿常发生在开始治疗的 12 小时之内,少数发生在治疗之前,治疗后 24～48 小时发生者少见。脑水肿的病因目前尚存在争议。

　　(1) 高度怀疑标准:1 项诊断标准＋2 项主要标准或 1 项主要标准＋2 项次要标准。

　　诊断标准:①疼痛导致异常运动或语言反应;②去皮质强直或去大脑强直;③脑神经麻痹(特别是Ⅲ、Ⅳ、Ⅵ对脑神经);④神经源性呼吸异常(如打呼噜、呼吸急促、潮式呼吸、呼吸暂停)。

　　主要标准:①与年龄不相称的大小便失禁;②意识改变;③不是由睡眠或复苏引起的心率持续下降超过 20 次/分。

　　次要标准:①呕吐;②头痛;③嗜睡(不容易唤醒);④年龄＜5 岁;⑤舒张压＞90 mmHg。

　　(2) 怀疑脑水肿时,立即采用如下处理措施:①甘露醇 0.5～1.0 g/kg 静脉推注,时间需超过 10 分钟,或 3%高渗盐水 2.0～2.5 ml/kg 静脉推注,时间需超过 10 分钟,如症状改善不明显,甘露醇可在 30 分钟后重复使用。②调整静脉输液速度以维持正常血压,但要避免水过多。③转入抢救室(必要时行气管插管、过度通气)。

3. 高渗性高血糖状态

　　1)高渗性高血糖状态的病理生理　高渗性高血糖状态(hyperosmolar hyperglycemic state,HHS),又称高渗性高血糖非酮症综合征(hyperosmolar hyperglycemic nonketotic syndrome,HHNS),是由体内胰岛素相对缺乏所引起的急性代谢紊乱症候群,临床以严重高血糖而无明显糖尿病酮症酸中毒、血浆渗透压显著升高、脱水和意识障碍为特征。

　　近 90%的高渗性高血糖状态发生在 2 型糖尿病成人中,7%～17%的患者因高渗性高血糖状态确诊糖尿病,死亡率为 10%～20%,比糖尿病酮症酸中毒高出 10 倍。

高渗性高血糖状态起病隐匿,一般从开始发病到出现意识障碍需要 1~2 周,偶尔急性起病,30%~40%的患者无糖尿病病史。常先出现口渴、多尿和乏力等糖尿病症状,或原有症状进一步加重,多食不明显,有时甚至表现为厌食。病情逐渐加重,出现典型症状,主要表现为脱水和神经系统两组症状和体征。通常患者的血浆渗透压>320 mOsm/L 时,可出现精神症状,如淡漠、嗜睡等;当血浆渗透压>350 mOsm/L 时,可出现定向力障碍、幻觉、上肢拍击样粗震颤、偏瘫、偏盲、失语、视觉障碍、昏迷等。

常见诱因为引起血糖升高及脱水的因素,包括感染、外伤、手术、脑血管意外等应激状态,使用某些治疗措施(应用糖皮质激素、利尿剂、甘露醇、肠外营养、透析),水摄入不足或含糖饮料摄入过多,误输入过多葡萄糖溶液等。

2)诊断 在临床上,即使无糖尿病病史,若出现以下情况,也需考虑有无高渗性高血糖状态可能。高渗性高血糖状态的实验室诊断参考标准如下。

(1) 血糖≥33.3 mmol/L。

(2) 血浆有效渗透压>320 mOsm/L;血浆有效渗透压(mOsm/L)=2×(血钠+血钾)(mmol/L)+血糖(mmol/L)。

(3) 血清 HCO_3^-≥18 mmol/L 或动脉血 pH≥7.30。

(4) 尿糖呈强阳性,而血酮体和尿酮体呈阴性或弱阳性。

(5) 阴离子间隙<12 mmol/L。

3)治疗

(1) 补液。高渗性高血糖状态脱水比糖尿病酮症酸中毒更严重,患者平均脱水程度为体重的 12%~15%,24 小时总补液量一般应为 100~200 ml/kg。推荐生理盐水作为首选补液。补液速度与糖尿病酮症酸中毒相仿,第 1 小时给予 1.0~1.5 L,随后的补液速度需根据脱水程度、血电解质及渗透压变化及尿量等调整。治疗开始时应每小时监测或计算血浆有效渗透压,下降速度以每小时 3~8 mOsm/L 为宜。当补足液体而血浆有效渗透压不再下降或血钠升高时,可考虑给予 0.45%NaCl 溶液。24 小时血钠下降速度应不超过 10 mmol/L。对于高渗性高血糖状态患者,补液本身即可使血糖下降,只是当血糖降至 16.7 mmol/L 时,需补充 5%葡萄糖溶液,直到血糖得到控制。

(2) 胰岛素的使用。当单纯补液后血糖仍大于 16.7 mmol/L 时,开始选用小剂量短效胰岛素静脉给药。使用原则与糖尿病酮症酸中毒相似,按照每小时 0.1 U/kg 胰岛素持续静脉滴注,血糖每小时下降 3.9~5.6 mmol/L。血糖下降速度不宜过快,否则易诱发脑水肿。当血糖降至 16.7 mmol/L 时,应减慢胰岛素滴注速度至每小时 0.02~0.05 U/kg,同时续以葡萄糖溶液静脉滴注,并不断调整胰岛素用量和葡萄糖浓度,使血糖维持在 13.9~16.7 mmol/L,直至高渗性高血糖状态高血糖危象的表现消失。

(3) 补钾。只要血钾低于 5.5 mmol/L,尿量在 40 ml/h 以上,治疗早期即可开始补充 KCl,补钾原则与糖尿病酮症酸中毒相同。

(4) 连续性肾脏替代治疗(continuous renal replacement therapy,CRRT)。早期给予连续性肾脏替代治疗,有可能减少并发症的出现,缩短住院时间,降低患者死亡率。

(5) 并发症诊治。本病病情危重,并发症多,需早期诊断,对症治疗,并加强护理。

4. 高血压

(1) 3 岁及以上患儿每次随访时均应测量血压,儿童青少年高血压的诊断根据 3 次非同日的血压水平确定。

（2）对于血压持续高于同年龄、性别和身高组血压的 P_{90}（第 90 百分位数），或血压≥120/80 mmHg、年龄≥13 岁的患儿，血压升高的治疗策略是改变生活方式，重点是加强营养、身体活动和增加睡眠。

（3）对于血压持续高于同年龄、性别和身高组血压的 P_{95}，或血压≥130/80 mmHg、年龄≥13 岁的患儿，除调整生活方式以外，应使用血管紧张素转化酶抑制剂（ACEI）或血管紧张素Ⅱ受体阻滞剂（ARB）治疗高血压。由于潜在的致畸作用，育龄人群应接受生殖咨询。

（4）治疗目标是血压低于同年龄、性别和身高组血压的 P_{90}，年龄≥13 岁的患儿，治疗目标是血压<130/80 mmHg。

5．血脂异常

（1）2 岁及以上患儿首次确诊 1 型糖尿病且血糖控制稳定后即应进行血脂检查。如果最初的低密度脂蛋白胆固醇≤2.6 mmol/L，应在 9～11 岁时进行复查。

（2）如果血脂异常，初始治疗应包括优化血糖和医学营养治疗，将来自脂肪的热量限制在 25%～30%，饱和脂肪限制在 7% 以下，将胆固醇限制在 200 mg/d 以下，避免食用反式脂肪酸，并争取将来自不饱和脂肪的热量控制到 10%。

（3）10 岁以后，1 型糖尿病患儿如果经过医学营养治疗和生活方式的改变，低密度脂蛋白胆固醇仍然>4.1 mmol/L 或低密度脂蛋白胆固醇>3.4 mmol/L，同时存在一种或多种心血管疾病风险因素，可以考虑添加他汀类药物。由于潜在的致畸作用，育龄人群应接受生殖咨询。

6．糖尿病肾病

1）糖尿病肾病的病理生理　糖尿病患者常合并慢性肾脏病（chronic kidney disease，CKD）。糖尿病肾病（diabetic nephropathy）是指由糖尿病导致的慢性肾脏病。约 30% 的 1 型糖尿病患者和 20%～40% 的 2 型糖尿病患者会发生糖尿病肾病。

糖尿病肾病发病机制复杂，原因包括：①肾组织局部糖代谢紊乱，通过非酶糖基化形成糖基化终末代谢产物；②多元醇代谢通路激活；③二酰基甘油-蛋白激酶 C 通路激活；④己糖胺通路代谢异常。这些因素共同作用，引起肾小球基底膜增厚、细胞外基质增加、肾小球毛细血管通透性升高。

糖尿病肾病的临床表现如下。

（1）阶段Ⅰ:肾小球滤过率增加和肾脏肥大。

（2）阶段Ⅱ:肾脏结构轻微改变伴有尿微量白蛋白排泄增加，但是尿蛋白排出量在正常范围之内。

（3）阶段Ⅲ:肾脏结构改变更加严重，尿微量白蛋白排泄率为 30～300 mg/24 h 或 20～200 μg/min。

（4）阶段Ⅳ:出现大量蛋白尿（尿白蛋白排泄率>200 μg/min 或>300 mg/24 h）伴肾小球滤过率持续下降。

（5）阶段Ⅴ:终末期肾病。

2）糖尿病肾病的诊断　血糖控制平稳情况下，3～6 个月连续 3 次定时收集尿液，至少 2 次尿白蛋白排泄率为 20～200 μg/min，或随机尿白蛋白/尿肌酐男性为 2.5～25.0 mg/mmol（30.0～300.0 mg/g）、女性为 3.5～25.0 mg/mmol（42.0～300.0 mg/g）。

3）糖尿病肾病的筛查　建议糖尿病病程 3～5 年的患儿，在 10 岁或青春期开始后（以较早者为准）进行尿白蛋白初次筛查，取随机尿样检测白蛋白/肌酐的比值或尿白蛋白排泄率，以后每年都进行评估。

4）糖尿病肾病的治疗　首选强化血糖控制、限制过多蛋白摄入，通过生活方式干预及药物将血压持续控制在同年龄、同性别和相应身高的 P_{90} 以下。3 次尿检中 2 次尿白蛋白/尿肌酐＞30 mg/g 时，建议使用血管紧张素转化酶抑制剂（福辛普利钠每天 1 次口服 10 mg）；因具有潜在的致畸作用，育龄人群应接受生殖咨询。

7. 糖尿病视网膜病变

1）糖尿病视网膜病变的病理生理　糖尿病视网膜病变包括增生性糖尿病视网膜病变（proliferative diabetic retinopathy，PDR）和非增生性糖尿病视网膜病变（non-proliferative diabetic retinopathy，NPDR）。糖尿病视网膜病变是糖尿病特有的并发症。

（1）增生性糖尿病视网膜病变：临床特征是视网膜新生血管形成和（或）纤维血管膜形成。血管破裂出血进入玻璃体视网膜间隙或玻璃体腔，纤维血管膜收缩牵拉引起牵引性视网膜脱离均可导致视功能障碍；黄斑区视网膜渗出和水肿。

（2）非增生性糖尿病视网膜病变：临床特征是毛细血管瘤样膨出改变、视网膜前和视网膜内出血，与缺血和微梗死相关的棉絮斑、蛋白质和脂质渗漏导致的硬性渗出，视网膜内微血管异常、静脉串珠样改变等。严重的非增生性糖尿病视网膜病变在儿童中甚少见。

糖尿病视网膜病变发病机制如下。

（1）长期高血糖使正常糖酵解过程受阻，葡萄糖不能经正常途径分解，同时山梨醇通路激活，山梨醇在视网膜毛细血管周细胞内堆积，引起视网膜缺血性损伤；过多的葡萄糖分子进入晶状体后，形成的山梨醇和果糖不能再逸出晶状体，晶状体内晶体渗透压升高，水进入晶状体的纤维中，引起纤维积水，液化而断裂。

（2）代谢紊乱致使晶状体中的 ATP 和还原型谷胱甘肽等化合物含量降低，晶状体蛋白糖基化；高血糖干扰了肌醇磷脂的代谢，导致细胞内多种代谢紊乱，毛细血管收缩功能障碍，自身调节失常引起血液循环紊乱。

（3）HbA1c 增高，血液呈高凝状态，血液黏稠度增加，致使血流减慢、微血栓形成，导致视网膜淤血性损伤。

2）糖尿病视网膜病变的流行病学　大部分 1 型糖尿病患者最终都会合并非增生性糖尿病视网膜病变（NPDR），而少数患者会并发危及视力的增生性糖尿病视网膜病变（PDR）或糖尿病性黄斑水肿（diabetic macular edema，DME）。不过视网膜病变最常发生在青春期开始和糖尿病持续 5 年之后。目前公认的是，在 12 岁之前发生威胁视力的视网膜病变的风险很低。

3）糖尿病视网膜病变的诊断和分级　临床工作中，内分泌科医师需在有经验的眼科医师配合下，积极筛查和诊治糖尿病视网膜病变，并告知患者定期进行眼科检查。目前临床工作中，应用较多的是 2002 年悉尼国际眼科会议制定的糖尿病视网膜病变分级标准（表 7.13）和糖尿病性黄斑水肿分级标准（表 7.14）。糖尿病视网膜病变依据散瞳眼底检查可观察到的指标来分级。对视网膜的增厚程度应进行三维检查，如进行散瞳后裂隙灯活体显微镜检查或眼底立体照相。

表 7.13　糖尿病视网膜病变的国际临床分级标准

病变严重程度		散瞳眼底检查所见
无明显糖尿病视网膜病变		无异常
非增生性糖尿病视网膜病变	轻度	仅有微动脉瘤
	中度	微动脉瘤,存在轻于重度非增生性糖尿病视网膜病变的表现
	重度	出现下列任何 1 种改变,但无增生性糖尿病视网膜病变表现:①任一象限有多于 20 处视网膜内出血;②在 2 个以上象限有静脉串珠样改变;③在 1 个以上象限有显著的视网膜内微血管异常
增生性糖尿病视网膜病变		出现以下 1 种或多种改变:新生血管形成、玻璃体积血或视网膜前出血

表 7.14　糖尿病性黄斑水肿分级标准

病变严重程度	眼底检查所见
无明显糖尿病性黄斑水肿	后极部无明显视网膜增厚或硬性渗出
有明显糖尿病性黄斑水肿	后极部有明显视网膜增厚或硬性渗出
轻度	后极部存在部分视网膜增厚或硬性渗出,但远离黄斑中心
中度	视网膜增厚或硬性渗出接近黄斑但未涉及黄斑中心
重度	视网膜增厚或硬性渗出涉及黄斑中心

4)糖尿病视网膜病变的筛查　建议病程 3～5 年的 1 型糖尿病患儿,在 10 岁左右或青春期开始后(以较早者为准)进行视网膜病变初次筛查;初次筛查后,建议每年复查 1 次(美国为每 2 年 1 次)。根据眼科专业人员的建议和风险因素评估,可以降低检查频率至每 4 年 1 次。

5)糖尿病视网膜病变的治疗　缺乏特异性治疗,强化血糖控制是防止早期眼病变加重的最基本措施,血管紧张素转化酶抑制剂正在进行临床试验;对重度非增生性和增生性糖尿病视网膜病变患儿进行血管拱环外的外层视网膜多点不连续激光治疗可控制疾病的进展,减少或减缓玻璃体积血及新生血管性青光眼的发生;出现玻璃体积血和牵引性视网膜脱离引起视功能障碍时,可以考虑手术治疗。糖尿病性黄斑水肿采用抗血管内皮生长因子治疗效果优于激光治疗,但儿童资料缺乏。

8. 糖尿病神经病变

1)糖尿病神经病变的病理生理　糖尿病神经病变是一组具有不同临床表现的异质性疾病。糖尿病神经病变主要为周围神经病变,中枢神经病变较少见。临床表现为周围神经病变起病隐匿,最初表现为"袜子和手套"式的感觉功能丧失,小纤维功能障碍(疼痛和感觉障碍)先于大纤维损伤(麻木和保护性感觉的丧失);自主神经病变出现较早,可影响心血管系统、泌尿生殖系统和胃肠道系统。

糖尿病神经病变发病机制如下:血糖升高使神经细胞内的糖醇出现堆积,循环系统受累使神经细胞得不到充足的血氧供应,将直接造成神经细胞的营养不良和功能障碍,从而引发末梢神经炎、自主神经紊乱等神经系统疾病。

2）糖尿病神经病变的流行病学　糖尿病神经病变很少发生在青春期前的儿童或患糖尿病仅 1 年后的患儿。

3）糖尿病神经病变的诊断、治疗和预防　糖尿病神经病变是一种排除性诊断；糖尿病患者可能存在非糖尿病神经病变，而且可能是可以治疗的。

（1）高达 50％的糖尿病周围神经病变（diabetic peripheral neuropathy，DPN）可能是无症状的；如果没有进行预防性的足部护理，糖尿病患者有可能发展为糖尿病足。

（2）识别和治疗自主神经病变可以改善症状，减少后遗症，并提高生活质量。

目前还没有逆转潜在神经损伤的具体治疗方法。

（1）控制血糖可以有效预防 1 型糖尿病患儿的糖尿病周围神经病变和心血管自主神经病变（cardiovascular autonomic neuropathy，CAN），并可能适度减缓 2 型糖尿病患儿的病情发展，但不能逆转神经元的损失。

（2）对其他可改变的危险因素（包括血脂和血压）的治疗可以帮助预防 2 型糖尿病周围神经病变，并可能减慢 1 型糖尿病的疾病进展。

（3）缓解疼痛性糖尿病周围神经病变和自主神经病变症状的治疗策略（药物和非药物）可以减轻糖尿病患者疼痛并改善生活质量。

4）糖尿病神经病变的筛查　青少年糖尿病病程 5 年，建议在青春期开始或 10 岁左右（以较早者为准），每年进行 1 次全面的糖尿病周围神经病变评估和足部检查，评估包括病史详细询问、温度觉或针刺觉（小纤维功能）、振动觉和软触觉（大纤维功能），同时评估神经病变疼痛的症状。可以在随访时进行足部检查，让青少年了解足部护理的重要性。

9. 自身免疫性疾病

1 型糖尿病患儿存在较高频率自身免疫性疾病，如自身免疫性甲状腺疾病（17％～30％）、艾迪生病（0.5％）、恶性贫血（10％）、自身免疫性胃炎（15％）、类风湿性关节炎（1.2％）、系统性红斑狼疮（1.15％）等。乳糜泻在西方人群中高发，我国乳糜泻抗体检测尚缺乏试剂，故发病情况不详。

建议确诊 1 型糖尿病后即应筛查甲状腺功能及其抗体、促肾上腺皮质激素（adrenocorticotropic hormone，ACTH）、皮质醇，视情况每年至少监测 1 次。血糖稳定后，建议在随访时测定促甲状腺激素的浓度。如果正常，建议每 1～2 年复查 1 次；如果甲状腺抗体阳性或者出现提示甲状腺功能障碍的症状或体征，或无法解释的血糖变化，应提前复查。

7.6　儿童 2 型糖尿病

7.6.1　儿童 2 型糖尿病有什么特征，发病情况如何

国内外权威专家共识和指南多采用儿童（和）青少年 2 型糖尿病，而儿科学的儿童一般也包括青少年，故本书采用"儿童 2 型糖尿病"指称"儿童（和）青少年 2 型糖尿病"。

与儿童 1 型糖尿病不同，儿童 2 型糖尿病是胰岛素抵抗与 β 细胞功能减退共同致病。与成人 2 型糖尿病不同的是，儿童 β 细胞功能衰减得更快，更早出现糖尿病并发症。许多患儿起病时即合并其他代谢异常，如血脂异常、高血压、白蛋白尿、多囊卵巢综合征（polycystic ovarian syndrome,PCOS)等。儿童 2 型糖尿病的表现通常比 1 型糖尿病的表现更隐蔽。2 型糖尿病患儿常常因为胰岛素抵抗导致的体重过度增加和疲劳而就医,或者在常规体检中偶然发现糖尿病。

2 型糖尿病占儿童糖尿病的 10% 以下。全国 14 个中心的调查显示,2005—2010 年,儿童 2 型糖尿病患病率为 10.0/10 万。过去几十年,儿童肥胖症的急剧上升导致 2 型糖尿病在儿童青少年中的发病率明显增加。我国一项多中心研究及浙江地区的调查均显示,2 型糖尿病患儿人数呈明显上升趋势。

7.6.2　儿童 2 型糖尿病的病因有哪些

2 型糖尿病的发病机制与 1 型糖尿病不同,并非因自身免疫 β 细胞被破坏所致,主要在基因缺陷的基础上存在胰岛素抵抗和胰岛素分泌障碍两个环节。胰岛素抵抗的出现可能较 β 细胞功能损伤更早些。

(1) 遗传因素。2 型糖尿病为异质性、多基因遗传病。某些遗传多态性已被确认与 2 型糖尿病风险增加有关,现已一致确认的是 TCF7L2(转录因子 7 类似物 2)基因的变体可能在 β 细胞功能中发挥作用。其他已确定的风险等位基因包括 PPARG 和 KCNJ1-ABCC8 等。但迄今为止,这些已确认的基因变体只能解释小部分 2 型糖尿病(可能不到 20%)。

(2) 表观遗传学。低出生体重和宫内发育受限与 2 型糖尿病的风险增加有关。这种风险在低出生体重婴儿中似乎更高,因为他们在出生后的前几年体重增加得更快。鉴于很少有已知的 2 型糖尿病基因与低出生体重相关,表观遗传学修饰可能在这一现象中起作用,但所涉及的详细分子机制还有待确定。

(3) 环境因素和生活方式。肥胖是与 2 型糖尿病发展相关的最重要的生活方式因素。肥胖与高能量食物摄入、缺乏体力活动、静坐有关。母亲吸烟也会增加后代患糖尿病和肥胖症的风险。越来越多的证据表明,接触土地污染物和空气污染物会导致胰岛素抵抗。这些有机污染物的亲脂性及其在脂肪组织中的储存可能促进肥胖和胰岛素抵抗。此外,睡眠不足和社会心理压力与儿童肥胖和成人糖耐量减低(IGT)的风险增加有关。许多抗精神病药和抗抑郁药会引起体重增加。这些药物也可能在引起胰岛素抵抗、β 细胞功能障碍、瘦素抵抗和激活炎症途径方面有直接作用。

7.6.3　儿童 2 型糖尿病有哪些临床表现

2 型糖尿病患儿的临床表现轻重不一,轻者仅有肥胖,往往在体检时发现高血糖或尿糖阳性,重者可出现酮症,甚至酮症酸中毒。

7.6.4　儿童 2 型糖尿病如何治疗和管理

1. 治疗方法和治疗目的

2 型糖尿病的治疗目的:①维持血糖在目标范围;②保证患儿正常生长发育;③预防及控制各种并发症。

2 型糖尿病的治疗强调综合治疗,主要包括生活方式干预、营养治疗、运动治疗、药物治疗、血糖监测和控制;必要时可选择手术治疗。

2. 生活方式干预

生活方式干预是 2 型糖尿病的首要治疗手段,要注重全家的参与,同时还应包括营养师、心理医师、社会工作者和运动生理学家等在内的多学科教育和管理。有效的自我管理教育和自我管理支持是近年来糖尿病教育的重点，可以延缓和预防糖尿病并发症的发生。参与各种培训计划、心理咨询等，也应作为评估、监测和治疗的一部分。患儿对疾病的态度、对治疗和预后的期望值、情感/情绪状态、与糖尿病相关的生活质量、资源（经济、社会和情感方面）以及精神病史等均与糖尿病预后密切相关。对于糖尿病前期和高危患儿，更应强调生活方式干预以有效降低 2 型糖尿病的发病率。

3. 营养治疗

医学营养治疗（medical nutritional therapy，MNT）以维持标准体重、纠正已发生的代谢紊乱和减轻 β 细胞的负担为原则。

6～12 岁儿童每天热量摄入量需控制在 3765.6～5020.8 kJ（900～1200 kcal），13～18 岁则需控制在 5020.8 kJ（1200 kal）以上。目前糖尿病患者并没有一个完全相同、理想的糖、蛋白质和脂肪的热量比例；所以宏量营养素的分配应根据总热量摄入和代谢控制目标进行个体化评估。目前的指南推荐内容如下。

（1）每天糖供能比为 50%～55%，建议糖来自低血糖生成指数、富含膳食纤维的食物。

（2）脂肪的摄入量以占总能量的 25%～35% 为宜，应增加植物脂肪占总脂肪的比例，限制饱和脂肪酸与反式脂肪酸的摄入量，饱和脂肪酸的摄入量不应超过供能比的 10%。

（3）蛋白质摄入量占总能量的 15%～20%。植物来源蛋白质，尤其是大豆蛋白更有助于降低血脂水平。膳食纤维可改善餐后血糖和长期糖尿病控制效果，谷物膳食纤维还可增强胰岛素敏感性，推荐糖尿病患儿的膳食纤维摄入量为 10～14 g/1000 kcal。

4. 运动治疗

参见儿童 1 型糖尿病的运动治疗。

5. 血糖监测和控制

2 型糖尿病患儿自身血糖监测频次对血糖控制的影响虽弱于 1 型糖尿病，但是仍不可缺少。血糖监测的频次应基于血糖控制情况和自身条件个体化，血糖控制理想时，1 周进行数次餐前餐后血糖测量即可，而控制不理想时，应增加测量频次，如每天三餐前后加凌晨。如果使用胰岛素，一定要注意无症状低血糖的检测。HbA1c 一般每 3 个月测 1 次，如未达指标则需要进行强化治疗。美国糖尿病学会建议对于大多数 2 型糖尿病患儿，合理的 HbA1c 指标为<7%，该指标低于 1 型糖尿病，因为 2 型糖尿病低血糖风险低，但是并发症风险高。

> **提示**
>
> 　　美国糖尿病学会、中华医学会糖尿病学分会、中华医学会儿科学分会内分泌遗传代谢学组在儿童 2 型糖尿病药物适用对象具体指标方面存在一定差异，前两者较为接近，三方指南/共识分别更新于 2023 年、2020 年、2017 年，考虑到后发布的指南/共识应该是纳入了最新的研究成果，故本书采用美国糖尿病学会和中华医学会糖尿病学分会的建议。

6. 药物治疗

1）治疗策略　患儿在被诊断为 2 型糖尿病时，除了采取以上治疗方式以外，还要考虑药物治疗。尽管成人 2 型糖尿病有多种药物可供选择，但对于儿童，世界上大部分地区仅批准

二甲双胍和胰岛素;美国仅限于三类已批准的药物:胰岛素、二甲双胍和胰高血糖素样肽-1
受体激动剂。

　　另外,对于肥胖症患儿,因1型糖尿病和2型糖尿病有些临床表现相同,而且相当比例
的2型糖尿病患儿会出现临床意义的酮症酸中毒,所以在最初数周可能无法明确糖尿病分
型。但是无论最终分型如何,初始治疗应解决高血糖和相关的代谢紊乱问题,明确相关信息
以后再进行调整。图7.6是怀疑为2型糖尿病的超重或肥胖儿童新发糖尿病的初始治疗
方法。

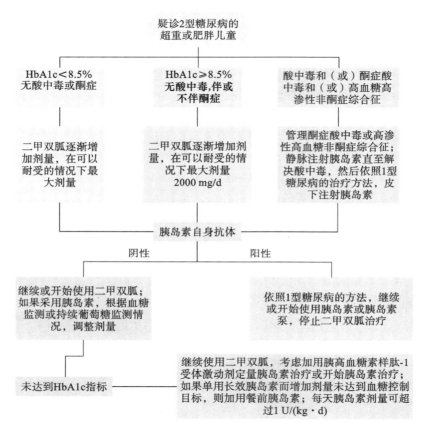

图 7.6　怀疑为 2 型糖尿病的超重或肥胖儿童新发糖尿病的初始治疗方法

　　2)治疗要点

　　(1) 代谢稳定的患儿(HbA1c<8.5%且无症状),如果肾功能正常,二甲双胍是首选的
初始治疗药物。初始剂量为 500 mg/d(连用 7 天),每天分 2 次口服,接下的 3~4 周增加剂
量 500 mg/d,最大剂量不超过 2000 mg/d。

　　(2) 诊断时无酸中毒的明显高血糖(血糖≥13.9 mmol/L,HbA1c≥8.5%)且有多尿、多
饮、夜尿和(或)体重减轻症状的患儿,最初应使用长效胰岛素治疗,同时定量使用二甲双胍
治疗。

　　(3) 对于患有酮症/酮症酸中毒的患儿,应开始使用皮下或静脉注射胰岛素治疗,以迅
速纠正高血糖和代谢紊乱。一旦酮症/酮症酸中毒得到解决,应开始使用二甲双胍,同时继
续使用皮下注射胰岛素治疗。

　　（4）对于出现严重高血糖（血糖≥33.3 mmol/L）的患儿，应考虑高渗性高血糖非酮症综合征。

　　（5）如果使用二甲双胍（使用或不使用长效胰岛素）治疗仍不能达到血糖控制目标，10 岁及 10 岁以上患儿，如果没有甲状腺髓样癌或多发性内分泌腺瘤综合征Ⅱ型的病史或家族史，可考虑使用批准用于青少年 2 型糖尿病的胰高血糖素样肽-1 受体激动剂疗法（注：本药在国内尚未获批用于儿童）。

　　（6）最初使用胰岛素和二甲双胍治疗，根据血糖监测达到血糖控制目标的患儿，可以在 2～6 周逐渐减少胰岛素剂量，每隔几天减少 10%～30%。

　　3）药物使用注意事项

　　（1）10 岁以下儿童避免使用二甲双胍。

　　（2）二甲双胍单用基本无低血糖风险，产生乳酸酸中毒的风险也极低；二甲双胍可有胃肠道副作用，包括一过性的腹痛、腹泻、恶心等，基本上都可耐受，如病情严重可暂时停药，采用缓释制剂也可减少胃肠道反应。但肝肾功能不全，如肝酶升高 3 倍以上，严重感染，重大手术，或放射检查使用碘化造影剂时禁用二甲双胍。

　　（3）长期使用二甲双胍可能与维生素 B_{12} 缺乏有关；对于用二甲双胍治疗的患者，尤其伴有贫血或周围神经病变的患者，应该考虑定期监测维生素 B_{12} 的水平。

　　（4）每天 1 次中效胰岛素或基础胰岛素类似物（0.1～0.2 U/(kg·d)）即可有效控制酸中毒。

　　（5）由于 2 型糖尿病是一种进行性疾病，大多数患者最终仍需要胰岛素治疗。

7. 手术治疗

　　儿童患者代谢手术的研究相对有限。对于患有严重肥胖症（BMI＞35 kg/m²）且在生活方式和药物干预下仍有 HbA1c 升高和（或）严重并发症的 2 型糖尿病儿童，可以考虑进行代谢手术治疗。代谢手术应该在具有多学科团队的有治疗糖尿病和胃肠外科经验的大医院进行，手术后仍要坚持生活方式的干预。

7.6.5　儿童 2 型糖尿病有哪些风险因素和并发症/合并症

　　与 1 型糖尿病不同，2 型糖尿病一经诊断，就要进行相关并发症/合并症的评估。

1. 低血糖（症）

参见儿童 1 型糖尿病的"低血糖（症）"。

2. 糖尿病酮症酸中毒

参见儿童 1 型糖尿病的"糖尿病酮症酸中毒"。

3. 高渗性高血糖状态

参见儿童 1 型糖尿病的"高渗性高血糖状态"。

4. 高血压

参见儿童 1 型糖尿病的"高血压"。

5. 血脂异常

患儿在血糖改善后应首先进行血脂筛查，此后每年进行 1 次。

　　（1）血脂目标水平为低密度脂蛋白胆固醇＜2.6 mmol/L（100 mg/dl），高密度脂蛋白胆固醇＞0.91 mmol/L（35 mg/dl），甘油三酯＜1.7 mmol/L（150 mg/dl）。

（2）如果血脂异常，初始治疗应包括优化血糖和医学营养治疗，将来自脂肪的热量限制在总热量的 25%～30%，饱和脂肪的热量限制在 7% 以下，将胆固醇限制在 200 mg/d 以下，避免摄入反式脂肪酸，对于升高的低密度脂蛋白，争取 10% 的热量来自单不饱和脂肪酸。对于升高的甘油三酯，医学营养治疗除了上述变化外，还应该注重减少单糖摄入，增加膳食中的 n-3 脂肪酸。

（3）如果在饮食干预 6 个月后，低密度脂蛋白胆固醇仍然 >130 mg/dl，则开始使用他汀类药物治疗，目标是低密度脂蛋白 <100 mg/dl。由于潜在的致畸作用，育龄人群应接受生殖咨询。

（4）如果空腹甘油三酯 >4.7 mmol/L（400 mg/dl）或非空腹甘油三酯 >11.6 mmol/L（1000 mg/dl），优化血糖并开始服用纤维素，目标是空腹甘油三酯 <4.7 mmol/L（400 mg/dl）以减少发生胰腺炎的风险。苯氧芳酸类为治疗高甘油三酯血症的首选药物，目前显示是安全有效的，但对于患儿仍需谨慎使用。

6. 糖尿病肾病

参见儿童 1 型糖尿病的"糖尿病肾病"。

7. 糖尿病视网膜病变

糖尿病一经诊断（国内指南推荐病程 3～5 年开始筛查）即应通过散瞳视网膜照片进行视网膜病变筛查。此后，推荐每年进行常规随访。虽然视网膜照片可以作为视网膜病变的一个筛查工具，但不能替代综合性眼科检查。随访频次应该在进行 1 次全面的眼科检查后，由眼科专家推荐。

其他参见儿童 1 型糖尿病的"糖尿病视网膜病变"。

8. 糖尿病神经病变

参见儿童 1 型糖尿病的"糖尿病神经病变"。

9. 非酒精性脂肪肝病

25%～50% 的 2 型糖尿病患儿合并非酒精性脂肪肝病（non-alcoholic fatty liver disease，NAFLD），故糖尿病一经诊断即需对此进行评估，包括肝脏 B 超或磁共振肝脏脂肪定量等，以后每年 1 次。对于有胰岛素抵抗的患儿，控制体重及口服二甲双胍均能降低肝酶，改善非酒精性脂肪肝病。护肝药虽可用于肝功能损伤，但对于 2 型糖尿病合并非酒精性脂肪肝病的患儿，最佳方法还是改善胰岛素抵抗。如果在控制体重和糖尿病治疗下肝酶仍持续升高，则需考虑肝脏活检。

10. 睡眠呼吸暂停

在每次就诊时应进行睡眠呼吸暂停症状的筛查，如果有必要，建议转诊到儿科睡眠专家处进行评估和多导睡眠图检查。如有记录，阻塞性睡眠呼吸暂停应予以治疗。

11. 多囊卵巢综合征

目前倾向于认为多囊卵巢综合征也是胰岛素抵抗综合征的一部分。2 型糖尿病的女孩自诊断起每次随访中都应详细询问月经史，如果存在原发性或继发性闭经，多毛及严重痤疮，需考虑多囊卵巢综合征的存在。多囊卵巢综合征的诊断需基于月经稀少或停经同时有高雄激素血症的临床或生化表现，可以合并或不合并多囊卵巢。这种情况应控制体重，改善胰岛素抵抗，进行体育锻炼。二甲双胍有可能改善 2 型糖尿病女性患儿的月经周期性和高雄激素血症。

12. 高危青少年和糖尿病前期的筛查

一般来说,由于成本较高,无需对青少年开展普遍筛查。但在日本和我国台湾中小学生开展大样本尿糖筛查已有多年,结果表明其仍有一定效益。美国糖尿病学会意见认为,对于超重(BMI≥P_{85})或肥胖(BMI≥P_{95})且有一个或多个糖尿病风险因素的儿童青少年,应考虑在青春期开始后或 10 岁后(以较早发生者为准)进行糖尿病前期和(或)2 型糖尿病风险筛查。筛查对象如下。

(1)拟筛查对象的母亲患有糖尿病或妊娠期糖尿病。

(2)一级或二级亲属有 2 型糖尿病史。

(3)种族/民族(美国原住民、非洲裔、拉丁裔、亚裔美国人)。

(4)存在胰岛素抵抗体征或者胰岛素抵抗相关疾病(黑棘皮病、高血压、血脂异常、多囊卵巢综合征或小于胎龄儿出生体重)。

可使用空腹血糖、糖耐量试验 2 小时血糖或 HbA1c 筛查糖尿病前期。应该通过饮食控制和运动降低糖尿病前期的糖尿病发生风险,同时每年进行检测。对于糖尿病前期的人群,需同时筛查并治疗可改变的心血管疾病危险因素,包括血脂、血压的检测和控制。

 # 7.7 儿童群体的特殊类型糖尿病

7.7.1 囊性纤维化相关糖尿病如何筛查和管理

囊性纤维化相关糖尿病(cystic fibrosis-related diabetes,CFRD)是囊性纤维化患者最常见的合并症,青少年和成人并发该病的概率分别为 20% 和 40%~50%。

相比 1 型糖尿病或 2 型糖尿病患儿,囊性纤维化相关糖尿病患儿营养状况更差,可有更严重的炎症性肺病,死亡率也更高。胰岛素缺乏是囊性纤维化相关糖尿病的主要缺陷;基因决定的 β 细胞功能和与感染和炎症有关的胰岛素抵抗也可能导致囊性纤维化相关糖尿病的发生。

目前美国糖尿病学会意见如下:

(1)所有以前未被诊断为囊性纤维化相关糖尿病的囊性纤维化患儿,应在 10 岁前开始每年通过口服葡萄糖耐量试验筛查囊性纤维化相关糖尿病。

(2)不建议将 HbA1c 作为囊性纤维化相关糖尿病的筛查项目。

(3)囊性纤维化相关糖尿病患儿应使用胰岛素治疗以达到个体化的血糖目标。

(4)从确诊囊性纤维化相关糖尿病后的 5 年开始,建议每年对糖尿病并发症进行监测。

7.7.2 移植后糖尿病如何筛查和管理

移植后糖尿病(post-transplant diabetes mellitus,PTDM),也有文献称为"移植后新发糖尿病"(new onset diabetes after transplantation,NODAT)。高血糖症在移植后早期非常常见,90% 以上的肾脏异体移植受体在移植后前几周表现出高血糖症。大多数情况下,这种应激或类固醇引起的高血糖症在出院后就会消失。诊断移植后糖尿病最好在个体接受免疫抑制方案后病情稳定而且没有急性感染的情况下进行。口服葡萄糖耐量试验是诊断移植后糖尿病的首选试验。

虽然使用免疫抑制疗法是导致移植后糖尿病的主要原因,但移植排斥的风险大于移植后糖尿病的风险,所以医务人员应合理治疗高血糖症。胰岛素治疗是管理移植后糖尿病的首选方案。出院后,如果移植前血糖控制良好,原有的糖尿病患儿可以重新采用移植前的治疗方案。以前血糖不稳定或持续高血糖的患儿应继续使用胰岛素,并经常进行家庭血糖监测,以确定何时需要减少胰岛素剂量,何时适合改用非胰岛素制剂。

7.7.3　单基因糖尿病综合征如何筛查和管理

导致β细胞功能障碍的单基因缺陷,如新生儿糖尿病和MODY,仅占糖尿病患儿的很小比例(<5%)。由于单基因糖尿病发病年龄较早,故经常容易与1型糖尿病混淆。基因检测是诊断单基因糖尿病的"金标准"。

1. 新生儿糖尿病

发生在6月龄以内的糖尿病被称为新生儿糖尿病或先天性糖尿病,80%～85%的病例被发现为单基因致病,大多数为显性遗传。新生儿糖尿病很少在6月龄后发生,而自身免疫性1型糖尿病很少在6月龄以前发生。新生儿糖尿病可以是暂时性的,也可以是永久性的。暂时性新生儿糖尿病最常见的原因是6q24号染色体上的基因过度表达,大约有一半的病例会再发,而且可以用胰岛素以外的药物治疗。永久性新生儿糖尿病最常见的原因是编码β细胞KATP通道的Kir6.2亚单位(KCNJ11)和SUR1亚单位(ABCC8)的基因出现常染色体显性突变。

美国糖尿病学会和欧洲糖尿病研究协会的1型糖尿病共识报告建议,被诊断为糖尿病的6月龄以内患儿均应进行基因检测,因为30%～50%的KATP相关新生儿糖尿病患儿在使用大剂量口服磺脲类药物而非胰岛素治疗时,血糖可改善。

2. MODY

MODY往往在早期(通常在25岁之前)就开始出现高血糖症。MODY的特点是胰岛素分泌受损,而不存在或极少存在胰岛素作用障碍(不伴肥胖的情况下)。MODY为常染色体显性遗传,迄今已发现不同染色体上至少有13个基因出现异常,以GCK-MODY(MODY2)、HNF1A-MODY(MODY3)和HNF4A-MODY(MODY1)较常见。

(1) GCK-MODY患儿表现为轻度、稳定的空腹高血糖,不需要降糖药物治疗,但妊娠期除外。

(2) HNF1A-MODY或HNF4A-MODY患儿常对低剂量磺脲类药物反应良好,磺脲类药物也是一线治疗用药。

3. 单基因糖尿病的诊断

不具备1型糖尿病或2型糖尿病典型特征的儿童,以及有连续几代糖尿病家族史(提示常染色体显性遗传模式)的儿童,应进行MODY的基因检测。正确诊断单基因糖尿病至关重要,若不做基因检测,可能被误诊为1型糖尿病或2型糖尿病,导致治疗方案不理想,甚至延误家庭其他成员的诊断。

7.8　儿童糖尿病的中医药治疗

糖尿病相当于中医的"消渴"。因儿童期糖尿病以 1 型糖尿病最多见,现有儿科著作也以 1 型糖尿病为重点介绍。

7.8.1　儿童消渴的病因病机是什么

消渴发病主要病机为阴虚为本,燥热为标,本虚标实,多由于感受外邪、饮食失节、情志失调、劳倦内伤等多种因素相互作用影响,导致燥热内盛,阴液亏耗。病变涉及上、中、下三焦,病位在肺、脾(胃)、肾。

肺居上焦,为水之上源,输布津液,因燥热灼伤肺脏,肺津不布口渴,治节无权,津液不能敷布而直趋下行,清浊不分而直下膀胱,致小便频多或有膏脂而甜;脾胃同居中焦,为水谷之海,脾胃受燥热所伤,胃火炽盛,脾阴不足,则消谷善饥而多食,胃火上炎而口渴多饮;久病脾虚,升降失职,精华与糟粕皆下趋注入小便,致多尿而尿甜;肾居下焦,肾气亏损,气化失常,难以蒸腾化气,固摄失权,致尿频量多。

因此消渴一病,阴虚为本,燥热为标。若病久不愈,正气愈亏,则变证丛生。肺脾两虚则劳热骨蒸;肝肾阴亏则耳聋目瞀;燥热内结,蕴毒成脓可发为疮疡、痈疽;痰湿内阻,蒙蔽清窍而神志昏蒙。

> **深入阅读**
>
> 　　消渴病的"三多"症状,往往同时存在。但根据消渴"三多"程度轻重不同,而分为上、中、下三消,及肺燥、胃热、肾虚之别。通常以肺燥为主,多饮症状较突出者,称为上消;以胃热为主,多食症状较为突出者,称为中消;以肾虚为主,多尿症状较为突出者,称为下消。
>
> 　　《医学心悟·三消》曰:"治上消者,宜润其肺,兼清其胃";"治中消者,宜清其胃,兼滋其肾";"治下消者,宜滋其肾,兼补其肺。"

7.8.2　儿童消渴的治疗原则是什么

1 型糖尿病应采取以胰岛素治疗为主的综合性治疗措施,同时需要配合营养和饮食管理,适当运动和精神心理治疗,防治并发症。中医治疗可作为儿童糖尿病的辅助手段,根据疾病标本缓急,虚实阴阳,辨证论治,调整体质偏颇,改善患儿的生长发育状况。

7.8.3　中医如何治疗儿童消渴

1. 儿童消渴的辨证论治

儿童消渴主要按照八纲辨证结合脏腑辨证进行辨证论治。病初多为阴虚燥热,若失治误治,病情迁延,可由阴津亏虚发展为阴阳两虚,甚至虚阳浮越。久病不愈,若发疮、疖、痈等,需加用清热解毒之品;并发目盲,则治以滋补肝肾。

1)肺热津伤

（1）证候：口渴多饮，随饮随渴，舌燥咽干，尿频量多，舌尖红，苔薄黄少津，脉洪数或细数。

（2）辨证：本证多见于病之初起，热伤肺津患儿。临床以多饮口渴，舌燥咽干，舌尖红少津为特征。

（3）治法：清热润肺，生津止渴。

（4）方药：玉女煎加减（石膏、熟地黄、麦冬、知母、牛膝）。若烦渴不止，小便频数，脉数乏力者为气阴两伤，加人参、黄芪，重用麦冬、天花粉、知母益气养阴，生津止渴。

2)胃燥津伤

（1）证候：多食善饥，口渴多饮，形体消瘦，大便燥结，小便频数，舌红，苔黄，脉数。

（2）辨证：本证多见于病之极期，胃火炽盛患儿。临床以多食善饥，口渴多饮，形瘦便干为特征。

（3）治法：清胃泻热，养阴保津。

（4）方药：白虎加人参汤合增液汤加减（知母、石膏、甘草、粳米、人参、玄参、麦冬、地黄）。可加黄连、栀子清热泻火。

3)肾阴亏损

（1）证候：尿频量多，口干舌燥，或渴而多饮，五心烦热，头昏乏力，腰膝酸软，形体消瘦，舌红，脉细数。

（2）辨证：本证多见于糖尿病病程较长患儿。临床以尿频量多，头昏腰酸，五心烦热为特征。

（3）治法：滋阴补肾，生津清热。

（4）方药：六味地黄丸加减（熟地黄、山茱萸、山药、泽泻、牡丹皮、茯苓）。阴虚火旺而烦躁，五心烦热，盗汗，失眠者，可加知母、黄芪滋阴泻火；尿频明显可加益智仁、乌药或煅龙骨、煅牡蛎；视物不清可加决明子、菊花。

4)阴阳两虚

（1）证候：小便频数，混浊如脂膏，甚则饮一溲一，腰膝酸软，头晕耳鸣，咽干唇燥，面容憔悴，耳轮干枯，四肢欠温，大便溏薄，舌淡，苔白而干，脉沉细无力。

（2）辨证：本证多见于消渴病病情重、病程长，肾之阴阳俱虚的患儿。临床以溲混如膏，腰腿软，唇燥面憔，肢冷便溏为特征。

（3）治法：育阴温阳，阴阳双补。

（4）方药：金匮肾气丸加减（地黄、山药、泽泻、茯苓、牡丹皮、桂枝、附子）。可酌加覆盆子、桑螵蛸、金樱子补肾固摄。

2. 儿童消渴中成药治疗

（1）六味地黄丸：用于肾阴亏虚证。每次3～6 g，每天2次。

（2）消渴丸：用于肺燥津亏，气阴两亏证。每次3～5丸，每天3次。

3. 儿童消渴的针灸推拿治疗

（1）耳针：取内分泌、胰、肾、三焦、神门、肺、胃。用王不留行籽或磁珠埋压，外以胶布固定，每5天换药1次，7次为1个疗程。

（2）推拿：头部取水沟、兑端、内分泌、神门穴，以点、叩、振、颤手法。腹部取章门、中极、横骨穴，以推、拿、摩、点手法。首部取小肠俞、肾俞、三焦俞，以捏脊手法为主。四肢取中渚穴、三阴交穴,以推、按、点、揉手法,每天 1 次,每次 15～20 分钟,15 天为 1 个疗程。

 # 你问我答

糖尿病可以预防吗?

糖尿病有很多种分型,其中大多数患者为 1 型糖尿病和 2 型糖尿病,大多数为遗传因素和环境因素共同作用的结果。而糖尿病的预防分为以下三个层面。

(1)一级预防的目标是控制糖尿病的危险因素,预防糖尿病的发生。

(2)二级预防的目标是早发现、早诊断、早治疗,在已诊断的患者中预防糖尿病并发症的发生。

(3)三级预防的目标是延缓已存在的糖尿病并发症的进展,降低致残率和死亡率,改善患者的生活质量。

就 1 型糖尿病而言,某些药物在前期研究中显示出延缓高危人群向临床 1 型糖尿病进展的效果(二级预防)。严格的血糖控制可以延缓微血管并发症的发生(如糖尿病视网膜病变、糖尿病肾病以及糖尿病神经病变),还可以减少大血管并发症的发生(三级预防)。但是另一方面,严格控制血糖的同时也要注意避免低血糖的发生。尚有一些临床试验正在验证部分糖尿病技术改善生活质量的效果。

就 2 型糖尿病而言,糖耐量降低的人群接受适当的生活方式干预可延迟或预防 2 型糖尿病的发生(一级预防),措施包括增加蔬菜摄入量、减少酒精和单糖的摄入量,鼓励超重或肥胖患者减轻体重,增加日常活动量;一些药物也显示出降低部分糖尿病前期人群发生糖尿病风险的效果。科学控制血压和血糖可以降低无明显血管并发症的糖尿病患者发生心血管事件的风险(二级预防)。严格控制血糖可以降低已发生的早期糖尿病微血管病变(如非增生性视网膜病变、微量白蛋白尿等)进一步发展的风险(三级预防);然而,在糖尿病病程较长、年龄较大且具有多个心血管危险因素或已有心血管疾病的人群中,严格控制血糖对降低心血管事件和死亡风险的效应较弱。

尿糖阳性一定是糖尿病吗?

葡萄糖从肾小球滤出,在肾近曲小管被主动重吸收,但葡萄糖的重吸收是有限的,其最大限度即为肾脏的葡萄糖阈值(简称肾糖阈)。糖尿病血糖超过一定数值,尿液中可出现葡萄糖,因此尿糖测定可间接反映血糖。但是存在以下几种特殊情况。

(1)在血糖正常的情况下,如果存在肾小管病变,导致重吸收葡萄糖的能力降低,肾糖阈下降,也可能出现糖尿(肾性糖尿),可见于慢性肾炎、肾病综合征、间质性肾炎、家族性糖尿病等。

(2)少数正常人摄入大量糖后,由于小肠吸收糖过快,肾糖负荷过重,可出现暂时性糖尿。胃切除、短肠综合征或甲亢患者的肠吸收糖速度超过正常,餐后血糖升高明显,也可出现一过性糖尿。

(3)进食乳糖、半乳糖、果糖、甘露糖及一些戊糖等过多或体内代谢失调使血液浓度增高时,可出现相应的糖尿。

(4)尿液中含有的某些还原性物质,如维生素 C、尿酸、葡萄糖醛酸,以及一些随尿液排出的药物,如异烟肼、链霉素、水杨酸、阿司匹林等,也可使尿糖定性检查出现假阳性反应。

所以尿糖阳性,不能一概而论。

胰岛素有什么作用?

胰岛素的分泌与能量的丰富程度有关。也就是说,当人摄入大量提供能量的食物,特别是过量的糖时,胰岛素的分泌就会增加。反过来,胰岛素在储存多余的能量方面发挥着重要作用。糖过剩时,胰岛素将糖以糖原的形式储存在肝脏和肌肉中。此外,所有不能以糖原形式储存的过剩糖在胰岛素的刺激下转化为脂肪并储存在脂肪组织中。另外,胰岛素在促进细胞对氨基酸的吸收和将氨基酸转化为蛋白质方面有直接作用,胰岛素还可抑制细胞中蛋白质的分解。

胰岛素治疗可能有哪些不良反应?

胰岛素治疗的全身不良反应主要包括低血糖、体重增加、水肿、屈光不正和过敏反应。低血糖是最常见的胰岛素治疗不良反应。

(1) 发生低血糖的原因有胰岛素用量过大,注射胰岛素后未按时进食或进食量太少,活动量过大或活动时间过长等。

(2) 长期使用胰岛素,由于胰岛素具有促进蛋白质和脂肪合成的作用,会引起不同程度的体重增加。

(3) 部分患者使用胰岛素后可出现水肿,多见于面部及四肢,继续使用一段时间后常可自行消失。

(4) 初始使用胰岛素的患者常出现屈光不正,表现为视物模糊、远视,当血糖控制稳定后,症状迅速消失,常无需处理。

(5) 极少数患者使用胰岛素后可出现荨麻疹、血管神经性水肿、紫癜等,个别患者甚至可出现过敏性休克,建议脱敏治疗或更换胰岛素种类。

局部不良反应主要包括皮下脂肪增生、脂肪萎缩以及注射部位疼痛。

(1) 皮下脂肪增生是胰岛素治疗中最常见的局部并发症,表现为该区域的皮下脂肪增生、增厚、由软变硬或出现质地较韧的肿胀。皮下脂肪增生的出现与胰岛素使用时间的长短、注射部位是否轮换、更换针头的频率有关。皮下脂肪增生会增加胰岛素用量,还会加剧血糖波动,加大血糖控制难度,导致医疗费用增加。一旦有皮下脂肪增生现象,应停止在此部位继续注射,以减少皮下脂肪增生产生的影响。皮下脂肪增生一般会在停止胰岛素注射后不久消退。

(2) 脂肪萎缩可发生在所有的注射部位,相比脂肪增生,脂肪萎缩比较少见。脂肪萎缩可随时间而消退,可能与胰岛素抗体产生、未进行注射部位轮换及针头重复使用等相关。一旦发生脂肪萎缩应改变胰岛素剂型、改变注射部位或换为使用胰岛素泵。脂肪萎缩部位用糖皮质激素注射治疗仍缺乏临床研究证据。

(3) 少数患者会出现注射部位疼痛。避免和减轻疼痛的方法:室温保存正在使用的胰岛素,待消毒部位酒精彻底挥发后进行注射,避免在体毛根部注射,针头刺入皮肤需平滑进入而非猛戳,大剂量胰岛素应拆分注射或提高胰岛素浓度,选用直径更小、长度更短的针头,每次使用需更换新针头,或使用无针注射器等。

综上所述,为了尽量避免胰岛素治疗的不良反应,建议患者在开始注射胰岛素时应接受有关胰岛素正确注射技术的指导教育,包括定期的注射部位轮换和皮肤检查。临床医师应至少每年检查胰岛素注射和输注部位。

胰岛素如何储存?

温度是影响胰岛素效果的重要因素。温度低于 0 ℃,胰岛素活性会遭到破坏;而温度超过 25 ℃,胰岛素的活性会降低。

未开封的胰岛素应储存在 2～8 ℃的环境中,避免冷冻和阳光直射,防止反复振荡。

已开封的胰岛素可室温保存,但随着存放时间的延长,药物效价呈下降趋势,因此,应尽量减少药液开启后的存放时间,一般建议初次胰岛素使用后在室温下储存不超过 28～30 天,德谷胰岛素在低于 30 ℃环境下储存不超过 56 天,地特胰岛素和甘精胰岛素 U300 储存不超过 42 天。

参考文献

［1］ Hall J E,Hall M E. Guyton and hall textbook of medical physiology［M］. 14th ed. Philadelphia:Elsevier,2020.

［2］ 王庭槐.生理学［M］.9 版.北京:人民卫生出版社,2018.

［3］ 廖二元,袁凌青.内分泌代谢病学［M］.4 版.北京:人民卫生出版社,2019.

［4］ 王建枝,钱睿哲.病理生理学［M］.9 版.北京:人民卫生出版社,2018.

［5］ 王吉耀,葛均波,邹和建.实用内科学［M］.16 版.北京:人民卫生出版社,2022.

［6］ 万学红,卢雪峰.诊断学［M］.9 版.北京:人民卫生出版社,2018.

［7］ Mayer-Davis E J,Kahkoska A R,Jefferies C,et al. ISPAD Clinical Practice Consensus Guidelines 2018:Definition,epidemiology,and classification of diabetes in children and adolescents［J］. Pediatr Diabetes,2018,19 Suppl(27):7-19.

［8］ 中华医学会糖尿病学分会,中国医师协会内分泌代谢科医师分会,中华医学会内分泌学分会,等. 中国 1 型糖尿病诊治指南（2021 版）［J］. 中华糖尿病杂志,2022, 14(11):108.

［9］ 王卫平,孙锟,常立文.儿科学［M］.9 版.北京:人民卫生出版社,2018.

［10］ 中华医学会糖尿病学分会.中国 2 型糖尿病防治指南（2020 年版）［J］.中华糖尿病杂志,2021,13(4):315-409.

［11］ 吴蔚,傅君芬.儿童青少年 2 型糖尿病诊治中国专家共识［J］.中华儿科杂志, 2017,55(6):404-410.

［12］ 中华医学会糖尿病学分会.中国血糖监测临床应用指南（2015 年版）［J］.中华糖尿病杂志,2015,7(10):603-613.

［13］ Marcdante K J,Kliegman R M,Schuh A M. Nelson essentials of pediatrics［M］. 9th ed. Philadelphia,PA:Elsevier,2023.

［14］ 中国医师协会内分泌代谢科医师分会,国家代谢性疾病临床医学研究中心.糖尿病分型诊断中国专家共识［J］.中华糖尿病杂志,2022,14(2):120-139.

［15］ 中华医学会儿科学分会内分泌遗传代谢学组,中华儿科杂志编辑委员会. 中国儿童 1 型糖尿病标准化诊断与治疗专家共识（2020 版）［J］.中华儿科杂志,2020,58(6): 447-454.

［16］ 孙长颢.营养与食品卫生学［M］.8 版.北京:人民卫生出版社,2017.

［17］ 王雪峰,郑健.中西医结合儿科学［M］.北京:中国中医药出版社,2021.

［18］ 中华医学会儿科学分会内分泌遗传代谢学组. 矮身材儿童诊治指南［J］.中华儿科杂志,2008,46(6):428-430.

［19］ 黄丽琴.矮小症患儿病因及心理社会功能的研究进展［J］.慢性病学杂志，2020(2):218-220.

［20］ 罗小平.身材矮小症儿童诊疗规范［M］.北京:人民卫生出版社,2019.

（段云雁）

第8章
生长激素与儿童生长障碍

本章重要主题词提示

矮身材（short stature），生长激素（growth hormone，GH），重组人生长激素（recombinant human GH，rhGH），生长激素缺乏症（growth hormone deficiency，GHD）

8.1　矮身材

8.1.1　什么是矮身材

矮身材是指在相似生活环境下,同种族、同性别和同年龄的个体身高低于正常人群平均身高 2 个标准差者或低于第 3 百分位数(P₃,约 1.88 个标准差),具体可参照附录 2"0～18 岁儿童身高、体重的百分位数标准值"。

8.1.2　矮身材有哪些危害

矮身材除了影响儿童成年身高以外,还对儿童心理方面有着极大影响。矮身材患儿可能面临如下问题。

(1)自卑感和不良情绪:矮身材患儿常常感到自卑,因为他们与同龄人相比可能显得较为矮小。这种自卑感容易导致焦虑、抑郁和孤独等不良情绪的出现。

(2)内向和情绪敏感:矮身材患儿的性格倾向更多地表现为内向、情绪不稳定和敏感。他们可能更容易受到外界环境的影响,情绪波动较大。

(3)社交困难:矮身材患儿在与同龄人的交往中可能遇到困难。他们缺乏自信心,往往对自己的外貌感到自卑,这使得他们难以与他人建立正常的社交关系,社会功能减退。

(4)学业问题:矮身材患儿可能在学业方面遇到困难。由于心理因素的影响,他们往往注意力难以集中,学习能力较弱。在课堂上可能出现违纪行为,影响他人。

(5)家庭影响:矮身材患儿的家长可能出于对儿童的担心而过分保护他们。这种过度保护可能导致儿童的社交能力和集体活动能力受到限制。

8.1.3　矮身材的病因及分类

矮身材的发病原因较多,主要包括遗传因素、体质因素、营养因素、自身代谢疾病、骨骼发育障碍、内分泌系统疾病、慢性病及社会心理问题等几个方面。具体列举如下。

1. 特发性矮身材

特发性矮身材(idiopathic short stature,ISS)是一组目前病因不明的导致儿童身材矮小疾病的总称。出生时身长和体重正常;生长速率稍慢或正常,一般年生长速率<5 cm;两项生长激素激发试验的生长激素(GH)峰值≥10 μg/L,胰岛素样生长因子-1(IGF-1)的浓度基本正常;骨龄正常或延迟;无明显的慢性器质性疾病(肝、肾、心、肺、内分泌代谢病和骨骼发育障碍),无严重心理和情感障碍,无染色体异常。

特发性矮身材可分为家族性矮身材和非家族性矮身材。

(1)家族性矮身材(familial short stature):父母身材均矮小(男性<160 cm,女性<150 cm),患儿身高低于 P₃ 或 2 个标准差,但年生长速率>5 cm,骨龄和年龄相称,智能和性发育正常。

(2)非家族性矮身材(non-familial short stature):患儿身高低于 P₃ 或 2 个标准差,父母身高在正常范围内,青春期发育可正常也可延迟,青春期发育延迟的非家族性矮身材称为体质性青春期发育延迟(constitutional delay of growth and puberty)。

2. 内分泌系统疾病

内分泌系统疾病主要有性早熟、生长激素缺乏症、甲状腺功能减退、皮质醇增多症、假性甲状旁腺功能减退等。其中生长激素缺乏症是内分泌系统疾病所致的矮身材中较为常见的一种,实验室检查提示儿童的生长激素水平小于 10 μg/L,患儿会出现面部幼稚、身材矮小、平足等症状。

3. 先天性代谢缺陷病

(1)黏多糖贮积症。

(2)溶酶体贮积病。

4. 骨骼发育障碍

骨骼发育障碍可分为各种骨、软骨发育不全以及其他类型佝偻病,均有特殊面容和体态,可进行骨骼 X 线检查以鉴别,询问家族史,多存在染色体显性遗传。

5. 染色体异常

如特纳综合征(Turner syndrome)、唐氏综合征(Down syndrome)、普拉德-威利综合征(Prader-Willi syndrome)等,需进行染色体核型分析以确定诊断。

6. 宫内生长迟缓

宫内感染、胎盘功能异常、努南综合征(Noonan syndrome)、拉塞尔-西尔弗征(Russell-Silver syndrome)、母体染色体异常等。

7. 其他因素

矮身材还与患儿自身的全身性疾病有关,如先天性心脏病、结核感染、慢性肝病、哮喘、慢性肾病、长期营养不良等,全身系统疾病都会影响儿童的生长发育,进而导致身材矮小。儿童的成长环境、精神状况、社会因素等均会影响儿童的生长发育;家庭关系不和还会严重影响儿童的心理健康。

8.1.4　哪些激素影响儿童身高

机体的生长发育受多种激素的调节(表 8.1),而生长激素是起关键性作用的激素。

表 8.1　调节生长发育的部分激素的主要作用

激　　素	主　要　作　用
生长激素	全身组织器官生长,尤其是骨骼与肌肉等软组织
甲状腺激素	维持胚胎期间生长发育,尤其是脑发育;促进生长激素分泌,提供允许作用
胰岛素	与生长激素协同作用,促进胎儿生长;促进蛋白质合成
肾上腺皮质激素	抑制躯体生长;抑制蛋白质合成
雄激素	促进青春期躯体生长;促进骨骺闭合;促进肌肉增长
雌激素	促进青春期躯体生长;促进骨骺闭合

从儿童分期来看,儿童生长发育具有以下特点。

(1)婴幼儿期:人的一生中生长速率最快的阶段,身高增长主要是受甲状腺激素、生长激素和营养状况的影响。

(2)儿童期:儿童稳定生长的一个非常关键的时期,身高增长主要受甲状腺激素、生长激素的调控。

（3）青春期：身高增长的第 2 个高峰期，身高增长主要受生长激素和性激素调控，二者相互协同促进身高的快速增长。

 # 8.2　生长激素

8.2.1　生长激素是什么

临床中，生长激素一般指人生长激素（human growth hormone，hGH）；在健康宣教活动中，生长激素也常用于指称"重组人生长激素"（recombinant human GH，rhGH）。

8.2.2　人生长激素是什么

人生长激素是由腺垂体分泌的、由 191 个氨基酸残基组成的蛋白质类激素。腺垂体富含生长激素细胞，生长激素也是腺垂体中含量最多的激素。成人血清中人生长激素的基础水平不足 $0.3~\mu g/dl$，受年龄和性别的影响，通常儿童生长激素水平高于成人，女性稍高于男性，但一般不超过 $1~\mu g/dl$。

生长激素的基础分泌呈节律性脉冲式释放，脉冲的周期与年龄、性别相关，青春期及青春后期平均可达 8 次/天，青年女性生长激素的连续分泌比男性明显，最高可达 $6~\mu g/dl$，可能与性激素有关。在人的一生中，青年期生长激素分泌水平最高，平均为 $60~\mu g/(kg \cdot d)$，随年龄的增长而逐渐减少。

血清中生长激素水平还受睡眠、体育锻炼、血糖及性激素水平等多种因素的影响。入睡后生长激素分泌明显增加，60 分钟左右达到高峰，以后逐渐降低。血清中生长激素的半衰期为 6～20 分钟。肝和肾是生长激素降解的主要部位。

血清中生长激素以结合型与游离型两种形式存在。生长激素与高度特异性的生长激素结合蛋白（growth hormone binding protein，GHBP）结合，结合型生长激素占生长激素总量的 40%～45%。一分子生长激素可结合两分子生长激素结合蛋白，形成更大的分子复合物。结合型生长激素成为生长激素的外周储运库，与游离型生长激素保持动态平衡，并决定血清中游离型生长激素水平以及进入组织和到达细胞膜表面的量。

8.2.3　人生长激素的作用机制是怎样的

生长激素的作用是通过生长激素与生长激素受体（growth hormone receptor，GHR）结合而介导的，生长激素受体是人类生长行为和功能生理变异的主要效应因子。生长激素受体在人体肝脏、脂肪组织、心脏、肾脏、肠道、肺、胰腺、软骨和骨骼肌中均有表达，生长激素通过与靶细胞的生长激素受体结合，从而刺激许多组织（主要是肝脏）中胰岛素样生长因子-1（IGF-1）的生成和分泌。

胰岛素样生长因子系统由 2 个胰岛素样生长因子（IGF-1、IGF-2）、2 个胰岛素样生长因子受体（IGF-r1、IGF-r2）和 6 个胰岛素样生长因子结合蛋白（insulin-like growth factor binding protein，IGFBP）组成。IGFBP-3 是出生后血液中含量最高的 IGFBP，它与 IGF 相结合，防止其降解；它们还促进了 IGF 在身体各部位的运输。IGFBP-3 是 IGF-1 的主要结合蛋白，是血液循环中的主要结合蛋白。

生长激素通过两个步骤诱导生长：生长激素直接激活生长激素受体蛋白激酶以刺激 IGF-1 的合成，然后 IGF-1 通过与 IGFBP-3 相结合转运于靶细胞，发挥生长激素的部分生理作用；因此生长激素直接或间接（通过 IGF-1）作用于各种组织的细胞。这种称为生长激素作用的"双效应器"理论。为了发挥作用，生长激素和 IGF-1 分别与它们的同源受体结合，激活一系列细胞内信号系统，从而调节许多介导细胞分化、生长和其他生理功能的基因。

8.2.4 人生长激素有哪些作用

1. 促进生长

生长激素对几乎所有组织和器官的生长都有促进作用，尤其是对骨骼、肌肉和内脏器官的作用较为显著。生长激素的促进生长作用主要通过促进骨、软骨、肌肉和其他组织细胞的增殖以及增加细胞中蛋白质的合成，以促进全身多数器官细胞的大小和数量增加。

生长激素对软骨和骨骼的生长促进作用最为显著，尤其是在青春期。成骨细胞和软骨细胞上有生长激素受体，生理剂量的生长激素对成骨细胞有直接作用，刺激成骨细胞增殖和分化，在骨骺闭合以前生长激素可以直接刺激骨的生长板中的前软骨细胞分化为软骨细胞，同时加宽骺板，促进骨骼的纵向生长。

幼年期生长激素分泌不足，患儿生长停滞，身材矮小，称为侏儒症（dwarfism）；相反，幼年期生长激素分泌过多则表现为巨人症（gigantism）。成年后，如果生长激素分泌过多，由于骨骺已闭合，长骨不再生长，但结缔组织中的透明质酸和硫酸软骨素聚集则会使面部和内脏器官肥大，肢端的短骨、颅骨及软组织异常生长，表现为手足粗大、指趾末端如杵状、鼻大唇厚、下颌突出及内脏器官增大等现象，称为肢端肥大症（acromegaly）。

2. 调节三大物质代谢

生长激素能调节蛋白质、脂肪、糖的代谢。

（1）生长激素总体上可促进蛋白质的合成代谢，主要促进氨基酸向细胞内转运，并抑制蛋白质分解，增加蛋白质含量。生长激素能加速软骨、骨、肌肉、肝、肾、肺、肠、脑及皮肤等组织的蛋白质合成。生长激素促进蛋白质合成的效应与其促进生长的作用相互协调。

（2）生长激素可促进脂肪降解，为脂解激素。生长激素可激活对胰岛素敏感的脂肪酶，促进脂肪分解，增强脂肪酸氧化，提供能量，最终使机体的能量来源由糖代谢向脂肪代谢转移，有助于促进生长发育和组织修复。

（3）生长激素对碳水化合物（糖）代谢的影响多继发于其对脂肪的动员。血中游离脂肪酸增加可抑制骨骼肌与脂肪组织摄取葡萄糖，减少葡萄糖的消耗，使血糖水平升高，表现为"抗胰岛素"效应。生长激素也可通过降低外周组织对胰岛素的敏感性而使血糖升高。生长激素分泌过多时，可造成垂体性糖尿。

3. 其他作用

生长激素还在多个环节发挥作用，如刺激 B 淋巴细胞产生抗体，提高 NK 细胞和巨噬细胞的活性，因而能维护免疫系统功能；此外，生长激素还可调节情绪与行为，影响中枢神经系统的活动。

8.2.5 人体是如何调节生长激素分泌的

生长激素的分泌主要受下丘脑生长激素释放激素（growth hormone releasing hormone，GHRH）与生长激素释放抑制激素（growth hormone release inhibiting hormone，GHRIH；

somatostatin,SS)的双重调节。

生长激素释放激素可特异性地刺激腺垂体合成和分泌生长激素,并诱导生长激素细胞增殖。

生长激素释放抑制激素不仅抑制生长激素的基础分泌,也抑制其他因素(如运动、生长激素释放激素、胰岛素致低血糖、精氨酸等)所引起的生长激素分泌,但没有直接抑制生长激素细胞增殖的作用。

一般认为,生长激素释放激素对生长激素的分泌起调节作用,而生长激素释放抑制激素则主要在应激等刺激引起生长激素分泌过多时才发挥抑制生长激素分泌的作用。与其他垂体激素一样,生长激素对下丘脑和腺垂体有负反馈调节作用。生长激素又可间接地通过刺激 IGF-1 的释放抑制生长激素分泌。

下丘脑内还有其他多种激素也对生长激素的分泌起调节作用。

(1) 促甲状腺激素释放激素和血管升压素具有促进生长激素分泌的作用。

(2) 促生长激素释放素(growth hormone releasing hormone,GHRH)是最先在胃黏膜中发现的 28 肽,具有类似生长激素释放激素作用,能强力促进腺垂体生长激素细胞释放生长激素,但不能刺激生长激素的合成。除下丘脑外,促生长激素释放素在胃肠道、垂体、肝、胰、肾等部位也有表达。

饥饿、运动、低血糖、应激等使能量供应缺乏或消耗增加时,均可引起生长激素分泌增多,其中尤以急性低血糖对生长激素分泌的刺激效应最为显著。反之,血糖升高则可通过促进生长激素释放抑制激素和抑制生长激素释放激素分泌而使生长激素分泌水平降低。

8.2.6　生长激素缺乏症是什么

1. 生长激素缺乏症的定义

生长激素缺乏症(growth hormone deficiency,GHD)是由于腺垂体合成和分泌生长激素部分或完全缺乏,或由于生长激素分子结构异常等所致的生长发育障碍性疾病。发生率为 20/100000 至 25/100000,男女比例约为 3∶1。根据下丘脑-生长激素-胰岛素样生长因子轴功能缺陷,其可分为原发性生长激素缺乏症或继发性生长激素缺乏症。

2. 生长激素缺乏症的诊断

符合下列情况者可诊断为生长激素缺乏症。

(1) 身高低于同年龄、同性别正常健康儿童平均身高的 2 个标准差,或者低于正常儿童生长曲线 P_3。

(2) 年生长速率:3 岁以下,每年 <7 cm;3 岁～青春期前,每年 <5 cm;青春期,每年 <6 cm。

(3) 匀称性矮小、面容幼稚。

(4) 智力发育正常。

(5) 骨龄落后于实际年龄(也有文献要求落后两年)。

(6) 两种药物生长激素激发试验生长激素峰值均小于 10 μg/L。

(7) 血清 IGF-1 水平低于正常。

(8) 排除其他影响生长的疾病。

3. 生长激素激发试验

1)生长激素激发试验的必要性　　生长激素缺乏症的诊断依赖于检测血清中生长激素的

水平,但由于生理条件下生长激素呈现脉冲式分泌,且易受睡眠、运动、应激的影响,随机测定血清中生长激素水平不能准确地反映机体分泌生长激素的情况,因此目前临床上用生长激素激发试验评价生长激素分泌情况,它也是临床诊断生长激素缺乏症的重要依据。

生长激素激发试验,是通过使用某种可使生长激素分泌增加的方法或药物,观察血液中生长激素的动态变化,从而了解下丘脑和垂体调节、合成与分泌的能力。

2)生长激素激发试验的方法　由于任何一种激发试验都存在一定假阳性率,因此必须采用两种作用方式不同的药物进行激发试验(表 8.2),其中一种为促进生长激素释放的药物(可乐定、左旋多巴等),另一种为抑制生长抑素释放的药物(胰岛素、精氨酸、溴吡斯的明等)。

表 8.2　生长激素激发试验的方法

试　　验	方　　法	采 血 时 间
胰岛素	0.075 U/kg,静脉注射	0 分钟、15 分钟、30 分钟、60 分钟、90 分钟
精氨酸	0.5 g/kg(不超过 30 g)用注射用水配成 5%～10% 的溶液,30 分钟静脉滴注完	
可乐定	4 μg/kg,1 次口服	
左旋多巴	10 mg/kg(不超过 500 mg),1 次口服	

生长激素激发试验前一晚 20 时后禁食、禁水,激发试验当天卧床休息,试验前 30 分钟放好留置针头,在上午 8—10 时开始进行试验,嘱家属准备甜饮料或甜面包等食物。生长激素激发试验时,挑选血管,穿刺套管针。一般选择上肢肘正中静脉,此处血管较粗较直,方便采血。抽取空腹状态下的相关检查项目,根据患儿体重,静脉注射胰岛素(0.075 U/kg),备相应剂量可乐定(每片 250 mg,10 mg/kg)口服,分别在给药前及给药后 15 分钟(血糖如未达到标准,追加胰岛素 0.025 U/kg,并于 15 分钟后再次采血,采血后测量血糖值,取用两次血糖值低的一管血进行化验,另一管血废弃)、30 分钟、60 分钟、90 分钟采血测生长激素值,测量血糖值,监测呼吸、心率、血压并记录。

3)生长激素激发试验指征

(1)身高低于正常参考值 2 个标准差或低于正常儿童生长曲线 P_3。

(2)骨龄低于实际年龄 2 岁以上者。

(3)身高增长率在 P_{25}(按骨龄计)以下者,2 岁儿童为每年<7 cm;3 岁至青春期儿童<5 cm,青春期儿童为每年<6 cm。

(4)临床有内分泌紊乱症状或畸形综合征表现者。

(5)其他原因需进行垂体功能检查者。

4)生长激素激发试验结果解读

(1)生长激素峰值<5 ng/ml,提示完全性生长激素缺乏症。

(2)生长激素峰值在 5～10 ng/ml,提示部分性生长激素缺乏症。

(3)生长激素峰值>10 ng/ml,提示生长激素分泌正常。

8.2.7　重组人生长激素

重组人生长激素是通过基因重组技术生产,在氨基酸含量、序列和蛋白质结构上与人生长激素相同。在儿科领域,采用重组人生长激素进行替代治疗,可以明显促进儿童的身高增长。同时,重组人生长激素在生殖领域、烧伤领域及抗衰老领域也有重要作用。目前对重组人生长激素的治疗范围、治疗方案、疗效以及安全性的研究尚在继续深入。

8.3　矮身材的治疗

8.3.1　西医如何治疗矮身材

矮身材的治疗措施取决于病因,临床上首先需要明确矮身材的病因诊断及鉴别诊断,然后根据病因进行针对性的治疗,并结合患儿日常营养、运动和睡眠状况给予适当干预及调整。排除原发病引起的矮身材后,常用的治疗药物如下。

(1)重组人生长激素:对多种生长发育迟缓均有较确切的疗效,同时不促进骨骺愈合和性发育提前。

(2)蛋白同化类固醇激素:与生长激素合用可用于男性青春期发育迟缓、部分特纳综合征的治疗。

(3)芳香化酶抑制剂:主要通过抑制芳香化酶将雄烯二酮、睾酮转化为雌酮、雌二醇,从而延缓骨骺融合,达到促线性生长的目的。

(4)促性腺激素释放激素类似物(gonado-tropin-releasing hormone analogue,GnRHa):主要用于治疗青春发育期特发性矮身材患儿,可抑制第二性征发育,延缓骨龄进展,从而维持身高增长潜力,达到提高最终身高的目的。

1. 重组人生长激素的适应证

目前可用重组人生长激素治疗的、导致矮身材的疾病如下。

(1)生长激素缺乏症。

(2)特纳综合征。

(3)普拉德-威利综合征。

(4)小于胎龄儿。

(5)特发性矮身材。

(6)短肠综合征。

(7)SHOX 基因缺陷症。

(8)努南综合征。

2. 重组人生长激素的治疗原则

明确有重组人生长激素治疗的适应证后,应坚持规范化治疗,遵循个体化原则,早治疗、足剂量、长疗程。

重组人生长激素治疗疗程视病情需要而不同,治疗时间越长,身高标准差的改善越显著;为改善成年身高,重组人生长激素治疗应持续 1 年以上。

治疗效果有剂量依赖效应且存在个体差异;开始治疗的年龄越小,疗效越好;治疗剂量与病种、青春期状态、IGF-1 水平等有关;生长激素缺乏症患儿补充的是生理剂量的生长激素,剂量需求较低;特发性矮身材、特纳综合征等治疗剂量稍大;小于胎龄儿因存在一定程度的生长激素抵抗,治疗剂量高于其他疾病;青春期治疗剂量应高于青春期前(表8.3)。

表 8.3　各疾病重组人生长激素的用量

适 应 证	mg/(kg · d)	U/(kg · d)
儿童期生长激素缺乏症	0.025～0.050	0.075～0.150
青春期生长激素缺乏症	0.025～0.070	0.075～0.200
特发性矮身材	0.043～0.070	0.125～0.200
小于胎龄儿	0.035～0.070	0.100～0.200
特纳综合征	0.050	0.150
普拉德-威利综合征	0.035～0.050	0.100～0.150

3. 重组人生长激素的副作用

重组人生长激素治疗总体不良反应的发生率低于 3%。

目前报道重组人生长激素治疗的相关不良反应有良性颅高压、甲状腺功能低下、股骨头滑脱、脊柱侧弯、诱发肿瘤的可能性、色素痣、手脚变大等。注射局部红肿及皮疹并不常见，中耳炎、胰腺炎、男性乳腺发育等亦有少数报道。

重组人生长激素长期治疗可降低胰岛素敏感性，增加胰岛素抵抗，部分患者出现空腹血糖受损、糖耐量减少，但多为暂时可逆的，极少发展为糖尿病。绝大多数患儿在重组人生长激素治疗中血糖维持在正常范围。目前临床资料未显示重组人生长激素治疗可增加肿瘤发生、复发的危险性或导致糖尿病的发生，但对恶性肿瘤及严重糖尿病患者建议不用重组人生长激素治疗。

重组人生长激素治疗前应常规行头颅 MRI 检查，以排除颅内肿瘤。在重组人生长激素治疗前及治疗过程中均需定期进行空腹血糖、胰岛素水平的检查，必要时做口服葡萄糖耐量试验，排除糖尿病及糖代谢异常。

4. 重组人生长激素治疗的禁忌证

以下情况禁用重组人生长激素治疗。

(1) 活动性肿瘤、布卢姆综合征(Bloom syndrome)、范科尼综合征(Fanconi syndrome)、唐氏综合征等有肿瘤风险的疾病。

(2) 活动性精神病、严重肥胖、未控制的糖尿病、未控制的严重阻塞性睡眠呼吸暂停等。

(3) 骨骺已完全闭合，禁用重组人生长激素用于促生长治疗。

以下情况慎用重组人生长激素治疗。

(1) 具有肿瘤家族史或患有下列疾病：中枢神经系统肿瘤、白血病；组织细胞增生症；颅咽管瘤；特纳综合征、家族性腺瘤息肉症、神经纤维瘤病等慎用重组人生长激素治疗。

(2) 对于重度肥胖，不能控制的体重增加，胃食管反流，呼吸道保护作用差、存在呼吸系统问题，特别是上气道梗阻的患儿，亦应慎用重组人生长激素治疗。

(3) 对具有糖尿病高发风险的人群，应根据病情权衡利弊，在充分知情同意的前提下决定是否进行重组人生长激素治疗。绝大多数肿瘤复发在最初 2 年内，所以不提倡颅内肿瘤患者在放疗后 2 年内进行重组人生长激素治疗。

5. 重组人生长激素的剂型选择

重组人生长激素分为冻干粉和注射液。

冻干粉是指注射用重组人生长激素，又称为生长激素粉剂，注射时需要用无菌注射用水溶解后,使用注射器进行皮下注射,频率为每晚睡前1次。

注射液即重组人生长激素注射液,通常又称为生长激素水剂,分为预灌封包装和卡式瓶包装。大部分为卡式瓶包装:单支多剂量包装,多次反复注射,无需溶解,直接以一次性注射器抽取或使用特殊配套装置(电子笔式注射器)注射,频率为每晚睡前1次。

聚乙二醇重组人生长激素注射液是一种长效生长激素制剂,无需溶解,直接以注射器抽取注射,频率为每周1次。

6. 重组人生长激素的储存

重组人生长激素在常温下容易变质,仅可以存放7天。通常情况下,注射用生长激素的储存条件是密闭、2~8 ℃保存,有效期一般为2年。开封后的药品也应避光保存于2~8 ℃条件下。建议尽量放在冰箱储存。注意是冷藏,不可冷冻,也不可紧贴冰箱内壁或存放在冰箱门上。如果本品储存不当或被冻结,药品出现混浊、变色或有沉淀物,应该丢弃。

8.3.2　中医如何治疗矮身材

矮身材古代并无记载,目前对于矮身材的中医辨证方法无法可循,辨证治疗尚不系统,各医者多根据自家治疗经验立法处方,辨证方法较为繁杂,治疗效果亦未经临床大样本病例的验证,但仍有可借鉴学习的意义。中医对矮身材患儿的治疗(图8.1)有其自身的特点,主要采取辨证施治方法,根据疾病的轻重缓急,在照顾整体与局部的基础上,或治标,或治本,或标本同治,因人、因地、因时制宜。现摘取部分医者的报告,分类别整理如下文。

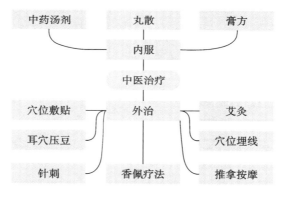

图8.1　矮身材的中医治疗

1. 中药内服法

中医主要通过调理来治疗矮身材。通过中医辨证论治以改善儿童体质。

(1)若为肝肾不足导致的矮身材,应滋补肝肾,固本培元,常用中药有熟地黄、山茱萸、鹿茸、泽泻、牡丹皮。

(2)若为心脾两虚导致的矮身材,宜健脾养心,补充气血,可用党参、黄芪、山药、茯苓、甘草。

(3)若为气血两虚导致的矮身材,要补益气血,常用黄芪、党参、当归、牛膝。

需辨证调整营养,调理后天脾胃,视情况可以服用参苓白术散、鸡内金散、保和丸等药物调理肠胃功能,这些药物具有健脾醒胃、促进消化的作用,有利于增进食欲,促进胃肠道对营养物质的吸收,为儿童提供营养。

而对于性早熟所致的矮身材,有不少报道均有说明滋阴泻火中药能明显减慢性早熟儿童的骨骼生长,延缓骨骼成熟,从而防止骨骺过早融合并改善最终成年身高。

2. 穴位敷贴

1)儿童生长贴

(1)配方:丹参、没药、乳香、淫羊藿、肉桂、骨碎补、桑枝、续断、三七粉按照 3:2:2:1:1:1:1:1:1 的比例制成贴膏。

(2)适用证:矮身材脾肾两虚证、肝肾亏虚证、心脾两虚证、肺脾气虚证及气血两虚证。

(3)取穴:足三里穴、肾俞穴、关元穴、气海穴、神阙穴、涌泉穴。

(4)操作:每次贴 2~4 小时,每周 1 次,12 个月为 1 个疗程,可提高身高增长值,成年预测身高显著高于遗传身高,提示生长贴可加速骨骼增长。

(5)疗程:隔天治疗 1 次,每次贴敷 4 小时,连续 10 次为 1 个疗程,于每年的 3—5 月进行治疗,治疗 2 年。

(6)意义:以上诸药共同发挥强筋壮骨、补肾活血的效果;诸穴配伍,共奏助长增高之功效。贴剂和取穴互相补助,共同发挥补肾活血健脾助骨生长之效,生长贴通过刺激穴位,提高血清中生长激素浓度,促进骨骼生长。

2)其他研究　常用的穴位敷贴药物多加有一些药性辛温、芳香化湿类的药物以帮助加强透皮作用,如肉桂、吴茱萸、薄荷、丁香、藿香、艾叶等。

孙颖等人将党参、黄芪、昆布、牡蛎、薄荷脑、甘草、维生素 E、维生素 A、樟脑、水杨酸锌制成药物贴膏,用于治疗特发性矮身材患儿 1 年,结果显示 IGF-1 和 IGFBP-3 水平显著升高,生长速率明显加快。

张赛平在调查中发现专家对于穴位敷贴治疗矮身材脾肾两虚证的药物选择以杜仲、牛膝、淫羊藿、黄芪、炒白术、陈皮、茯苓、山药的协同认可度最高。另外,现代药理学研究表明骨碎补能促进骨对钙的吸收,亦常作为矮小患儿敷贴用药。

3. 耳穴贴压

1)耳穴贴压法

(1)选穴:主穴(肾、内分泌系统、皮质下)、配穴(肾上腺、甲状腺、脑点、心、脾、胰胆)。

(2)操作:耳穴常规消毒,以胶布贴压王不留行籽于耳穴上,施以轻柔按压手法,以能耐受为度,每穴 2 分钟,每天 3~5 次。

(3)疗程:5 次为 1 个疗程,3~5 天换 1 次,疗程间休 1~2 周。

(4)意义:耳部的穴位通过经络、神经与全身各部位紧密相联,通过耳穴压豆,可调节各脏腑功能,刺激相关穴位能提高血清生长激素水平,从而促进生长发育,可有效促进矮身材患儿生长,且方法简便、易行。

2)其他研究　冯冰采用王不留行籽按压 20 例矮身材患儿相关耳穴,6 个月后显示生长激素峰值及 IGF-1 值明显升高,且未引起骨龄进展加速。李超以中西医结合理论取穴,对 58 例矮身材患儿进行两耳用磁珠贴压,3 个月为 1 个疗程,1 个疗程结束全部有效,患儿 3 个月增高 2~5 cm。

吴玉筠在临床探索中发现:在 3~5 天换 1 次、5 次 1 个疗程的耳针治疗中,10 例正常成人药物刺激后,生长激素明显升高,耳穴刺激后,生长激素基本无变化;21 例生长激素完全缺乏组经药物及耳穴刺激后,生长激素均无升高;10 例生长激素缺乏组儿童经药物及耳穴刺激后,生长激素均见明显升高。耳穴刺激可能对生长激素的分泌呈双相调节作用。

4. 针刺与艾灸

（1）取穴：身柱穴、神道穴、至阳穴、肾俞穴、太溪穴。

（2）操作：13 岁及以下儿童采用先捏脊，13 岁以上儿童采用夹脊穴点刺，然后依次针入以上穴位，进针深度 0.5 cm，均用补法，得气后留针。再将艾条点燃后放入灸箱灸身柱穴、神道穴、至阳穴，30 分钟后取灸箱并起针。每天 1 次，每月连续治疗 10 天为 1 个疗程，共治疗 3 个疗程。

（3）意义：生长期的儿童骨骼的发育良好与否，与肾精是否充盈有关。以督脉和肾经穴及夹脊穴为主，可以达扶元气、补肾精、强筋骨的作用。督脉，总督一身之阳，具有调节和振奋人体阳气的作用；身柱穴可健全神经系统，促进精力的恢复；夹脊穴具有资助督脉之力，调整和振奋人体阳气的功能，再配以肾俞穴、太溪穴以激发肾经之气，数法配合以达扶元固本，益精填髓的作用。

5. 穴位埋线

1）穴位埋线法

（1）取穴：膈俞穴、胃俞穴、肝俞穴、心俞穴、肾俞穴、气海俞穴、大肠俞穴、关元俞穴、百会穴、天枢穴、足三里穴等；根据病情加用阿是穴。

（2）操作：采用 12～14 号腰穿针作专用针，把 0.61 号羊肠线剪为长 1～1.5 cm 的小段放入套针，选好适当的穴位慢慢刺入，再用针芯将羊肠线推入。

（3）疗程：每月 1 次，3 个月为 1 个疗程。

（4）意义：穴位埋线法通过羊肠线在穴位的边分解边吸收，达到对经络的持续刺激，促使人体生长激素分泌增多，再与生长素介质的物质相结合，同时促进人体骨骼的纵向生长，刺激软骨素的合成和骨基质的形成，因而促进矮身材长高。

2）其他研究　陈伟等人使用中药汤剂浸泡羊肠线的方法，对 100 例矮身材儿童选择相关穴位进行每月埋线 1 次，6 个月后身高增长可观。羊肠线是动物性异体蛋白，进入人体后刺激神经排异的同时，能改善体内的免疫状态。免疫功能的改善能够减少儿童的患病率，对生长发育起到积极作用。

6. 推拿按摩

1）操作

（1）揉腹：患儿双下肢屈曲，使腹部放松，医者立于患儿右侧，右手持虚掌，掌心对准患儿神阙穴，顺时针揉腹 5 分钟，频率为 1 圈/秒。按揉至上腹（中脘）、下腹（下丹田）时手掌大、小鱼际须有向下按的压力，以皮肤凹陷 5～10 mm 为宜，以患儿双下肢有节奏地匀速来回摆动为度。

（2）按揉：于中脘、阑门（脐上 1.5 寸）、天枢、足三里、三阴交、涌泉各腧穴每揉 3 次按 1 次，每穴按揉 0.5～1 分钟，以皮肤凹陷 3～5 mm，微发红有指印为度。

（3）捏脊：采用拇指后位捏脊法，拇指为定手向上直推，示指与中指为提捏手，沿脊柱由龟尾穴（在尾椎骨末端骶骨裂孔处）至大椎穴提捏，在大肠俞穴、肾俞穴、脾俞穴、肝俞穴、肺俞穴着重提捏，以增强腧穴刺激效果，第 2 遍起每捏 3 次提 1 次，共捏脊 5 遍。

（4）按摩手部穴位：补脾经、补肾经、清胃经、揉板门各 100 次，运内八卦、推掐四横纹各 50 次。

2）疗程　以上操作每周 3 次，12 次为 1 个疗程，持续干预。

3）意义　基于经络腧穴理论的推拿术，通过推拿手法，将外力用于机体皮肤、肌肉、关节等部位,让这种外界刺激影响结缔组织,进而疏通经络、理筋整复,调理患儿脏腑功能及体质,通过按揉穴位,调理气血,激发脾胃正气,增强脾胃功能,气血津精液化生有源,促进全身脏腑功能协调平衡,穴位按摩有利于调节激素分泌,促进儿童生长发育。

7. 香佩疗法

现代药理研究表明,香佩疗法所精选的药物含有挥发油类物质,具有消炎、抗菌、抗过敏及提高机体免疫力、改善血液循环等作用。

现代儿童学业压力大,普遍入睡较晚,睡眠质量欠佳,结合生长激素分泌规律,优质的睡眠在儿童生长发育过程中至关重要。临床报道香佩疗法在改善睡眠方面也有突出的作用,可运用到实际生活中帮助儿童改善睡眠,为生长激素的正常分泌创造条件。

8.3.3　矮身材如何预防

1. 良好的环境及情绪

环境因素可以通过中枢神经系统产生抑郁情绪等影响下丘脑-垂体生长激素的分泌,导致生长速率减慢。保持良好情绪,不仅对生活质量有极大提升,也会影响生长激素的分泌。因此生活中应注意心理排解以及合适的情绪宣泄。

2. 作息规律

保证儿童睡眠应超过 9 小时,至少 8 小时,因为生长激素的自然分泌呈脉冲式,夜间入睡后分泌量增多,且分泌量与睡眠深度有关。睡眠不足会增加皮质醇分泌,使人处于紧张状态,难以入眠,进而形成恶性循环。

3. 适当运动

动力性体育运动项目,如田径、游泳、球类等对促进生长发育特别有利。一些静力性体育运动项目,如举重、竞技体操等,如果运动适当,也可以促进骨骼生长。

目前认为有助于身高增长的运动包括弹跳运动,如跳绳、跑步等有助于四肢运动;伸展运动,如单杠、仰卧起坐、体操等则有助于骨骼的伸展;全身性运动,如篮球、排球、羽毛球和游泳等,有助于骨骼伸展和延长。每周至少要运动 4 天,每次 40～50 分钟是最佳选择。

儿童的骨骼系统比较软弱,长期局限于一种运动项目,忽视对称性运动,易导致骨骼发育不平衡。全面锻炼,多做伸展肢体、弹跳的运动,适当开展力量型练习,应当根据年龄、兴趣等来选择运动项目,在安全的前提下进行体育锻炼,可促使全身各处骺软骨的新陈代谢处于相对旺盛状态,从而使全身匀称地生长发育。

4. 营养均衡

进食富含蛋白的均衡饮食,保证生长所需的营养即可。不合适的饮食、过度的补品可能会存在引起患儿肥胖或性早熟的风险。

5. 定期监测

建议每个月给儿童测量一次身高,时间、测量工具尽量固定,如上午 10 时在家用测量工具测量,下个月也尽量在同一时间用同一工具测量,这样比较才有对比性和参考性。如发现生长发育滞后,应及时排查原因,给予干预。

你问我答

如何判断儿童是不是矮身材？

在日常生活中，家长应该善于观察以下情况，一旦发现，就应该带儿童去医院进行相关检查以明确原因：儿童食欲减退、身高停止增长、与同龄儿童相比明显矮小、经常坐在班级前排或站在最前一排等。这时，家长应该前往生长发育、内分泌遗传代谢等专科门诊，向相关专科医师咨询，并在专家评估的基础上进行诊断和治疗。

父母身高不高会导致儿童矮身材吗？

父母身高不高，儿童不一定会是矮身材，儿童的身高由先天和后天两种因素共同决定。虽然先天的遗传基因很重要，但后天因素的影响也不能忽视。父母身高比较矮，儿童矮身材的可能性比较大。

父母身高都很高，儿童还会是矮身材吗？

儿童的身高由先天和后天两种因素共同决定，若后天不注意营养调控、缺乏锻炼、缺乏维生素 D 和钙等，也是会出现矮身材的。

（1）有些儿童可能挑食，不愿吃主食，喜欢吃零食，这样很容易导致营养不良，进而影响儿童身高，应该鼓励儿童多吃肉禽蛋奶等营养丰富的食物，同时搭配蔬菜和水果等，少吃零食，一天三餐以主食为主。

（2）现在大部分儿童都不太喜欢运动，而喜欢待在室内玩电子产品，身体长期不运动，骨骼和四肢的肌肉不能得到舒展，有可能导致矮身材，应该鼓励儿童多进行户外运动，如散步、打羽毛球、打篮球等，运动有利于强身健体和儿童长高。

矮身材儿童只要调理脾胃就能长高的说法对吗？

"矮身材儿童只要调理脾胃就能长高"这种说法是片面的。儿童矮身材病因复杂，不同的病因治疗效果具有很大的差异。对于青春期发育延迟的暂时性矮小、营养不良或疾病导致的继发性矮小、消化不良继发的矮小等疾病，可通过中医辨证论治、调理脾胃、调整饮食结构，使患儿的脾胃运化功能得以恢复、气血得以运行、五脏得以滋养，从而促进生长发育。但是对于生长激素缺乏症、染色体或基因变异引起的器质性矮小、特发性矮小等疾病，单纯调理脾胃不能从根本上解决问题，难以满足患儿生长发育的要求，需要积极完善病因等相关检查，并在医师指导下选取合适的治疗方案，才能有效改善患儿生长发育情况。

儿童矮身材，但没有低于第 3 百分位数，应该怎么办？

虽然儿童的身高不低于第 3 百分位数，但如果儿童身高低于第 50 百分位数还是需要引起重视的，要注意如下事项。

（1）保证饮食营养均衡：确保儿童获得充足的营养，包括蛋白质、维生素和矿物质。鼓励儿童摄入富含营养的食物，如蔬菜、水果、蛋白质丰富的食物（肉类、鱼类、奶类、豆类等）以及全谷物。如果有需要，可以咨询医师或营养师获取个性化的饮食建议。

（2）保证充足的睡眠：确保儿童有足够的睡眠时间，因为睡眠对于生长发育非常重要。每个年龄阶段都有相应的睡眠需求，家长应该确保儿童养成良好的睡眠习惯。

（3）鼓励纵向运动：鼓励儿童多参与纵向运动，如跳绳、打篮球等，这些运动对于骨骼和肌肉的发育有积极的影响，有助于促进身高增长。

（4）注意身高增长速率：密切关注儿童的身高增长速率。儿童的身高在不同年龄阶段有不同的增长速率,如果儿童的身高增长不符合相应年龄阶段的标准[生长快速期(0～3岁):10～15 cm;生长速率减缓期(4～11岁):5～7 cm;青春生长突增期(12～14岁):5～10 cm;青春生长高峰期(15～18岁):2～6 cm],则建议带儿童前往儿科生长发育门诊,以明确可能导致生长发育缓慢的原因。

矮身材儿童为什么还需要控制体重?

对于矮身材儿童来说,控制体重的重要性在于维持健康的身体状况和促进身高增长,过于肥胖可能会对矮身材儿童产生以下负面影响。

(1)影响骨骼健康:过于肥胖增加了骨骼承受的负荷,可能对骨骼发育造成不利影响。骨骼负担过重可能会限制骨骼的生长潜力,从而影响身高的增长。

(2)使骨龄提前:肥胖可能导致儿童的骨龄提前,即骨骼的成熟程度超过了实际年龄。这可能会导致骨骼提前停止生长,从而影响身高的增长潜力。

(3)营养摄入不均衡:肥胖儿童往往摄入过多的能量,但这并不意味着他们摄入的是均衡的营养。摄入过多的糖分和脂肪可能导致其他营养素的不足,影响到骨骼和身体其他方面的健康发育。

(4)影响自信心和心理健康:肥胖可能对儿童的自尊心和心理健康产生负面影响。适当的体重管理可以提高儿童的自信心和改善身体形象。

(5)影响生长激素的释放:有研究显示肥胖与生长激素的释放呈负相关,体质指数相对较大的患儿,尤其是肥胖患儿,生长激素分泌峰值降低更明显。

因此,对于矮身材儿童来说,更应该注重营养均衡和身体健康。

矮身材儿童就诊前需要准备什么?

矮身材儿童家长在带儿童去医院就诊时要准备儿童的出生及生长情况、身高以及在其他医院进行生长发育相关检查的资料。儿童矮身材受遗传、性别、营养、疾病、生活环境、生活方式以及种族等多因素影响。作为家长应该准备好儿童资料,比如儿童出生日期、胎龄、分娩方式,出生后有无窒息以及抢救病史,出生时的身长和体重,母亲孕期情况(比如是否有饮酒、吸烟、感染、保胎、吸毒史等),以及儿童出生后的喂养、食欲、睡眠、情绪及运动情况。此外,家长还要记录儿童以往的身高数据以及性发育状况,要提供家族是否有矮身材史、父母的青春发育情况、有无特殊异常等。

抽那么多血不会贫血吗/采血较多会不会对儿童身体产生伤害?

抽血一般不会导致贫血,激发试验采血总量一般不超过 30 ml,人体的骨髓会不断地产生新鲜血液,而人体的脾脏每天破坏 30 ml 左右血细胞,且人体的调节很精密,抽血之后,脾脏就会代偿性地少破坏一些。另外,脾脏对血细胞有储备功能,对于抽血的失血量可以很快补充回来,所以不用担心抽血后会出现贫血。如成人献血时,一次献血 400 ml,身体完全可以代偿补充,而如果一次性失血大于 800 ml 时,就可能会出现贫血。因此常规的抽血并不会导致贫血也不会对儿童的身体产生伤害。

激发试验过后,如何给患儿准备饮食?

患儿抽血完毕,方可进餐,勿进食粗、硬、麻辣等食物,以流质、半流质饮食为佳,患儿卧床休息 30 分钟无不适方可离开。

激发试验过后儿童出现头晕现象是正常反应吗?

因儿童在试验过程中服用了降压药物(如可乐定),需要定时测量血压,该药物具有嗜睡作用,所以儿童试验中途如需上卫生间必须有家长陪同,试验结束时,儿童起床活动应稍微慢点,如果头晕得厉害,适当躺一会即可缓解,一般不需要进行特殊处理。

激发试验过程中儿童出现低血糖反应如何处理?

症状主要表现为一过性头晕,出冷汗,面色苍白,四肢乏力,检测微量血糖偏低,进食后血糖升至正常范围,症状消失。

原因分析:空腹时间长,或试验前晚进食少。

处理对策:告知患儿及家长禁食的正确方法,试验开始前晚正常饮食,22时后禁食,备好面包、牛奶等患儿喜欢吃的食物,试验当天尽早安排抽血,待抽血结束后立即进食。

试验过程中患儿取仰卧位,每半小时测量血压和微量血糖,一些患儿在用药15~30分钟时易出现低血糖症状,嘱家长准备含糖饮料,出现症状时口服可缓解。

激发试验过程中儿童不舒服怎么办?

症状主要表现为头晕乏力,低血压,可导致晕厥,予平卧位吸氧后可缓解。

原因分析:可乐定通过抑制血管运动中枢,降低外周交感神经功能,减慢心率,减少心输出量,降低外周阻力,引起低血压。患儿下床行走时出现直立性低血压,可导致晕厥。

处理对策:告知家长可乐定具有降血压的作用,服药后应让患儿平卧或抬高下肢,并保暖,加强血压的监测,避免体位骤变,试验结束后卧床休息30~60分钟才可缓慢下床。

激发试验前患儿应做哪些准备?

激发试验于清晨不运动及空腹时进行。激发试验前一天22时后开始禁食,可以适量喝水,不可以喝含糖饮料。于第二天清晨8时前空腹进行试验,全程不能吃东西,可饮少量水,以儿童进入睡眠状态为宜。

矮身材儿童一定要注射生长激素吗?

不一定。需明确导致儿童矮身材的原因,排除生长激素的禁忌证后根据儿童及家长对成年终身高的期待而定。矮身材病因繁多,绝非是只靠注射生长激素就能一蹴而就让儿童长高的,而需对症下药、去除病因。也就是说,不是所有矮身材儿童都需要注射生长激素。

使用生长激素有哪些注意事项?

(1)重组人生长激素治疗应采用个体化治疗,宜从小剂量开始,最大剂量不宜超过0.2 U/(kg·d)。小于胎龄儿存在一定程度的生长激素抵抗,重组人生长激素治疗剂量高于其他病种;青春期重组人生长激素治疗剂量高于青春期前的剂量。

(2)在治疗过程中,宜根据生长情况以及生化检测结果等适时进行剂量调整。

(3)采用的剂型不同,注射频率不同,但均建议于睡前30分钟皮下注射,可以更好地模拟人生长激素的正常分泌模式。

(4)常用注射部位为大腿中部外侧面,也可选择上臂或腹壁等处。1个月内不要在同一部位注射2次,两针间距1 cm左右,以防短期重复注射导致皮下组织变性,影响疗效。

(5)多种因素均可影响重组人生长激素的治疗效果,其中靶身高和第一年身高增长是影响重组人生长激素疗效的最主要原因。

生长激素治疗期间,能接种疫苗吗?感冒发热了怎么办?

一般情况下,接种疫苗与注射生长激素不冲突,但是如果接种疫苗之后发生了发热或过敏反应,建议暂缓使用生长激素。感冒发热等亦建议暂停使用生长激素,及时去医院就医。

生长激素要注射多久?什么时候可以停止注射?

重组人生长激素治疗疗程视病情需要而定。研究表明,开始治疗的年龄越小,疗效越好;身高标准差随着治疗时间的延长而不断改善,治疗时间越长,身高标准差的改善越显著。

为改善成年身高,应至少治疗 1 年。

为改善身高,生长激素缺乏症患儿的重组人生长激素疗程宜长,可持续至身高满意或骨骺融合。通常在患儿达预期成年身高后需再行生长激素分泌状况评估(多种垂体激素缺乏者除外),如仍存在生长激素缺乏,应转至成人内分泌科随访,并给予小剂量生长激素替代以维持心血管及代谢功能。

关于特发性矮身材治疗的停药指征,目前有不同观点:①治疗达到近似成人身高后应停药,即生长速率每年低于 2 cm,和(或)男孩骨龄>16 岁,女孩骨龄>14 岁。②治疗后身高达正常成人身高范围内(>2 个标准差)可终止治疗。③其他因素影响疗程,如家长满意度、经济原因等。

对于小于胎龄儿,对重组人生长激素治疗有效的患儿不主张在用药 2~3 年即停药,因为可能出现生长减速而不能改善成年身高。小于胎龄儿生长速率每年低于 2 cm,可考虑停药。

青春期大骨龄的生长激素缺乏症患儿还能使用生长激素吗?

一般而言,大骨龄患儿单用生长激素疗效不显著,且不能延缓骨骺闭合,应用时间较短,疗效欠佳;部分患儿需采用重组人生长激素联合促性腺激素释放激素类似物(GnRHa)治疗。具体治疗方案需由专科医师经过综合评估后确定。

 参考文献

[1]　李辉.儿童生长与生长障碍[J].实用儿科临床杂志,2006,21(11):718-720.

[2]　罗大佳,刘敏,于晓玲,等.家庭功能对矮小症患儿健康相关生活质量的影响[J].中华现代护理杂志,2019,25(17):2124-2127.

[3]　朱大年.生理学[M].8 版.北京:人民卫生出版社,2013.

[4]　谢剑锋,邱述建,肖高小.重组人生长激素治疗儿童矮小症的效果对比研究[J].中国医学创新,2019,16(15):55-59.

[5]　王庭槐.生理学[M].9 版.北京:人民卫生出版社,2018.

[6]　Ranke M B. Insulin-like growth factor binding-protein-3 (IGFBP-3)[J]. Best Pract Res Clin Endocrinol Metab,2015,29(5):701-711.

[7]　Singhal V,Goh B C,Bouxsein M L,et al. Osteoblast-restricted Disruption of the Growth Hormone Receptor in Mice Results in Sexually Dimorphic Skeletal Phenotypes[J]. Bone Res,2013,1(1):85-97.

[8]　中华医学会儿科学分会内分泌遗传代谢学组.矮身材儿童诊治指南[J].中华儿科杂志,2008,46(6):428-430.

[9]　王卫平,孙锟,常立文.儿科学[M].9 版.北京:人民卫生出版社,2018.

[10]　梁雁.基因重组人生长激素儿科临床规范应用的建议[J].中华儿科杂志,2013,51(6):426-432.

[11]　周珍如.重组人生长激素及其突变体的表达、纯化和活性研究[D].广州:暨南大学,2020.

[12]　梁雁,罗小平.高度重视重组人生长激素在儿科临床的规范化应用及安全性监测

[J].中华儿科杂志,2013,51(6):401-405.

　[13]　张赛萍.儿童矮身材中医诊治的问卷调查研究[D].南京:南京中医药大学,2018.

　[14]　王伟群,孙红,章首苑.四君子汤联合中药助长贴对矮身材儿童生长发育及骨龄的影响分析[J].中华中医药学刊,2023,41(8):63-65.

　[15]　孙颖,周华斐,叶建敏,等.儿童生长贴对特发性矮小儿童 IGF-1 和 IGFBP-3 水平影响[J].中国现代医生,2018,56(18):46-48,52.

　[16]　钟赣生.中药学[M].4 版.北京:中国中医药出版社,2016.

　[17]　吴玉筠,倪桂臣,吕忠礼.耳针与药物对人生长激素分泌的影响[J].中国针灸,2000,20(5):8-10,4.

　[18]　冯冰,马丽霞,牟青慧,等.特发性矮小儿童三种中医治疗方法研究[J].内蒙古中医药,2014,33(29):4-5.

　[19]　李超.耳穴磁珠贴压治疗身材矮小的疗效[J].中国社区医师,2016,32(23):97-98.

　[20]　张智敏,黄娜娜.针灸治疗青少年矮小症 20 例[J].上海针灸杂志,2013,32(2):135.

　[21]　陈伟,谢寒,李勇华,等.穴位埋线对脾气虚青少年身高的影响[J].中国针灸,2010,30(2):110-112.

　[22]　向红,孙香娟,常克,等.调运枢纽推拿术联合重组人生长激素对矮小症患儿生长发育的影响[J].陕西中医,2020,41(6):766-769.

　[23]　陈华,金阳.香疗在中医临床的应用[J].湖北中医杂志,2013,35(2):42-43.

　[24]　冯苏文.中药特色香囊治疗失眠症的临床效果观察[J].当代护士(中旬刊),2018,25(11):107-109.

　[25]　沈永年,罗小平.儿科内分泌遗传代谢性疾病诊疗手册[M].上海:上海科学技术文献出版社,2010.

　[26]　Mescher A L. Junqueira's basic histology:text and atlas[M]. 16th ed. New York:McGraw-Hill Education,2021.

（刘建忠　李桂花　霍菀菁　赵长青　邱　悦　陈格格）

第9章
性腺发育和儿童性发育异常

本章重要主题词提示

性腺(gonad),性发育(sexual development),黄体生成素(luteinizing hormone,LH)、卵泡刺激素(follicle-stimulating hormone,FSH)、雌二醇(estradiol,E_2)、睾酮(testosterone,T),孕酮(progesterone,P),促甲状腺激素(thyroid stimulating hormone,TSH)

性发育异常(disorder of sex development,DSD),特纳综合征(Turner syndrome),克兰费尔特综合征(Klinefelter syndrome),先天性肾上腺皮质增生症(congenital adrenal hyperplasia,CAH)

性早熟(precocious puberty),中枢性性早熟(central precocious puberty),青春期延迟(delayed puberty),下丘脑-垂体-性腺轴(hypothalamic-pituitary-gonadal axis,HPGA,HPG轴)

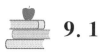

9.1　性腺发育与性激素分泌

9.1.1　性腺是什么

性腺(gonad)是产生生殖细胞和分泌性激素的器官,主要指男性的睾丸(testis)和女性的卵巢(ovary)。

睾丸实质由睾丸小叶组成,睾丸小叶内有生精小管(seminiferous tubule)和间质细胞(interstitial cell,Leydig cell)。生精小管为生成精子的部位,由生精细胞(spermatogenic cell)和支持细胞(supporting cell,Sertoli cell)构成;支持细胞具有支持、保护和营养作用,还分泌雄激素结合蛋白(androgen-binding protein,ABP)和抑制素(inhibin)等多种生物活性物质;间质细胞则具有合成和分泌雄激素的功能。

卵巢主要由皮质和不同大小的卵巢卵泡(follicle)组成。卵巢具有产生成熟卵子的生卵作用和分泌激素的内分泌功能。卵巢主要分泌雌激素、孕激素和少量雄激素;此外,卵巢还可分泌多种肽类激素。

9.1.2　性腺发育的正常进程是怎样的

1. 原始性腺

原始生殖细胞(primordial germ cell)起源于外胚层,通过原条迁移。

(1)胚胎第3周:原始生殖细胞聚集于靠近尿囊的卵黄囊壁内胚层细胞中。

(2)胚胎第4周:原始生殖细胞沿着后肠背侧肠系膜做变形运动。

(3)胚胎第5周初:原始生殖细胞到达原始性腺;性腺最初为上皮细胞增殖和深层间质凝聚而成的一对纵嵴,即生殖嵴(genital ridge)或性腺嵴(gonadal ridge)。

(4)胚胎第6周。

①原始生殖细胞进入生殖嵴。如果原始生殖细胞不能到达生殖嵴,性腺就不会发育。因此,原始生殖细胞对性腺发育成卵巢或睾丸有诱导作用。在原始生殖细胞到达生殖嵴前不久,以及到达生殖嵴之时,生殖嵴上皮细胞增生,进入下深层间质,形成形状不规则的初级性索(primary sex cord)。雄性和雌性胚胎中,初级性索均与表面上皮细胞相连,无法区分雄性和雌性性腺。该时期性腺被称为未分化性腺(indifferent gonad)。

②生殖细胞还诱导体腔上皮细胞(coelomic epithelium)产生体细胞支持细胞(somatic support cell),体细胞支持细胞对于性腺内生殖细胞的发育至关重要;如果体细胞支持细胞不为生殖细胞提供营养,生殖细胞将会退化;体细胞支持细胞后来将分化为男性的支持细胞和女性的卵泡细胞(follicular cell)或颗粒细胞(granulosa cell)。

③一对新的导管中肾旁管(paramesonephric duct),又称米勒管(Müllerian duct)在背侧体壁形成,来源是位于中肾管(mesonephric duct)外侧的体腔上皮细胞(图9.1)。

2. 性分化

性分化(sexual differentiation)过程复杂,涉及包括常染色体基因在内等的众多基因。两性异形(sexual dimorphism)的关键是Y染色体,Y染色体短臂(Yp11)上包含称为SRY(sex-determining region Y,Y染色体上的性别决定区)基因的睾丸决定基因。SRY基因编

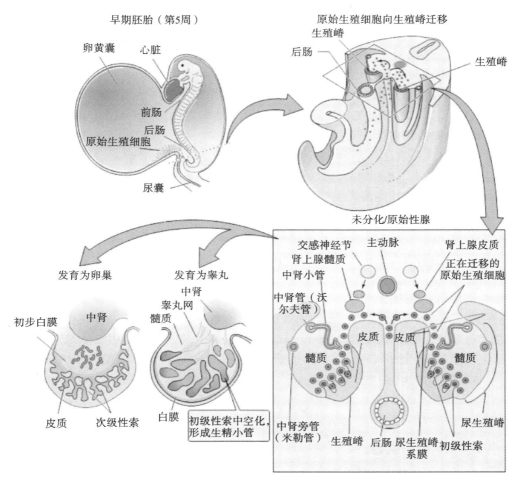

早期胚胎（第5周）

原始生殖细胞向生殖嵴迁移

卵黄囊　心脏

生殖嵴

后肠

生殖嵴

前肠

后肠

原始生殖细胞

尿囊

未分化/原始性腺

发育为卵巢

发育为睾丸

中肾

睾丸网

髓质

初步白膜

中肾

皮质

皮质

次级性索

白膜

初级性索中空化，形成生精小管

交感神经节

主动脉

肾上腺皮质

肾上腺髓质

中肾小管

正在迁移的原始生殖细胞

中肾管（沃尔夫管）

皮质　皮质

髓质

髓质

中肾旁管（米勒管）

生殖嵴

后肠

尿生殖嵴系膜

尿生殖嵴

初级性索

图 9.1　原始性腺的发育和分化

码 SRY 蛋白,即转录因子睾丸决定因子(testis-determining factor, TDF),它可以激活一系列下游基因,从而决定原始性器官的分化方向。有 SRY 蛋白时,原始性腺向男性发育;无 SRY 蛋白时,原始性腺向女性发育。

1)向男性分化　如果胚胎基因是男性,在 Y 染色体上 SRY 基因影响下,初级性索继续增殖,并深入髓质中,以便达到主动脉(虽然胚胎性别在受精时就已确定,但性腺在发育到第 7 周时才获得男性或女性的形态特征)。

一些原始生殖细胞被初级性索的细胞包围。原始生殖细胞形成睾丸索(testicular cord)或髓索(medullary cord)。在性腺中心附近,睾丸索解离为微小细胞链组成的网状结构,后来演变为睾丸网(rete testis)。再后来致密的纤维结缔组织,即白膜,将睾丸索与表面上皮隔开。第 4 个月,睾丸索变成马蹄形,末端与睾丸网相连。此时的睾丸索由原始生殖细胞和性腺上皮的支持细胞组成。到青春期,睾丸索才形成管腔,后来发育为生精小管。

间质细胞位于睾丸索之间,起源于生殖嵴的原始间质。间质细胞在睾丸索开始分化后不久开始发育。第 8 周,间质细胞即开始产生睾酮(testosterone, T),能够影响生殖管和外生殖器的性分化。

2)向女性分化　在没有 Y 染色体的女性胚胎中,初级性索解离成不规则的细胞团。包含原始生殖细胞群的细胞团占据了卵巢髓质部分。后来,细胞团消失并被形成卵巢髓质的血管基质取代。与男性性腺不同,女性性腺表面上皮继续增殖。

第7周,性腺表面上皮形成次级性索(secondary sex cord),也称皮质索(cortical cord)。皮质索穿透深层的间充质,但仍然靠近表面。

第3个月,皮质索解离为分离的细胞团。细胞簇中的细胞继续增殖,开始用一层卵泡细胞包围每个卵泡。初级卵母细胞和卵泡细胞组成原始卵泡(primordial follicle)。

3. 卵巢的周期性变化

卵泡(ovarian follicle)是卵巢的基本功能单位,由卵母细胞(oocyte)和卵泡细胞(follicular cell)组成。青春期前,原始卵泡生长一直受到抑制。青春期开始后,在下丘脑-垂体-性腺轴(hypothalamic-pituitary-gonadal axis,HPGA,HPG轴)调控下,原始卵泡开始发育,卵巢形态和功能发生周期性变化,称为卵巢周期(ovarian cycle)。卵巢周期分三个阶段,即卵泡期(follicular phase)、排卵期(ovulation phase)和黄体期(luteal phase)。

1)卵泡期 卵泡期是指原始卵泡经初级卵泡(primary follicle)和次级卵泡(secondary follicle)的发育阶段,最终发育为成熟卵泡(mature follicle)的时期。①原始卵泡由停留在减数分裂前期的初级卵母细胞和周围单层的扁平卵泡细胞构成;②随着原始卵泡开始生长发育,初级卵母细胞不断增大,周围的卵泡细胞分化增殖达6~7层,同时合成和分泌黏多糖,包绕在卵母细胞周围形成透明带(zona pellucida),形成初级卵泡;③初级卵泡进一步发育,卵泡细胞增殖至6~12层,卵泡内液体逐渐积聚形成不规则的腔隙,并逐渐合并成较大的卵泡腔,紧贴透明带的卵泡细胞呈放射状排列,称为放射冠(corona radiata);④在卵泡发育最后阶段,卵泡液急骤增多,卵泡腔扩大,卵泡体积显著增大(图9.2)。

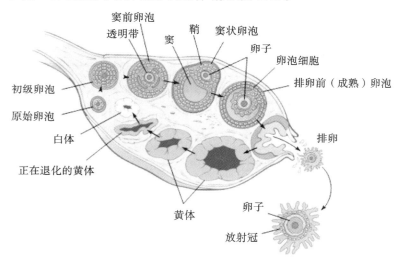

图9.2 卵泡的发育

在卵泡发育的同时,原始卵泡中的卵母细胞也经历一系列成熟分裂过程,包括初级卵母细胞(primary oocyte)、次级卵母细胞(secondary oocyte)和第一极体(first polar body)、第二极体(second polar body)和成熟卵子(mature ovum)。

2)排卵期 成熟卵泡在黄体生成素(luteinizing hormone,LH)分泌高峰作用下,向卵巢表面移动,卵泡壁破裂,出现排卵孔,卵细胞与透明带、放射冠及卵泡液排出,此过程称为排卵。

3)黄体期 排卵期过后,卵泡壁塌陷,卵泡膜血管破裂,血液进入卵泡腔,形成血体。之后卵泡腔中的血液被吸收,卵泡细胞和内膜细胞失去原有形态特征;在 LH 作用下转化为黄体细胞而形成黄体,此为月经黄体(corpus luteum of menstruation)。若卵子未能受精,在排卵后 9~10 天黄体便开始退化。退化的黄体逐渐转变为纤维组织,成为白体。排卵后若受精,黄体细胞在胚胎分泌的人绒毛膜促性腺激素(human chorionic gonadotropin,hCG)作用下转变为妊娠黄体(corpus luteum of pregnancy)。

9.1.3 性腺分泌哪些性激素,各有什么作用

1. 性激素的定义

性激素(sex hormone)是主要由性腺分泌、负责第二性征发育和副生殖器官发育的一类激素,如雄激素、雌激素及孕激素。机体其他部位也可分泌少量性激素。

2. 雄激素

睾丸间质细胞(Leydig cell)分泌几种男性性激素,统称为雄激素(androgen),包括睾酮、双氢睾酮(dihydrotestosterone)和雄烯二酮(androstenedione)等。睾酮的量远大于其他雄激素,尽管大部分睾酮最终在靶组织中转化为活性更强的双氢睾酮。机体其他部位也可分泌雄激素。例如肾上腺至少分泌 5 种雄激素,但这些雄激素的男性化活性极低;对于女性,除了导致阴毛和腋毛生长外,不会引起明显的男性化特征;然而,当肾上腺分泌雄激素的细胞发生肿瘤时,雄激素数量可能变得非常庞大,足以导致所有常见的男性第二性征出现。正常卵巢也会产生微量雄激素,但数量不多。除睾酮外,男性体内还形成少量雌激素。男性体内雌激素的确切来源尚不明确。

胎儿期,睾丸受到胎盘人绒毛膜促性腺激素的刺激分泌睾酮,分泌从胚胎发育期持续到出生后 10 周左右。在儿童期(至 10~14 岁),睾丸中几乎没有睾丸间质细胞,睾丸几乎不分泌睾酮。青春期开始时,受垂体前叶激素(anterior pituitary hormone)刺激,睾酮分泌迅速增加,睾酮分泌持续终生。近年有证据证明,后期睾酮分泌减少与肥胖和 2 型糖尿病等代谢性疾病存在明显关联。睾丸间质细胞发生肿瘤时,也会分泌大量睾酮。

雄激素都是类固醇化合物,在睾丸和肾上腺中,雄激素都可由胆固醇或乙酰辅酶 A 合成。睾丸分泌睾酮后,大约 97% 的睾酮要么与血浆白蛋白松散结合,要么与性激素结合球蛋白(sex hormone-binding globulin,SHBG)紧密结合,并以结合状态在血液中循环 30 分钟至数小时。之后,睾酮被转移到组织中,或者被降解为非活性产物排出体外。

大部分固定在组织中的睾酮在组织细胞内转化为双氢睾酮。未被固定在组织中的睾酮主要由肝脏迅速转化为雄酮(androsterone)和脱氢表雄酮(dehydroepiandrosterone),并同时结合为葡萄糖醛酸或硫酸盐(尤其是葡萄糖醛酸),通过肝脏胆汁排入肠道或通过肾脏排入尿液。

3. 睾酮的作用

男性胎儿的睾丸在胚胎期第 7 周左右开始产生睾酮。睾酮负责男性身体特征的形成,包括形成阴茎和阴囊,还导致男性其他生殖器官的形成,同时抑制女性生殖器官的形成。青春期后,睾酮促进男性生殖器官的发育和第二性征的发展。

睾酮还可影响毛发的分布,导致男性型脱发的出现;促进蛋白质的形成和肌肉的发育;增加骨基质,导致钙潴留,影响骨盆的形状和强度;增加骨骼的大小和强度,还可导致长骨骨骺与骨体过早融合,影响成年身高。

4. 雌激素和孕激素

女性体内血浆中大量存在的雌激素只有雌二醇(E_2)、雌酮（estrone）和雌三醇（estriol，E_3）。卵巢主要分泌雌二醇和少量雌酮，两者可相互转化；雌二醇的雌激素效力是雌酮的 12 倍、雌三醇的 80 倍；弱雌激素雌三醇为雌二醇和雌酮的氧化产物，转化主要发生于肝脏内；肾上腺皮质分泌微量雌激素；妊娠期间，胎盘会分泌大量雌激素。

孕激素主要有孕酮（progesterone，P，或称黄体酮）和 17α-羟孕酮，以孕酮生物活性最强；孕酮主要在卵巢周期的后半段由黄体大量分泌；妊娠期间，胎盘也分泌大量孕酮。

雌激素和孕激素均为类固醇化合物，合成主要利用血液中的胆固醇，少量来自乙酰辅酶 A。首先合成的主要是孕酮和雄激素（睾酮和雄烯二酮）。在卵泡期，几乎所有雄激素和大部分孕酮都被颗粒细胞中的芳香化酶（aromatase）转化为雌激素；膜细胞缺乏芳香化酶，不能将雄激素转化为雌激素；但雄激素将从膜细胞扩散到相邻的颗粒细胞中，在颗粒细胞中被芳香化酶转化为雌激素；卵泡刺激素（follicle-stimulating hormone，FSH）刺激可增强芳香化酶活性。黄体期产生的孕酮过多，无法转化，因而大量孕酮被分泌到循环血液中。

雌激素和孕激素在血液中主要以结合型存在，游离型的量很少。雌激素在血液循环中约 70% 与特异的性激素结合球蛋白结合，约 25% 与血浆白蛋白结合，其余为游离型。血浆中的孕酮约 48% 与皮质类固醇结合球蛋白或皮质醇结合球蛋白（cortisol-binding globulin，CBG）结合，约 50% 与血浆白蛋白结合，其余为游离型。雌激素和孕激素主要在肝脏代谢失活，以葡萄糖醛酸盐或硫酸盐的形式由尿排出，小部分经粪便排出。

5. 雌激素和孕酮的作用

雌激素的主要功能是引起性器官组织和其他生殖相关组织的细胞增殖和生长，包括外生殖器的发育、阴道上皮的变化（从立方上皮变为复层上皮，提高了抵抗力）、子宫的发育（体积增大、子宫内膜基质的增殖和子宫内膜腺的发育）、输卵管的发育（内膜腺体组织增生、纤毛上皮细胞数量增加、纤毛活性增强）、乳房的发育（乳房基质组织的发育、导管系统的生长、乳房脂肪的沉积）。

雌激素还抑制破骨细胞的活动，刺激骨骼生长，使青春期女性身高快速增长（因而相比男性，女性提前数年停止生长）；雌激素可略微促进蛋白质沉积及提升代谢率，导致皮下组织脂肪沉积，使皮肤变得柔软光滑，造成肾小管水钠潴留。

孕酮促进子宫内膜分泌变化，降低子宫收缩频率和强度，使输卵管黏膜分泌增加，促进乳腺腺泡的发育和成熟。

6. 下丘脑、垂体和性腺激素的相互影响

下丘脑分泌促性腺激素释放激素（gonadotropin-releasing hormone，GnRH），GnRH 为 10 个氨基酸的肽。GnRH 每隔 1～3 小时间歇性地分泌 1 次，每次几分钟。GnRH 通过垂体门静脉血管系统输送到垂体前叶，并刺激垂体前叶的同一种细胞分泌两种促性腺激素（gonadotropin）LH 和 FSH。

LH 的分泌周期与 GnRH 保持一致，因而 GnRH 常被称为 LH 释放激素；FSH 的分泌则不随 GnRH 分泌波动发生大幅变化，FSH 变化相对缓慢。

对于男性而言，LH 主要刺激睾丸分泌睾酮，FSH 主要刺激精子发生（spermatogenesis）。睾丸间质细胞受到 LH 刺激时，分泌睾酮，睾酮分泌量与现有的 LH 量成正比例；睾酮又可通过负反馈机制影响 GnRH 的分泌，进而促进或抑制 LH 和 FSH 的分泌。FSH 则与生精小管中支持细胞上的特异性 FSH 受体结合，导致支持细胞生长并分泌各种生精物质（图 9.3）。

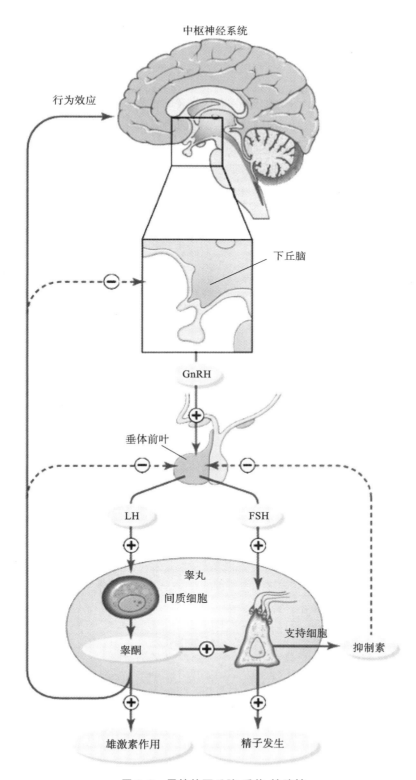

图 9.3 男性的下丘脑-垂体-性腺轴

对于女性而言,LH 和 FSH 则刺激雌激素(estrogen)和孕酮的分泌。正常生殖年龄的女性激素分泌速度依照每月性周期(sexual cycle)呈节律变化。性周期中卵巢的变化完全取决于 LH 和 FSH。

(1)童年期,垂体不分泌 LH 和 FSH,卵巢不活跃。颗粒细胞为卵子(卵母细胞)提供营养并分泌卵母细胞成熟抑制因子,使卵子在减数分裂的前期阶段停留在原始状态。

(2)在 9~12 岁时,垂体前叶逐渐开始分泌更多的 LH 和 FSH(卵巢及部分卵泡开始生长),11~15 岁时开始出现每月性周期,青春期(puberty)开始。

女性每月性周期,LH 和 FSH 都呈周期性增减,LH 和 FSH 都通过与卵巢靶细胞膜上高度特异的 LH 和 FSH 受体结合,刺激相应的卵巢靶细胞,引起卵巢的周期性变化。

(1)排卵后、月经开始前,黄体分泌大量孕酮和雌激素及抑制素。这些激素对垂体前叶和下丘脑具有联合负反馈作用,抑制 LH 和 FSH 分泌;在月经开始前 3~4 天 LH 和 FSH 被降至最低水平。

(2)月经开始前 2~3 天,黄体几乎完全消退,黄体分泌的雌激素、孕激素和抑制素减少到低潮,下丘脑和垂体前叶不再受这些激素的负反馈作用影响。大约 1 天后,月经开始时,FSH 分泌再次增加,可增至 2 倍;月经开始几天后,LH 分泌也略有增加。这些激素启动新的卵泡生长,引起雌激素分泌增加。在新的每月性周期开始后 12.5~13 天,雌激素分泌达到峰值。在该卵泡生长的前 11~12 天,由于主要雌激素对垂体的负反馈作用,LH 和 FSH 的分泌率略有下降。

(3)在月经周期开始后 11.5~12 天,FSH 和 LH 分泌的下降突然停止。此时高水平的雌激素(或卵泡分泌的孕酮)对垂体前叶产生正反馈刺激作用,导致 LH 的分泌大幅增加,而 FSH 增幅略小,LH 分泌达到 LH 峰(LH surge)。LH 严重过量导致排卵以及随后黄体的发育和分泌。从而,激素系统开始新一轮的分泌,直到下一次排卵,又达到雌激素峰值(图 9.4)。

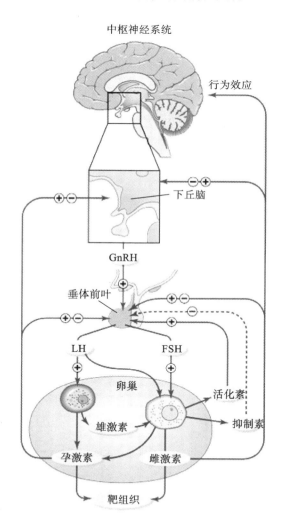

图 9.4　女性的下丘脑-垂体-性腺轴

9.2　儿童性发育异常

9.2.1　什么是性发育异常

胎儿的内生殖器和外生殖器在妊娠第 6 周至第 13 周形成。胎儿性腺和外生殖器具有双潜能,支持正常男性或女性表型发育。

(1) Y 染色体存在 SRY 基因时,胎儿原始性腺分化为睾丸。睾丸的间质细胞分泌睾酮,睾酮可以直接刺激中肾管发育,中肾管发育成输精管、生精小管和前列腺。睾酮也可被 5α-还原酶转化为二氢睾酮,二氢睾酮导致男性外生殖器的最终发育成形。睾丸支持细胞产生和分泌的米勒管抑制物质导致米勒管及其衍生物(如输卵管和子宫)的退化和消失。

(2) 在没有 SRY 基因的情况下,原始性腺自发发育为卵巢。在没有睾丸所分泌米勒管抑制物质的情况下,米勒管发育为子宫、输卵管和阴道的后三分之一部分。完全没有雄激素的情况下,胎儿的外生殖器为女性状态。

性发育异常(disorder of sex development,DSD)是一种先天性异常,表现为性染色体、性腺或性激素性别的不一致;因生殖器分化异常,男女难辨,既往也称"两性畸形"。性发育异常的发生率为新生儿的 1/5000～1/4500,病因复杂,临床表现复杂多样,变化多端。

人类的性别通常是由性染色体决定的,性染色体决定性腺性别,性腺的性质决定内外生殖器官的表型。但性发育异常患者可能存在不同形式的性染色体异常、性腺发育异常以及性激素合成和功能异常,形成三个层次的性别不匹配。

(1) 性腺性别与性染色体不匹配。

(2) 内外生殖器官发育与性腺性别不匹配。

(3) 性激素水平与性腺性别不匹配。

9.2.2　性发育异常如何分类

目前国内专家共识推荐北京协和医院葛秦生教授的葛氏分类法,其根据性发育过程中 3 个最关键的环节(性染色体、性腺和性激素)作为分类的基础,将性发育异常按病因分为 3 大类(表 9.1)。

表 9.1　性发育异常的分类

异常环节	子分类与代表性疾病
性染色体异常	(1) 特纳综合征 (2) XO/XY 性腺发育不全 (3) 超雌(47XXX 等) (4) 真两性畸形(卵睾型性发育异常,嵌合型性染色体) (5) 克兰费尔特(Klinefelter)综合征(47XXY)

续表

异常环节	子分类与代表性疾病	
性腺发育异常	（1）XX 单纯性腺发育不全 （2）XY 单纯性腺发育不全（完全型与部分型） （3）真两性畸形（卵睾型性发育异常，46XX 或 46XY） （4）睾丸退化	
性激素合成和功能异常	雄激素过多	（1）先天性肾上腺皮质增生症 （2）芳香化酶缺乏（CYP19） （3）早孕期外源性雄激素过多 （4）孕母男性化肿瘤（如黄体瘤）
	雄激素缺乏（合成酶缺乏）	（1）17α-羟化酶缺乏（完全型与部分型） （2）5α-还原酶缺乏 （3）间质细胞发育不全 （4）类脂性先天性肾上腺皮质增生症（StAR突变） （5）胆固醇侧链裂解酶缺乏（CYP11A1）
	雄激素功能异常 （雄激素不敏感综合征）	（1）完全型 （2）部分型

注：不同专业文献可因采用不同的分类命名体系或因循既定的使用习惯，而对同一种性发育异常疾病有不同的称谓。

国外共识推荐的分类方法将性发育异常按照染色体核型的不同分为性染色体（异常型）性发育异常、46XY 性发育异常（主要与睾丸发育异常及雄激素合成和作用障碍等有关）和 46XX 性发育异常（主要与卵巢发育障碍、雄激素过多等有关）三大类（表 9.2）。

表 9.2　染色体核型与性发育异常

染色体核型	子分类与代表性疾病	
性染色体（异常型）性发育异常	（1）45X（特纳综合征和变异） （2）47XXY（克兰费尔特综合征和变异） （3）45X/46XY（混合型性腺发育不全，卵睾性性发育异常） （4）46XX/46XY（嵌合体，卵睾型性发育异常）	
46XY 性发育异常	性腺（睾丸）发育异常	（1）完全型性腺发育不全（斯威伊尔综合征） （2）部分型性腺发育不良 （3）性腺退化 （4）卵睾型性发育异常
	雄激素合成障碍	（1）间质细胞发育不全 （2）类脂性先天性肾上腺皮质增生症 （3）17-羟基类固醇脱氢酶缺乏 （4）5α-还原酶 2 缺乏

续表

染色体核型	子分类与代表性疾病	
46XY 性发育异常	雄激素作用障碍	(1) 完全型雄激素不敏感综合征(CAIS) (2) 部分型雄激素不敏感综合征(PAIS)
	其他类别	(1) 综合征相关的男性生殖道发育异常 (2) 睾丸退化综合征 (3) 与激素缺陷无关的(孤立的)尿道下裂
46XX 性发育异常	性腺(卵巢) 发育障碍	(1) 卵睾型性发育异常 (2) 睾丸型性发育异常(如 SRY+,重复 SOX9,RSPO1) (3) 性腺发育不全
	雄激素过多	(1) 21-羟化酶缺乏 (2) 芳香化酶缺乏 (3) 男性化肿瘤(如黄体瘤)
	其他类别	(1) 综合征相关(如泄殖腔异常) (2) 阴道闭锁(先天性子宫阴道缺如综合征) (3) MURCS(米勒管、肾、颈胸部躯体异常),其他综合征 (4) 子宫异常(如 MODY5) (5) 阴唇粘连

9.2.3　性发育异常如何评估和诊断

1. 儿童性发育异常的评估

由于儿童的发育是一个连续的过程,疾病造成的性腺损害程度也是一个连续的谱系,从完全不发育到基本接近正常。在儿童期大多不能完全确定性腺功能损害或残留的程度。儿童期仅仅可预估成年时性腺功能低下的可能性。对于预估可能的自然性发育障碍者,可以在围青春期的适当年龄给予诱导青春期的治疗。性功能和生育力的评估根本无法在儿童期进行。

(1) 新生儿的外生殖器模糊均可诊断为性发育异常,但性别确认则需要一定时间。

(2) 只有 4%~7% 的婴儿在出生时生殖器模糊及性别不明,多数表面看来性别清楚。当双侧触不到睾丸、尿道下裂并单侧或双侧触不到睾丸、阴蒂肥大、阴茎缩短伴单一泌尿生殖道开口(也被称为泌尿生殖窦)、表型为女性的婴儿出现腹股沟疝且可及性腺需高度怀疑性发育异常。

(3) 年龄较大的儿童考虑诊断性发育异常的线索:生殖器模糊,女性腹股沟疝,原发性闭经,表型为男性的患儿出现乳房发育,表型为男性的患儿出现周期性肉眼血尿。对具有以上临床表现的患儿,需进一步进行性腺和外生殖器全面临床评估以助诊断。

2. 性发育异常诊断流程

国内专家共识提出的性发育异常诊断流程如图 9.5 所示。

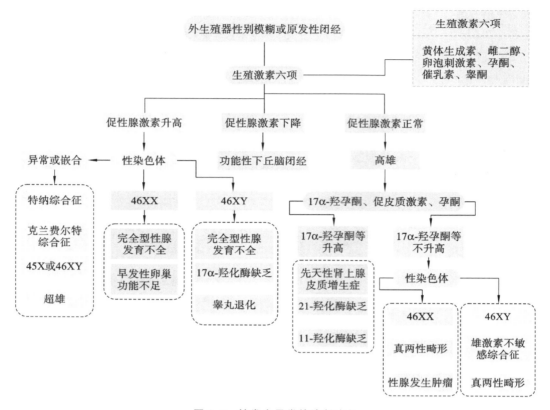

图 9.5　性发育异常的诊断流程

3. 生殖激素测定

性发育异常患者需要测定生殖激素六项,包括黄体生成素(LH)、卵泡刺激素(FSH)、催乳素(PRL)、雌二醇、孕酮、睾酮。常见的性发育异常以促性腺激素升高和促性腺激素水平正常为主。

(1)雄激素是影响外生殖器分化的主要激素。

(2)孕酮水平持续升高(任何时间点测定孕酮均超过排卵后的水平 3 ng/ml),排除常见的妊娠、排卵等病因后被称为高孕激素血症,则是怀疑先天性肾上腺皮质增生症(congenital adrenal hyperplasia,CAH)的重要线索。

(3)对于青春期前的患儿,人绒毛膜促性腺激素(human chorionic gonadotropin,hCG)和人类绝经期促性腺激素(human menopausal gonadotropin,hMG)刺激试验对于评估性腺的功能很有必要。

4. 血清电解质检查

血清电解质检查包括钾离子(K^+)、钠离子(Na^+)、氯离子(Cl^-)测定,适用于先天性肾上腺皮质增生症患者。

5. 影像学检查

影像学检查最常用的是盆腔超声检查,了解子宫及性腺的结构和位置,必要时行腹股沟区 B 超、肾脏及肾上腺 B 超。磁共振成像(magnetic resonance imaging,MRI)对性发育异常患者肾上腺增生与生殖器官的特异性及敏感性均较高。

6. 染色体核型及基因检测

染色体核型的检测对于性发育异常的诊断至关重要。临床常用的方法是染色体 G 显带技术，不仅可以检测染色体数目上的变化，还可以观察到缺失、重复、倒位、异位等结构的异常；如 45X 和 47XXY 会导致特纳综合征和克兰费尔特综合征等。

少数病例的核型检测虽无 Y 染色体，但存在标记染色体成分，需进一步进行 SRY 基因检测。

9.2.4　性发育异常患儿如何管理

性发育异常患儿管理的第一步是性别判定，根据基因型、表型、生殖器官情况、生育力潜能、文化背景等判断。性别判定最初目的是在患儿的性别判定和性别认同之间获得最大可能的一致性。一旦性别判定，后续可能为手术、激素治疗或根本不用干预。

对于已经明确病因和预后的性发育异常，向患儿及其家庭说明既往和当前相关问题医学处理概况，将来可能的发展趋势，在指南指导下医师与患儿及其家庭共同决定医学处理方法。对于病因不明的性发育异常，预后也是不确定的，争议早治疗还是晚治疗意义不大。

患有卵睾型性发育异常的患儿和性腺发育不全的患儿在重建修复术之前，需要在尽可能充分的评价后，选择保留优势性腺性别，进行劣势性腺切除术，而处于青春期的这类患儿可能需要进行激素替代治疗。

手术由患儿决定，而不是由家长决定，这是更高层次的人性化考虑。而生殖器重建手术方案应是保护性的而不是清除性的，是解决性别判定错误造成性别改变的有效方法，这样可以去除争议，而且有些手术并非必要，因此保守的处理是更切实际的。

临床选择治疗策略宜分级进行。

风险分级评估：①是否危及生命；②是否影响功能；③是否影响外观；④是否可以等待。

治疗分级：①去除危及生命因素，无论是药物或是手术，应立即进行处理（如休克或者肿瘤）；②解决和改善功能，首选性腺生殖能力的保护，次选对非生殖能力功能的影响；③外观修补，择期进行，首先考虑影响患儿心理健康的因素，次要考虑父母羞耻感；④保守原则第一，依据患儿现有的器官组织决定，颠覆性的处理待青春期后和成人期再做决定。

1. 46XX 性发育异常

46XX 性发育异常（46XX DSD），既往称"女性假两性畸形"（female pseudohermaphroditism），是指患者性染色体为 46XX，性腺组织是卵巢，但生殖器表现出不同程度的男性化。男性化程度依照 Prader 分期体系评价，共分为Ⅰ～Ⅴ级（图 9.6），但大阴唇或阴囊内无性腺触及。

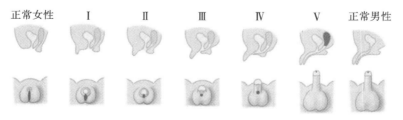

图 9.6　性发育异常的 Prader 分级

2. 46XY 性发育异常

46XY 性发育异常,既往称"男性假两性畸形"(male pseudohermaphroditism),是指患者性染色体为 46XY,性腺组织是睾丸但生殖道和外生殖器却呈现不完全男性化。患者双侧性腺为睾丸,睾酮分泌正常,由于雄激素受体异常导致雄激素的正常效应全部或部分丧失。雄激素功能全部丧失表现为女性外生殖器但无子宫,无外生殖器畸形;部分丧失外生殖器可有类似先天性肾上腺皮质增生症的各期表现,但大阴唇或阴囊内可能触及睾丸。

3. 真两性畸形

真两性畸形(true hermaphroditism)或卵睾型性发育异常,特征是一个个体体内性腺具有卵巢与睾丸两种性腺组织。性腺可以是单独的卵巢或睾丸,亦可以是卵巢与睾丸在同一性腺内。真两性畸形的卵巢和睾丸一般同时分化、均有功能,睾丸只影响同侧生殖器的分化。若性腺为卵睾,米勒管多数不被抑制。外生殖器的形态变化很大,一般表现为发育不良的男性,有尿道下裂,单侧有阴囊及性腺。如胚胎期有睾丸的作用,多数出生后因有阴茎而按男性生活,但成年后多数有乳房发育,部分可有月经或按月尿血。如胚胎期睾丸作用不足,出生时阴囊和阴茎发育不明显而按女性生活,成年后多因阴茎发育而就诊。90%真两性畸形的核型为 46XX,亦可有 46XY 或其他嵌合型。真两性畸形病因尚不清楚。确诊有赖于剖腹探查或腹腔镜检查发现两种性腺组织,并有组织病理证实。

9.2.5 什么是特纳综合征,如何治疗

1. 特纳综合征的定义

特纳综合征(Turner syndrome,TS),又称先天性卵巢发育不全综合征,属于性发育异常疾病中的性染色体异常疾病,发病率在活产女婴中为 1/4000～1/2500。TS 性染色质阳性的变异型包括 45X/46XX、45X/47XXX,以及 46XX 中一条 X 染色体短臂、长臂的缺失等。

2. 特纳综合征的表现

(1)身材矮小(一般低于 150 cm)。

(2)性腺发育不良(女性外阴发育幼稚、子宫小或缺如)。

(3)特殊的躯体特征:多痣、眼睑下垂、耳大位低、腭弓高、后发际低、颈短而宽、颈蹼、盾状胸、乳头间距大、肘外翻、第 4 或第 5 掌骨或跖骨短、掌纹通关手、下肢淋巴水肿、主动脉弓狭窄等。智力发育程度不一。

(4)患儿在各生命周期可能发生多种并发症,并累及多个器官,包括心脏畸形(占 35%)、肾脏异常(占 50%)以及反复的中耳炎、传导性听力丧失等。

3. 特纳综合征的治疗

治疗目标包括增加终身高、矫正躯体畸形、诱导第二性征发育和模拟人工月经周期。

(1)生长激素治疗:身高低于 P_5(第 5 百分位数),最早可从 2 岁开始,单用生长激素治疗;儿童期可生长激素与小剂量雌二醇联用;8 岁以后,可用生长激素与蛋白同化激素联合治疗。

(2)雌激素+孕激素替代治疗:青春期发育诱导,雌激素可促进性腺发育和女性体征形成,雌激素与孕激素可维持月经周期。

9.2.6　什么是先天性肾上腺皮质增生症，如何治疗

1. 先天性肾上腺皮质增生症的定义

先天性肾上腺皮质增生症（CAH）是一组由肾上腺皮质类固醇合成通路各阶段各类催化酶的缺陷，引起以皮质类固醇合成障碍为主的常染色体隐性遗传性疾病。

2. 先天性肾上腺皮质增生症的临床表现

（1）失盐表现：呈现以低血钠、低血容量为主要特征的休克，伴或不伴低血糖；软弱无力、恶心呕吐、喂养困难、腹泻、慢性脱水和体格生长迟滞。

（2）高雄激素血症：轻者为孤立性阴蒂肥大，严重者酷似阴囊型完全性尿道下裂伴隐睾的男性，并具有共通尿生殖窦；"阴囊"内不能触及性腺，有完全正常的女性内生殖器结构（卵巢和子宫）。至幼儿期，两性均会呈现外周性性早熟，男性患儿因对雄激素受体开始敏感，呈现阴茎增大，伴或不伴阴毛早生；女性患儿呈现异性性早熟。

（3）其他表现：皮肤和黏膜色素增深，以乳晕和外阴较明显，部分患儿可无此改变。

3. 先天性肾上腺皮质增生症的病因

本病大多为 21-羟化酶或 11β-羟化酶缺乏所致，导致男孩外周性性早熟以及女孩男性化。类固醇 21-羟化酶由 CPY21A2 编码，也称为 CYP21 或 P450c21，是位于肾上腺皮质内质网的一种细胞色素 P450 酶。它能催化 17α-羟孕酮转化为 11-脱氧皮质醇（皮质醇的前体），孕酮转化为去氧皮质酮（醛固酮的前体）。21-羟化酶活性的减少或缺失将阻碍皮质醇的合成，肾上腺皮质在促肾上腺皮质激素的刺激下增生并产生过量的皮质醇前体。某些前体可转化为雄激素，常可导致出生后生长加快，严重受累的女性新生儿可有外生殖器男性化体征。并发的醛固酮缺失可引起以发育停滞、血容量减少及休克为特征的失盐症状。21-羟化酶缺乏症为先天性肾上腺皮质增生症中可引起女性男性化的三种类型之一，其他类型的酶缺陷可引起男性假两性畸形。不同类型的鉴别依赖于激素水平测定及基因型分析。

4. 先天性肾上腺皮质增生症的治疗

先天性肾上腺皮质增生症的治疗取决于病变类型，治疗目标包括替代生理需要以防止危象发生，同时合理抑制高雄激素血症。目前应用于儿童和青春期替代治疗的皮质醇制剂包括属糖皮质激素的氢化可的松（hydrocortisone）和属盐皮质激素的氟氢可的松（fludrocortisone）。外源氢化可的松难以模拟皮质醇的正常脉冲式分泌和昼夜节律乃至替代促肾上腺皮质激素-皮质醇之间的生理性负反馈关系。替代后易发生两种后果：①剂量不足以抑制高雄激素血症；②剂量过度致抑制生长，甚至发生医源性库欣综合征。维持抑制雄激素和不抑制生长间的平衡是治疗的关键。氟氢可的松替代同样也需维持防止失盐和过度致钠潴留，甚至高血压间的平衡。

（1）糖皮质激素：未停止生长的患儿，氢化可的松剂量为每天 $10\sim15$ mg/m²，每天总量分 3 次服；达到成年身高的患儿，氢化可的松剂量为 $15\sim25$ mg/m²，也可以使用半衰期相对长的制剂。

（2）盐皮质激素：新生儿期和婴儿期氟氢可的松建议剂量为每天 $150\sim200$ μg/m²，对未添加半固体食物喂养的乳儿需额外补充食盐（每天 $1\sim2$ g）；1 岁后氟氢可的松剂量相应减少，青春期和成人期更少，剂量为每天 $0.05\sim0.1$ mg。

9.3 儿童性成熟异常

儿童期性成熟异常可见于多种疾病,包括性腺的提前发育、性腺发育延迟以及性腺缺失;性腺的提前发育见于性早熟、麦丘恩-奥尔布赖特综合征(McCune-Albright syndrome,MAS)、先天性肾上腺皮质增生症、性腺肿瘤等;性腺发育延迟或性腺缺失见于青春期发育延迟、特纳综合征、克兰费尔特综合征等。

9.3.1 儿童性成熟异常可做哪些检查

1. 一般检查

(1) 血常规、尿常规、粪便常规、肝功能全套、肾功能全套、血脂全套、血气分析。

(2) 心肌酶谱、心电图、心脏超声:有助于排除心脏疾病,如充血性心力衰竭、左向右分流型心脏病等;慢性心脏病会在一定程度上影响儿童的生长发育,导致生长受限。

(3) 空腹血糖和口服葡萄糖耐量试验:反映患儿的血糖水平,尤其对于肥胖患儿或有血糖异常的患儿,该项检查是必要的。口服葡萄糖耐量试验异常亦可见于一些内分泌疾病,如垂体功能亢进、甲状腺功能亢进、肾上腺皮质功能亢进等。

(4) 维生素 D:排除是否缺乏维生素 D。缺乏维生素 D,可导致个体罹患佝偻病或骨软化病。

2. 内分泌轴相关检查

生殖激素、胰岛素样生长因子-1(IGF-1)、胰岛素样生长因子结合蛋白-3(IGFBP-3)、促肾上腺皮质激素、皮质醇、17α-羟孕酮,β-hCG、甲状旁腺激素、甲状腺功能检查或测定。

(1) LH。LH 升高是 HPG 轴启动的重要生化标志。LH 基础值>0.2 IU/L 可作为筛选性发育启动的指标。凭基础值不能完全排除性早熟时需要进行激发试验。

(2) 雌二醇。雌二醇是检查 HPG 轴功能的指标之一,可用于鉴别青春期前内分泌相关性疾病;可反映卵泡成熟程度以及睾丸、卵巢肿瘤等。

(3) 睾酮。男性患儿体内睾酮水平减低,可见于生殖功能障碍、垂体功能减退等;男性患儿体内睾酮水平升高,可见于先天性肾上腺皮质增生症、睾丸良性间质细胞瘤等;女性患儿体内睾酮升高,可见于雄激素综合征、多囊卵巢综合征、卵巢肿瘤、肾上腺肿瘤、肾上腺发育不良等。

(4) IGF-1。IGF-1 在个体生长发育中发挥着重要作用;IGF-1 能反映生长激素分泌状态,当生长激素缺乏或生长激素受体缺乏时 IGF-1 水平下降;在接受生长激素治疗的患儿,IGF-1 可作为治疗效果的评估指标。

3. 影像学检查

(1) 骨龄片。骨龄是评估生物体发育情况的良好指标,一般拍摄左手腕 X 线正位片,通过测定骨骼的大小、形态、结构、相互关系的变化来反映体格的发育程度,以骨骼的发育变化测定发育年龄。

(2) 脊柱正侧位片。排除是否有脊柱侧弯或脊柱其他病变。

(3) 垂体 MRI。可排查先天性垂体发育异常或垂体占位性病变。由矢状位及冠状位的 T1 加权像和 T2 加权像等常规序列组合而成。儿童取仰卧位,在头部和通道线圈间隙放置硬海绵垫,对儿童头部严格制动并叮嘱儿童闭眼,保持放松状态。同时加用耳塞堵塞外耳道,减少扫描时机器噪声带来的干扰。对儿童垂体、鞍底及双侧海绵窦进行扫描,正常垂体范围 3~8 mm,青春期发育情况下,垂体分泌促性腺激素增多,会在 MRI 下显示饱满或者类似垂体微腺瘤的情况。

（4）肾上腺 CT。对于临床表现及生化检验怀疑有肾上腺疾病的患儿,特别是肾上腺肿瘤(肾上腺肿瘤使性激素分泌增多,可导致外周性性早熟),肾上腺 CT 探查可进一步明确肿瘤的部位、性质。肾上腺 CT 还可用于辅助诊断肾上腺增生及其他病变。

4. 其他项目

（1）染色体核型检测:参见本书 9.2.3 中"染色体核型及基因检测"内容。

（2）性腺超声(乳腺、卵巢、子宫、睾丸等):单侧卵巢容积≥3 ml(卵巢容积＝长×宽×厚×0.5233),可见多个直径不小于 4 mm 的卵泡;子宫长度为 3.4~4 cm;睾丸容积≥4 ml(睾丸容积＝长×宽×厚×0.71)或睾丸长径＞2.5 cm,提示青春期发育。超声单一检查结果不能作为性早熟诊断依据。

（3）骨密度:检测骨骼强度的一个重要指标。通过骨密度测量值可以了解人体骨骼发育情况,骨密度也可以作为某些特殊药物治疗的监测指标,如芳香化酶抑制剂治疗青春期发育延迟时,过低的雌激素水平可能会影响此类患儿的骨量。

（4）肿瘤标志物:性腺肿瘤,如卵巢肿瘤、睾丸肿瘤、分泌人绒毛膜促性腺激素的肿瘤等,会表现为外周性性早熟。肿瘤标志物检查有助于肿瘤的筛查、早期发现、鉴别诊断及分期等。

5. 建议项目

全基因外显子测序:一种利用序列捕获技术将全基因组中所有外显子区域 DNA 序列捕获,富集后进行高通量测序的方法,应用于遗传代谢性疾病的规范诊断与筛查,如 GH1、LHX3、Gli2 等基因缺乏引起的遗传性生长激素缺乏;KISS1、MKRN3 基因在青春期发育过程中的调控作用等。

6. 生长激素激发试验

详见本书第 8 章"生长激素与儿童生长障碍"相应章节。

7. 性激素激发试验

GnRH 激发试验:应用 GnRH 促进垂体分泌 LH 和 FSH,来判断 HPG 轴是否正常或启动。通常按 2.5 μg/kg 静脉注射 GnRH(如戈那瑞林),于注射的 0 分钟、15 分钟、30 分钟、60 分钟、90 分钟各采血检测 LH、FSH 反应峰值,免疫化学发光法测定 LH 峰值＞5 IU/L且 LH 峰值/FSH 峰值＞0.6,可考虑中枢性性早熟。

GnRH 激发试验适应指征:①单纯乳房发育但无生长加速、骨龄超前,不一定需要做 GnRH 激发试验。②LH 基础值＞5 IU/L,即可确定 HPG 轴已发动,无需进行 GnRH 激发试验。③0.3 IU/L＜LH 基础值＜0.83 IU/L,提示属于青春期前和青春期的重叠区域,需要做 GnRH 激发试验。④在发育极早期有时可呈假阴性,因此,对可疑者可在 3~6 个月后重复行 GnRH 激发试验。

9.3.2　什么是性早熟,西医如何治疗

1. 性早熟的定义和分类

性早熟是儿童常见的内分泌疾病,是指女孩 7.5 岁前出现乳房发育或 10 岁前出现月经

初潮,男孩 9 岁前呈现第二性征的发育异常性疾病。根据 HPG 轴的功能是否提前启动,可以分为中枢性性早熟(GnRH 依赖性、真性、完全性性早熟)、外周性性早熟(非 GnRH 依赖性、假性性早熟)和不完全性性早熟(部分性性早熟)。具体发病机制及病因分类见表 9.3。

表 9.3　性早熟的病因学分类

性早熟分类	病因
中枢性性早熟(GnRH 依赖性、真性、完全性)	(1) 特发性(家族性/非家族性) (2) 中枢神经系统肿瘤:星形细胞瘤、视神经胶质瘤、下丘脑异构瘤、颅咽管瘤、室管膜瘤 (3) 其他中枢神经系统损伤:脓肿、脑炎、创伤、脑积水、蛛网膜囊肿、颅骨辐射、化疗 (4) 合并(继发)性早熟:麦丘恩-奥尔布赖特综合征、先天性肾上腺皮质增生症
外周性性早熟(非 GnRH 依赖性、假性)	(1) 性腺:麦丘恩-奥尔布赖特综合征、家族性高睾酮血症、卵巢肿瘤、间质细胞瘤 (2) 肾上腺:先天性男性化肾上腺增生、肾上腺功能腺瘤/癌 (3) 分泌人绒毛膜促性腺激素的肿瘤:绒毛膜瘤、无性细胞瘤、畸胎瘤、绒毛膜癌 (4) 其他:原发性甲状腺功能减退、医源性疾病
不完全性性早熟(部分性)	(1) 单纯乳房早发育 (2) 单纯阴毛早发育 (3) 单纯性早初潮

2. 正常的青春期性发育进程

青春期的性发育包括生殖器官形态、生殖功能和第二性征发育。其中,男性的第二性征主要是阴毛、腋毛、胡须、变音、喉结等;女性的第二性征主要是乳房、阴毛、腋毛。第二性征均为非计量资料,测定、统计比较困难。为了适应测定、统计的需要,大多采用半定量化的方法将有关指标分度,即将整个发育过程分为几个不同阶段,并规定每个阶段的标准,第一阶段为未发育阶段,第五阶段为成熟阶段。目前国内外都采用 Tanner 分期法,男性基于外生殖器和阴毛,女性基于乳房和阴毛(表 9.4)。

表 9.4　青春期性发育分期

分期	男性		女性	
	外生殖器	阴毛	乳房	阴毛
I	外观基本不变	无	幼儿型	无
II	阴囊开始增大,阴囊皮肤稍变红,质地略有改变	出现于阴茎根部,稀少,色淡	乳房和乳头突起形成小丘,乳晕稍增大	出现于大阴唇内侧,稀少,色淡

续表

分期	男　性		女　性	
	外生殖器	阴　毛	乳　房	阴　毛
Ⅲ	阴茎长度增加,宽度也略有增加;阴囊进一步生长	阴毛增多,色增深,开始卷曲,蔓向耻骨	乳房和乳晕呈连续轮廓,较前增大	阴毛增多,开始卷曲,蔓向阴阜
Ⅳ	阴茎长度、宽度进一步增大,阴茎头形成;阴囊继续增大,皮肤颜色变深	似成人,色深,但未到脐	乳房继续增大,乳头和乳晕突出于乳房丘面上,形成第二个小丘	阴毛粗,卷曲,量多,但未达成人阴毛面积之广
Ⅴ	生殖器大小、形状达到成人水平	同成人,浓密,分布到大腿两侧,菱形	成熟期,乳晕和乳房融合成大的隆起,乳头突出于其上	同成人,浓密,分布到大腿两侧,倒三角形

3. 性早熟的诊断

1)临床表现　性征提前出现、性腺增大、线性生长加速(年生长速率高于同龄健康儿童)。

2)辅助检查

(1)基础血清 LH、FSH、雌二醇、催乳素、睾酮。LH 基础值>0.2 IU/L 可作为筛选性发育启动的指标,但 LH 基础值<0.2 IU/L 且不能完全排除中枢性性早熟,需结合临床分析,必要时进行激发试验。GnRH 激发试验较基础 LH 水平检测更为准确,也是鉴别中枢性性早熟和外周性性早熟的重要依据,GnRH 剂量为每次 2.5 μg/kg,最大剂量 100 μg。LH 峰值≥5 IU/L,且 LH 峰值与 FSH 峰值的比值≥0.6 提示 HPG 轴启动。

(2)骨龄:可拍摄左手和腕部 X 线正位片,骨龄超过实足年龄 1 岁以上可视为提前,骨龄是提示成熟度最简便而可信的诊断及治疗监测指标(图 9.7)。

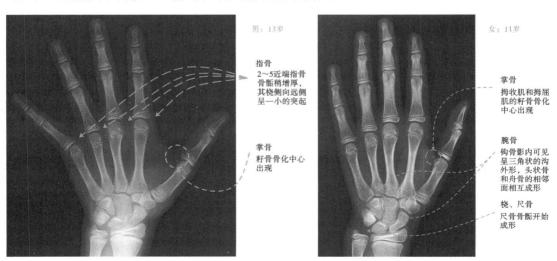

图 9.7　儿童骨龄片示例

（3）超声检查:超声检查子宫和卵巢形态是判断女孩性腺发育及探查卵巢肿瘤及囊肿的极为有用的手段,子宫长度为 3.4～4 cm,卵巢容积＞1 ml,并有多个直径≥4 mm 的卵泡。假性性早熟时卵巢不增大。亦可检查男孩睾丸和肾上腺皮质等部位,男孩睾丸容积≥4 ml,并随病程延长呈进行性增大。

（4）头颅 MRI 检查:建议所有男孩及 6 岁以下女孩诊断性早熟时应进行头颅 MRI 检查等以排除颅内病变;6 岁以上的性早熟女孩如出现性发育快速进展征象或神经精神异常表现时也应该考虑行头颅 MRI 检查。

（5）对于有特殊体征的患儿需有针对性地完善染色体核型分析及基因检测。

3)性早熟的治疗指征　出现以下情况应尽早启动促性腺激素释放激素类似物(GnRHa)治疗。

（1）快进展型中枢性性早熟:患儿骨骼成熟和性征发育加速显著,超过线性生长加速程度,根据骨龄预测成年身高＜人群平均身高 P_3 或遗传靶身高 P_3。

（2）出现与中枢性性早熟直接相关的心理行为问题。

（3）快进展型青春期:在界定年龄后开始出现性发育,但性发育进程及骨骼成熟迅速,影响成年终身高。

GnRHa 是中枢性性早熟患儿的标准药物,另外 GnRH 拮抗剂目前也在临床试验中。

性早熟的治疗还需针对病因治疗:对于中枢器质性病变如颅内肿瘤以及甲状腺功能减退等导致的继发性性早熟强调进行病因治疗。

4. 中枢性性早熟的 GnRHa 治疗

1)GnRHa 作用机制　GnRHa 作用机制是与垂体前叶促性腺细胞的 GnRH 受体结合,使 LH、FSH 和性腺激素分泌减少,有效控制中枢性性早熟患儿性发育进程,延迟骨骼成熟、改善成年终身高,避免心理行为问题。

2)GnRHa 剂型和用量　GnRHa 有曲普瑞林、亮丙瑞林和戈那瑞林等多种药物,制剂有 3.75 mg 的缓释剂(每 4 周肌内注射 1 次)、11.25 mg 的长效缓释剂(每 12 周注射 1 次)等。GnRHa 缓释剂的常规初始剂量是 3.75 mg,此后剂量每 4 周 80～100 $\mu g/kg$;或采用通用剂量 3.75 mg 每 4 周 1 次,根据 HPG 轴抑制情况调整用量。

对于慢进展型性早熟以及骨龄虽然提前,但生长速率亦高于正常,预测成年终身高无明显受损的性早熟患儿,则不需要立即治疗,应定期复查身高和骨龄变化。

3)GnRHa 治疗的注意事项　在 GnRHa 治疗过程中,为了评估治疗效果,需要每 3 个月监测性激素水平、性腺超声,评估生长速率,每半年监测骨龄变化。目前建议持续治疗 2 年以上,6 岁以前开始 GnRHa 治疗的中枢性性早熟女孩身高获益明显,6～8 岁女孩亦有所获益,但对 8 岁以后女孩的成年终身高改善作用有限。GnRHa 停药应考虑身高的满意度、生活质量以及与同龄人同期性发育的需求,但尚缺乏相应固定的停药指征。

4)GnRHa 治疗的不良反应

（1）GnRHa 治疗过程中偶尔出现皮疹、潮红、头痛,但通常短暂轻微,不影响治疗,10%～15% 的患儿可出现局部反应,过敏反应罕见。此外,零星报道的不良反应还包括抽搐、Q-T 间期延长、股骨头滑脱及垂体卒中等,但 GnRHa 的长期治疗安全性良好。

（2）"点火效应":部分患儿首次应用 GnRHa 治疗 3～7 天可出现少量阴道出血,与

GnRHa 应用后导致短暂雌激素水平增高、滤泡生长、囊泡形成有关,一般会持续 1～2 周,可自发缓解,无需进一步治疗。

(3)生殖系统功能:研究认为 GnRHa 治疗不影响卵巢功能及生殖功能,停药后 HPG 轴功能迅速恢复,停药后 2～61 个月(一般 12～16 个月)出现月经来潮,且 60%～90% 的患儿月经周期规律,成年后生育情况与正常人群相似。GnRHa 对男性中枢性性早熟患儿生殖功能长期影响的研究数据有限,仍需进一步研究。

(4)肥胖:普遍认为 GnRHa 不会引起肥胖。流行病学显示女孩早发育或性早熟与超重、肥胖相关,而 GnRHa 治疗不会加重肥胖趋势,在停止 GnRHa 治疗后体质指数(BMI)恢复正常水平。

9.3.3 中医如何治疗性早熟

1. 性早熟的中医病因病机

中医学认为,性早熟的病变主要在肝肾两脏及冲任二脉,与天癸密切相关。先天不足或后天调护失宜等内外因素影响下使阴阳平衡失调,阴虚火旺,相火妄动,或肝郁化火,导致"天癸"早至,发为早熟。小儿"肾常不足""阳常有余,阴常不足",在致病因素作用下肾中阴阳失衡,阴血无以制火而妄动,虚火内扰,相火偏亢,则第二性征提早出现,性发育提前;小儿肝常有余,若因疾病或情志因素导致肝气郁结,郁而化火,肝火旺盛,引动相火,血海浮动,亦可导致"天癸"早至。

2. 性早熟的中医辨证论治

1)阴虚火旺证

(1)证候:女孩提前出现乳房发育,阴道分泌物增多,阴唇发育,色素沉着,月经来潮;男孩提前出现睾丸增大,阴茎增粗,可有阴茎勃起,有胡须、喉结,阴囊皮肤皱褶增加、着色,变声,甚至有夜间遗精。患儿伴五心烦热,潮热,怕热,颧红,盗汗,烦躁易怒,咽干口燥,小便短黄,大便干结,舌红绛、少苔或无苔,脉细数。

(2)治法:滋阴补肾,清泻相火。

(3)方药:九味楮实方加减或知柏地黄丸加减(常用楮实子、地黄、知母、郁金、猫爪草)。

(4)加减:阴虚明显者,加玄参、龟甲(先煎)、天冬;盗汗者,加五味子、浮小麦;五心烦热、潮热者,加地骨皮、莲子心;君相火旺、心烦不宁者,加黄连、酸枣仁、百合、栀子;月经来潮者,加墨旱莲、仙鹤草、白茅根;伴口苦、心烦等肝火旺者,选加栀子、夏枯草、龙胆。

2)痰湿壅滞证

(1)证候:女孩提前出现乳房发育,阴道分泌物增多,阴唇发育,色素沉着,月经来潮;男孩提前出现睾丸增大,阴茎增粗,可有阴茎勃起,有胡须、喉结,阴囊皮肤皱褶增加、着色,变声,甚至有夜间遗精。患儿伴形体偏肥胖,胸闷叹息,肢体困重,口中黏腻,多食肥甘,舌质红、苔腻,脉滑数。

(2)治法:滋阴降火,燥湿化痰。

(3)方药:知柏地黄丸合二陈汤加减(知母、黄柏、地黄、山药、牡丹皮、茯苓、泽泻、法半夏、陈皮、枳壳、苍术)。

(4)加减:乳房硬结明显者,可加橘核、浙贝母、麦芽、山慈菇、皂角刺;阴道分泌物多者,加椿皮、芡实;外阴瘙痒者,加地肤子、白鲜皮、椿皮。本证日久,郁而化热,可成痰热互结证,湿重于热者,见大便稀溏,喜静懒言,带下清稀色白,舌质淡,加白术、白扁豆健脾渗湿;热重于湿者,见大便秘结,带下黄浊,口苦,面部痤疮,舌质红,加栀子、黄芩、薏苡仁清热燥湿。

3)肝郁化火证

(1)证候:女孩提前出现乳房发育,可有乳房胀痛,阴道分泌物增多,阴唇发育,色素沉着,月经来潮;男孩提前出现睾丸增大,甚至有阴茎增粗,可有阴茎勃起,有胡须、喉结,阴囊皮肤皱褶增加、着色,变声,夜间遗精。患儿伴烦躁易怒,情绪抑郁,胸胁胀闷,头晕胀痛,面红目赤,失眠多梦,溲赤便秘,口苦咽干,舌红、苔黄,脉弦数。

(2)治法:滋阴降火,疏肝解郁。

(3)方药:丹栀逍遥丸加减(地黄、黄柏、牡丹皮、泽泻、茯苓、柴胡、当归、龙胆草、夏枯草、白芍、栀子、甘草)。

(4)加减:乳房胀痛者,加郁金、青皮;带下黄臭者,加黄芩、椿皮;热证甚者,加黄连;便秘者,加决明子、火麻仁;肺中积热,面部痤疮者,加金银花、淡豆豉、大黄、黄芩。

3. 中成药

(1)知柏地黄丸:3～6 岁者 1.5 g,每天 3 次;>6 岁者 3 g,每天 2 次。用于阴虚火旺证。

(2)大补阴丸:<3 岁者 2 g,3～6 岁者 4 g,>6 岁者 6 g,每天 2 次。用于阴虚火旺证。

(3)丹栀逍遥丸:<3 岁者 2 g,3～6 岁者 4 g,>6 岁者 6 g,每天 2 次。用于肝郁化火证。

4. 性早熟的中医外治法

(1)芎桂双黄膏穴位敷贴法:适用于乳腺提前发育,或伴乳中硬结者。由川芎、肉桂等研粉调制膏状,敷贴双侧乳根穴、双侧太冲穴、双侧涌泉穴,约 4 小时后取下(若被敷贴者感觉不适,可提前揭下),清水洗净残余药膏及药汁,1 个月为 1 个疗程。

(2)耳穴:适用于阴虚火旺证或肝郁化火证患儿,先将耳郭用 75% 酒精消毒,然后将带有王不留行的胶布贴于交感、内分泌、肾、肝、神门、脾等穴位,手指按压,使耳郭有发热胀感。每天按压 5 次,每次 5 分钟。1 周换贴 1 次,两耳交替。

(3)体针:取三阴交、血海、肾俞,配关元、中极,针用补法,每周 2～3 次,用于阴虚火旺证;取肝俞、太冲,配期门,针用泻法,每周 2～3 次,用于肝郁化火证。

9.3.4 什么是麦丘恩-奥尔布赖特综合征,如何治疗

1. 麦丘恩-奥尔布赖特综合征的定义

麦丘恩-奥尔布赖特综合征(MAS),又称多发性骨纤维发育不良伴性早熟综合征,为一种体细胞基因突变病。

本病的遗传学基础是胚胎形成过程中编码 Gs 的 α 亚基的 GNAS1 基因发生激活性错义突变,而 Gs 是刺激环磷酸腺苷(cAMP)形成的 G 蛋白,导致 cAMP 依赖性受体[促肾上腺皮质激素、促甲状腺激素(thyroid stimulating hormone,TSH)、FSH 和 LH 受体]的激活以及细胞增殖,在内分泌腺组织(可包括垂体、甲状腺和肾上腺)中发生自律性激素过多分泌或激素抵抗过程。卵巢功能亢进,出现非 GnRH 依赖性性早熟;前成骨细胞增殖,但骨组织分化不良,骨基质中不成熟的纤维性间质细胞无序增殖及沉积,产生过多结构不良的纤维骨质;黑色素细胞分泌黑色素增多,出现皮肤咖啡牛奶斑。

2. 麦丘恩-奥尔布赖特综合征的临床表现

麦丘恩-奥尔布赖特综合征多见于女性,以性早熟、皮肤咖啡牛奶斑、多发性骨纤维发育不良三联征为特点。

（1）骨源性疼痛、骨骼畸形或骨折。

（2）皮肤色素沉着常见于骨病变明显的一侧，大小和数目可随年龄增长而改变。

（3）阴道出血，卵巢囊肿，乳房增大，乳头、乳晕着色深。

3. 麦丘恩-奥尔布赖特综合征的治疗

麦丘恩-奥尔布赖特综合征的治疗主要是对症治疗，目前尚无有效根治方法，如出现以下情况可对症治疗。

（1）对卵巢囊肿充分评估有扭转风险时可考虑切除。

（2）性早熟应早期干预及治疗，常用药物为来曲唑、他莫昔芬、GnRHa 等。

（3）甲亢短期治疗推荐使用卡比马唑或甲巯咪唑，对于超过 5 年的长期甲亢，建议进行甲状腺切除术或射频消融，患者可以接受放射性^{131}I 治疗，应该在使用放射性^{131}I 治疗之前对结节进行全面评估。

（4）骨骼畸形可进行手术矫正。

9.3.5　什么是性腺肿瘤，如何治疗

1. 性腺肿瘤的定义

性腺肿瘤包括卵巢肿瘤和睾丸肿瘤。

儿童卵巢肿瘤年发病率为（2.2～2.6）/10 万儿童，病理类型复杂，大多数为良性肿瘤，恶性卵巢肿瘤占 4%～22%。卵巢肿瘤通常为单侧，双侧肿瘤在临床上也时有发现，不同的病理类型数据不同。与成人常见卵巢上皮性肿瘤来源为主不同，儿童卵巢肿瘤以生殖细胞肿瘤为主，即使是恶性肿瘤，大多数发现早，预后相对较好，5 年生存率和 10 年生存率可达 80%～90%。

儿童睾丸肿瘤的发病率为（0.5～2）/10 万儿童，占儿童实体肿瘤的 1%～2%。儿童睾丸肿瘤可发生于包括新生儿在内的任何年龄段。约 35% 的青春期前睾丸肿瘤是恶性的，最常见的是卵黄囊瘤。在儿童中，98% 的无痛性实体睾丸肿块是恶性的。

2. 性腺肿瘤的表现

（1）卵巢肿瘤较小时一般不产生症状，偶有患侧下腹沉坠感或牵拉痛，一般能清楚扪及腹部肿块，表面光滑，无压痛，可有囊性感，部分患儿表现为性早熟、不规则阴道出血、月经异常等。

（2）睾丸肿瘤通常表现为单侧阴囊内的无痛性肿块和乳房发育，少数表现为阴囊疼痛合并睾丸鞘膜积液、腹股沟疝等，少数易误诊为睾丸附睾炎而延误诊断。

3. 性腺肿瘤的治疗

（1）卵巢囊肿：月经初潮前的卵巢囊肿应该予以重视，建议转诊妇科肿瘤医师进一步诊治。卵巢囊肿患儿，腹腔镜手术是安全可行的。

（2）睾丸肿瘤：多采用放疗、化疗、介入、免疫和手术治疗。

9.3.6　什么是青春期发育延迟，如何治疗

1. 青春期发育延迟的定义

年龄已达 13 岁女孩仍无乳房发育迹象，男孩年满 14 岁仍无第二性征发育的征兆（睾丸容积＜4 ml），或在正常青春期启动平均年龄 2.5 个标准差以上，即为青春期发育延迟

(delayed puberty)。此外,即便青春期启动正常,若进程受阻,5 年后仍未完成第二性征的发育也被认为是青春期发育延迟。

青春期发育延迟是青春期常见的一种内分泌疾病,以男孩多见。该病不仅影响患儿的生长发育与心理健康,还预示成年可能不育,并可能成为一些慢性病或内分泌综合征的表现。

2. 青春期发育延迟的原因

青春期发育延迟的分类及原因见表 9.5。

表 9.5　青春期发育延迟的分类及原因

分　类	原　因
体质性青春期发育延迟	下丘脑 GnRH 脉冲发生器活动延迟
功能性低促性腺激素性性腺功能减退	慢性病或营养不良,如慢性胃肠疾病、慢性贫血、长期使用糖皮质激素、厌食症、过度的精神压力、剧烈的运动等
低促性腺激素性性腺功能减退	先天或后天因素导致下丘脑分泌促性腺激素释放激素减少或垂体分泌促性腺激素减少,如特发性低促性腺激素性性腺功能减退、垂体柄阻断综合征、颅咽管瘤、垂体瘤、头颅损伤后等
高促性腺激素性性腺功能减退	先天或后天因素影响睾丸功能,如克兰费尔特综合征、无睾或隐睾征及放疗、化疗、炎症等致睾丸损伤等

3. 青春期发育延迟的诊断和治疗

青春期发育延迟诊断依靠详细病史、仔细的体格检查与必要的辅助检查(性激素、染色体核型分析、骨龄、鞍区 MRI 检查、hCG 兴奋试验等)。

青春期发育延迟治疗的主要目的:①促进第二性征的发育;②使患儿成年后获得生育能力;③消除患儿因发育延迟带来的心理问题。

治疗的方法主要为去除病因和 HPG 轴激素补充替代治疗。

(1) 体质性青春期发育延迟(constitutional delay of growth and puberty,CDGP)又称自限性青春期发育延迟,是青春期发育延迟中最多见的类型。诊断已经明确,建议生活方式干预及随访观察,一般无需药物治疗。若患儿骨龄已达到 12 岁,可每 3～6 个月随访 1 次,观察第二性征发育的演进过程,并用 Tanner 分期法详细记录患儿第二性征发育情况,尤其要注意睾丸容积大小的变化。随访时需采血测定 LH、FSH、睾酮水平和评估骨龄。大多数患儿会逐渐发育。如果患儿心理压力较大,家属及患儿强烈要求,可采取小剂量雄激素诱导青春发育。用药原则:①患儿满 14 岁,并有明显的骨龄延迟(延迟 2 岁以上);②治疗时应避免骨龄增长过快对成年终身高产生不良影响;③出现第二性征发育即可停止治疗。

(2) 慢性病或营养不良导致功能性低促性腺激素性性腺功能减退(functional hypogonadotropic hypogonadism,FHH)是一种可逆性 GnRH 缺乏症,治疗重点在于明确和去除原发病因,改善患儿的营养状态。

(3) 低促性腺激素性性腺功能减退(hypogonadotropic hypogonadism,HH)是由于先天或后天因素影响下丘脑-垂体导致永久性低促性腺激素性性腺功能减退,目前主要治疗方案包括雄激素治疗、促性腺激素治疗、GnRH 脉冲治疗。

（4）高促性腺激素性性腺功能减退（hypergonadotropic hypogonadism，Hyper H）的根本病变在于睾丸组织本身，Hyper H患儿一般用雄激素终身替代治疗，原则和具体方案与HH的雄激素治疗方案相同。

 # 你问我答

如何早期识别性早熟？女孩性早熟有什么预兆？男孩性早熟有什么预兆？

女孩7.5岁前出现乳房发育或10岁前出现月经初潮，男孩9岁前出现睾丸增大。一般女孩先有乳房发育，阴唇发育，色素沉着，接着阴道分泌物增多，出现阴毛、腋毛，最后月经来潮。男孩先有睾丸增大，继之阴茎增粗，可有阴茎勃起，阴囊皮肤皱褶增加、着色，出现阴毛、腋毛、痤疮以及胡须、喉结，变声，甚至有夜间遗精。患儿同时伴有线性生长加速。

儿童性早熟有什么危害？

儿童性早熟可有如下危害。

（1）骨骺过早闭合，成年终身高偏矮。

（2）肥胖风险：25.98%的性早熟男孩和13.86%的性早熟女孩患有肥胖。

（3）心理和行为问题：如焦虑、抑郁、自卑、社交困难、注意力缺陷、攻击性行为等不良心理和行为。

常看情感类影视剧与性早熟有关系吗？

有关系，当今社会自媒体高度发达，儿童可以通过各种媒介接触到性信息，而父母没有及时引导，使儿童因长期接触性信息，反复刺激性意识和下丘脑-垂体神经反射，导致下丘脑-垂体-性腺轴提前启动，最终引发性早熟。

如何对儿童进行性教育？

对儿童进行性教育应注意到如下问题。

（1）将性教育贯穿到日常生活中：由于目前国内的性教育在学校中比较少见，因此父母可以利用日常生活来告知儿童一些相关的性知识，如在给儿童洗澡时明确告知儿童生殖器官的名称，并且告知不能让任何人触碰到自己的性器官。

（2）不要回避儿童的性提问，一般在幼年期他们对性器官充满好奇和懵懂心理，特别是在逐渐进入青春期后对性器官的好奇心更强，此时对儿童提出的相关问题不要因为害羞而拒绝回答，不仅不能打消儿童的疑惑，反而会加重他们的好奇心，要正确面对，并且告知儿童相关的答案。

（3）以朋友的方式交谈，对于高年级的儿童在进行性教育时要充分考虑到儿童的心理，毕竟这类儿童对于说教式教育并不苟同，可以和儿童进行朋友对话式沟通，这种方式更容易使儿童感觉到平等，也更容易被他们接受。

（4）在儿童提出问题时，如果父母不能准确给予答案可以一起查询资料，一起搜索答案并且一起讨论，避免儿童因为得不到准确答案而盲目寻找，并且误入一些不健康网站。

（5）不要担心尺度问题，一般儿童对知识的掌握是循环渐进的，在遇到一些尺度比较大的问题时，父母也不用过于担忧，只需以平常心将答案说出。对于儿童的性教育父母要采取正确的措施，只有父母正确引导，才能避免儿童因得不到答案从其他不健康网站搜索答案而误入歧途，甚至因为好奇而做出犯罪行为。

参考文献

［1］　Sadler T W. Langman's medical embryology［M］. 14th ed. Philadelphia：Wolters Kluwer，2019.

［2］　Schoenwolf G C，Bleyl S B，Brauer P R，et al. Larsen's human embryology［M］. 5th ed. Philadelphia，PA：Churchill Livingstone，2015.

［3］　徐丛剑，华克勤. 实用妇产科学［M］. 4 版. 北京：人民卫生出版社，2018.

［4］　Boron W F，Boulpaep E L. Medical physiology［M］. 3rd ed. Philadelphia，PA：Elsevier，2017.

［5］　Hall J E，Hall M E. Guyton and hall textbook of medical physiology［M］. 14th ed. Philadelphia：Elsevier，2020.

［6］　朱大年. 生理学［M］. 北京：人民卫生出版社，2008.

［7］　Marcdante K J，Kliegman R M，Schuh A M，et al. Nelson essentials of pediatrics［M］. 9th ed. Philadelphia，PA：Elsevier，2023.

［8］　中华预防医学会生育力保护分会生殖内分泌生育保护学组. 性发育异常分类与诊断流程专家共识［J］. 生殖医学杂志，2022，31（7）：871-875.

［9］　沈永年，罗小平. 儿科内分泌遗传代谢性疾病诊疗手册［M］. 上海：上海科学技术文献出版社，2010.

［10］　巩纯秀，秦淼，武翔靓. 儿科内分泌医生对性发育异常患儿的评估和管理［J］. 中国循证儿科杂志，2014，9（2）：140-149.

［11］　Kliegman R M. Nelson textbook of pediatrics［M］. 21st ed. Philadelphia，MO：Elsevier，2019.

［12］　Moshiri M，Chapman T，Fechner P Y，et al. Evaluation and management of disorders of sex development：multidisciplinary approach to a complex diagnosis［J］. Radiographics，2012，32（6）：1599-1618.

［13］　秦爽，罗颂平，鞠蕊. 特纳综合征中国专家共识（2022 年版）［J］. 中国实用妇科与产科杂志，2022，38（4）：424-433.

［14］　罗小平，祝婕. 先天性肾上腺皮质增生症的诊断及治疗［J］. 实用儿科临床杂志，2006，21（8）：510-512.

［15］　王卫平，孙锟，常立文. 儿科学［M］. 9 版. 北京：人民卫生出版社，2018.

［16］　中华医学会儿科学分会内分泌遗传代谢学组. 先天性肾上腺皮质增生症 21-羟化酶缺陷诊治共识［J］. 中华儿科杂志，2016，54（8）：569-576.

［17］　李桂梅. 实用儿科内分泌与遗传代谢病［M］. 2 版. 济南：山东科学技术出版社，2015.

［18］　赵睿冰，宋文惠，陈晓娟. IGF-1 在生长激素缺乏症中的诊断价值［J］. 医学综述，2021，27（23）：4775-4779.

［19］　吴薇，罗小平.《过渡期生长激素缺乏症诊断及治疗专家共识》解读［J］. 中国实用儿科杂志，2021，36（8）：565-569.

［20］　中华医学会儿科学分会内分泌遗传代谢学组,中华儿科杂志编辑委员会.中枢性性早熟诊断与治疗专家共识(2022)［J］.中华儿科杂志,2023,61(1):16-22.

［21］　王天有,申昆玲,沈颖.诸福棠实用儿科学［M］.9 版.北京:人民卫生出版社,2022.

［22］　林甦,杨文庆,俞建.中医儿科临床诊疗指南·性早熟(修订)［J］.中医儿科杂志,2016,12(3):1-5.

［23］　陈烨.儿童 McCune-Albright 综合征的临床特点［J］.临床儿科杂志,2013,31(12):1188-1189.

［24］　梁立阳,孟哲,曾巧慧,等.McCune-Albright 综合征［J］.中国当代儿科杂志,2006,8(4):311-314.

［25］　朱志云,秦红,杨维,等.儿童双侧卵巢肿瘤的诊断和治疗［J］.中华小儿外科杂志,2020,41(5):407-411.

［26］　马晓欣,向阳,狄文,等.卵巢囊肿诊治中国专家共识(2022 年版)［J］.中国实用妇科与产科杂志,2022,38(8):814-819.

［27］　Palmert M R,Dunkel L. Clinical practice. Delayed puberty［J］. N Engl J Med,2012,366(5):443-453.

［28］　谷翊群,李芳萍.男性青春期发育延迟诊治专家共识［J］.中华男科学杂志,2021,27(8):753-758.

［29］　赵霞,李新民.中医儿科学［M］.5 版.北京:中国中医药出版社,2021.

(张雪荣　邓丽华　朱　瑶　邱　悦　江锦雯　李　卉　刘　洋)

第10章
甲状腺激素与甲状腺疾病

本章重要主题词提示

甲状腺激素（thyroid hormone，TH），三碘甲腺原氨酸（triiodothyronine，T3），甲状腺素（thyroxine，T4），甲状腺过氧化物酶（thyroid peroxidase，TPO），一碘酪氨酸（monoiodotyrosine，MIT），二碘酪氨酸（diiodotyrosine，DIT），促甲状腺激素释放激素（thyrotropin-releasing hormone，TRH），促甲状腺激素（thyroid stimulating hormone，TSH）

甲状腺球蛋白（thyroglobulin，Tg），甲状腺结合球蛋白（thyroxine binding globulin，TBG），甲状腺过氧化物酶自身抗体（thyroid peroxidase autoantibody，TPOAb），甲状腺球蛋白抗体（thyroglobulin antibody，TgAb），TSH 受体抗体（thyroid stimulating hormone receptor antibody，TRAb），促甲状腺激素受体刺激性抗体（thyroid stimulating hormone receptor-stimulating antibody，TSAb），细针穿刺抽吸（fine needle aspiration，FNA）

甲状腺功能亢进（hyperthyroidism，甲亢），甲状腺功能减退（症）（hypothyroidism，甲减），甲状腺肿（goiter），甲状腺结节（thyroid nodule），分化型甲状腺癌（differentiated thyroid cancer，DTC）

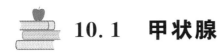 **10.1　甲状腺**

10.1.1　甲状腺是一个什么样的器官,在人体哪个位置

甲状腺是人体最大的内分泌器官,是唯一能将激素大量储存在细胞外的内分泌腺。

正常甲状腺外形略呈"H"形,位于颈部气管前下方,分左、右两叶,中间以峡部相连,腺体后有甲状旁腺四枚及喉返神经。

甲状腺的血液供应来自甲状腺左、右上动脉和左、右下动脉,血流经颈内静脉、无名静脉回流至心脏。甲状腺还有丰富的淋巴管系统,淋巴液由滤泡周围丛引流至深颈部、胸骨后、气管及前喉部淋巴结。腺体的神经支配分为交感神经纤维和副交感神经纤维,经由喉上神经入腺体(图10.1)。

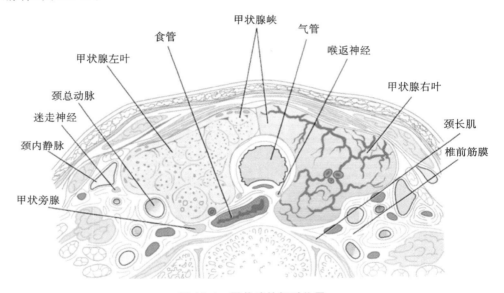

图 10.1　甲状腺的相对位置

10.1.2　甲状腺的组织学结构是怎样的

从组织学角度看,甲状腺实质由大小不等的滤泡(follicle)组成。滤泡由单层立方的滤泡上皮细胞(follicular epithelial cell)围成(图10.2)。

(1)滤泡腔内充满胶质(colloid),胶质是滤泡上皮细胞的分泌物。胶质主要为甲状腺球蛋白(thyroglobulin,Tg)和储存的甲状腺激素(thyroid hormone,TH)。

(2)滤泡上皮细胞有3个功能:①收集碘并将碘转运到胶质;②合成甲状腺球蛋白,并将甲状腺球蛋白分泌到胶质中;③从甲状腺球蛋白中释放甲状腺激素,并将甲状腺激素分泌到循环中。

(3)滤泡上皮细胞可因腺体功能状态不同而有形态差异。腺体活跃时,细胞增高呈柱状,腔内胶质减少;腺体不活跃时,细胞变矮呈扁平状,腔内胶质增多。滤泡上皮细胞合成和分泌甲状腺激素,甲状腺激素能促进机体的新陈代谢,提高神经兴奋性,促进生长发育。

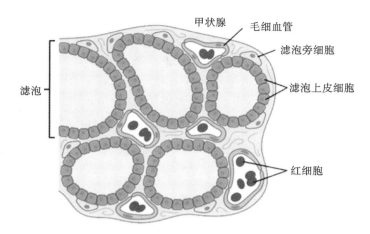

图 10.2　甲状腺的显微结构

（4）滤泡外有网状结构组织，与神经及血管相交织，滤泡间有淋巴细胞及大吞噬细胞。

（5）滤泡之间散布着滤泡旁细胞（parafollicular cell），又称 C 细胞。滤泡旁细胞分泌降钙素（calcitonin）。降钙素有一定的抑制骨吸收的作用。

 ## 10.2　甲状腺激素

10.2.1　什么是甲状腺激素

甲状腺激素是酪氨酸的碘化物，包括甲状腺素（thyroxine，T_4）、三碘甲腺原氨酸（triiodothyronine，T_3）和极少量的反式三碘甲腺原氨酸（reverse triiodothyronine，rT_3），三者分别约占分泌总量的 90%、9% 和 1%，但 T_3 生物活性最强，约为 T_4 的 5 倍，rT_3 不具有生物活性。另外，几乎所有的 T_4 都会在组织中转化为 T_3。

10.2.2　甲状腺激素是如何合成的

1. 甲状腺激素合成的条件

碘（iodine）和甲状腺球蛋白是甲状腺激素合成的必需原料。

（1）对于正常的甲状腺激素合成，一个成人每天至少需要摄入 150 μg 碘。合成甲状腺激素所需的碘，除由体外摄取外，甲状腺内从含碘化合物脱下的碘也可以被循环再利用。人体内碘的含量为 20～50 mg（约 0.5 mg/kg 体重），绝大部分存在于甲状腺中。在正常的甲状腺激素合成速度下，每天约有 120 μg 碘化物进入甲状腺。大约 80 μg/d 以甲状腺激素的形式分泌，其余的碘扩散到细胞外液中，并通过尿液排出体外。

（2）甲状腺球蛋白是由甲状腺滤泡上皮细胞合成与分泌的糖蛋白。

甲状腺过氧化物酶（thyroid peroxidase，TPO）是由甲状腺滤泡上皮细胞合成的一种以血红蛋白为辅基的膜结合糖蛋白，为催化甲状腺激素合成的关键酶，在滤泡腔面的微绒毛处分布最为丰富。TPO 的生成和活性受促甲状腺激素（TSH）调控。

甲状腺滤泡上皮细胞是合成和分泌甲状腺激素的功能单位，并受腺垂体所分泌的 TSH 调控。

2. 碘泵(碘捕获)

从食物中摄取的碘首先转化为碘化物,被甲状腺吸收和摄取。滤泡细胞基底膜上的钠碘同向转运体(sodium-iodide symporter,NIS,Na^+-I^- symporter)能以 1 个碘离子(I^-)和 2 个钠离子(Na^+)的比例和同向转运的方式将 I^- 逆浓度梯度转运进细胞内。这一将碘化物聚集在细胞中的过程被称为碘泵(iodide pump)或碘捕获(iodide trap)。正常腺体中,碘泵将碘化物浓缩至血浓度的 30 倍左右。甲状腺碘泵速度受多种因素影响,其中最重要的是 TSH 的浓度;TSH 会刺激甲状腺细胞中的碘泵,而甲状腺切除术会大大降低碘泵活性(图 10.3)。

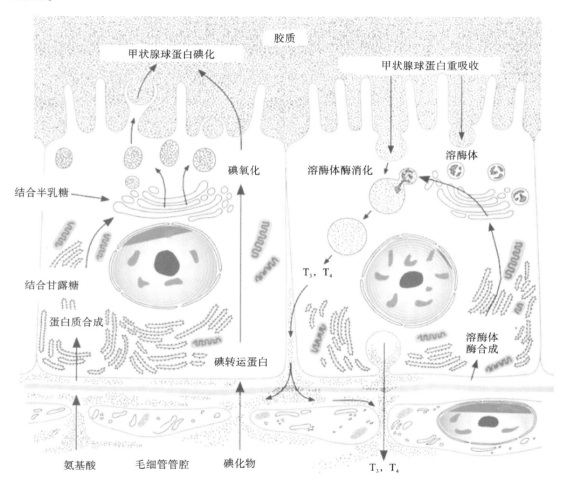

图 10.3 甲状腺激素的合成和代谢

细胞顶端膜碘转运蛋白,如氯碘离子反向转运体(antiporter)彭德莱素(pendrin),可使 I^- 穿过顶端膜,从甲状腺细胞转运入滤腔内。

3. 碘离子的氧化

在过氧化氢存在的条件下,细胞内聚集的 I^- 在 TPO 作用下,被活化为新生碘 I^0 或 I_3^-,这两种碘离子可以直接与酪氨酸结合。TPO 系统被阻断或者因为遗传因素缺失时,机体将不能产生甲状腺激素。

4. 酪氨酸的碘化和甲状腺激素的形成

甲状腺球蛋白分子上酪氨酸残基苯环上的氢被氧化碘取代的过程称为碘化。即使是分子形式的氧化碘也会直接但缓慢地与酪氨酸结合。而在甲状腺细胞中,由于 TPO 的存在,碘化过程可能在几秒钟或几分钟内完成。因此,几乎在甲状腺球蛋白从高尔基体释放或通过顶端细胞膜分泌到滤泡的同时,碘即与甲状腺球蛋白分子内约 1/6 的酪氨酸结合。

酪氨酸首先被碘化为一碘酪氨酸(monoiodotyrosine,MIT),继而被碘化为二碘酪氨酸(diiodotyrosine,DIT)。接下来越来越多的碘化酪氨酸残基相互偶联。偶联反应的主要激素产物是 T_4,T_4 是由两个二碘酪氨酸分子结合在一起形成的;T_4 仍然与甲状腺球蛋白分子结合在一起。一个一碘酪氨酸分子也可以与一个二碘酪氨酸分子结合形成 T_3 和少量 rT_3。

5. 甲状腺球蛋白的储存能力

甲状腺激素合成结束后,每个甲状腺球蛋白分子包含多达 30 个 T_4 分子和几个 T_3 分子。滤泡储存的甲状腺激素数量足以供应机体 2～3 个月的正常甲状腺激素需求。因此,当甲状腺激素合成停止时,几个月内不会观察到甲状腺激素缺乏的生理效应。

10.2.3　甲状腺激素是如何释放、转运及降解的

1. 甲状腺释放 T_3 和 T_4

大部分甲状腺球蛋白不会被释放到循环血液中,而 T_4 和 T_3 会从甲状腺球蛋白分子中分离出来,过程如下:在 TSH 作用下,甲状腺滤泡上皮细胞顶端膜微绒毛伸出伪足,以吞饮方式将含甲状腺球蛋白的胶质滴摄入细胞内。胶质滴随即与溶酶体融合形成吞噬体。在溶酶体蛋白酶的作用下,甲状腺球蛋白分子上的肽键被水解,游离 T_4(FT_4)和游离 T_3(FT_3)以及一碘酪氨酸和二碘酪氨酸被释放出来。进入细胞质内的一碘酪氨酸和二碘酪氨酸在脱碘酶(deiodinase)作用下迅速脱碘,脱下的碘大部分能被重复利用(碘的甲状腺内再循环)。进入细胞质内的 T_4 和 T_3 由于对滤泡上皮细胞内的脱碘酶不敏感,可以迅速由细胞底部分泌进入循环血液。先天性缺乏脱碘酶可能导致碘缺乏。

通常情况下,甲状腺释放的甲状腺激素约 93% 是 T_4,只有约 7% 是 T_3。随后几天,约有一半 T_4 会慢慢脱碘,形成额外的 T_3。因此,最终输送到组织并被组织利用的激素主要是 T_3。

2. T_4 和 T_3 向组织的转运

进入血液后,99% 以上的 T_4 和 T_3 立即与肝脏合成的甲状腺结合球蛋白(thyroxine binding globulin,TBG)、甲状腺结合前白蛋白(thyroxine binding prealbumin,TBPA)及白蛋白结合,其中与甲状腺结合球蛋白结合的 T_4 和 T_3 约占结合总量的 75%。

结合形式的甲状腺激素没有生物活性,只有游离形式的甲状腺激素才有生物活性,但以游离形式存在的甲状腺激素浓度极低,低于总量的 1%。游离型与结合型的甲状腺激素可互相转化,保持动态平衡。

甲状腺激素与血浆蛋白结合的意义在于:①在循环血液中形成甲状腺激素的储备库,可缓冲甲状腺分泌活动的急剧变化;②防止甲状腺激素从肾小球滤过,避免过快从尿中丢失。

由于血浆结合蛋白对甲状腺激素亲和力很强,这些物质,特别是 T_4,被缓慢释放到组织细胞中。血液中一半的 T_4 释放到组织细胞中大约需要 6 天时间,而一半的 T_3 由于亲和力较弱,释放到组织细胞中大约只需 1 天时间。

进入组织细胞后，T_4 和 T_3 再次与细胞内蛋白质结合，T_4 比 T_3 结合力更强。因此，T_4 和 T_3 再次被储存起来，但这次是储存在靶细胞中，并在几天或几周的时间被缓慢利用。

甲状腺激素起效缓慢，但是作用时间长。

3. T_4 和 T_3 的降解

T_4 的半衰期为 6～7 天，T_3 的半衰期为 1～2 天。甲状腺激素主要在肝、肾、骨骼肌等部位降解。30%～40% 的循环 T_4 被脱碘转化为 T_3，40%～50% 的循环 T_4 被脱碘转化为 rT_3。大约 80% 的循环 T_3 来自 T_4 向外周脱碘，其余 20% 由甲状腺直接分泌。T_3 或 rT_3 可进一步脱碘降解。另外，约 15% 的 T_3 或 rT_3 在肝内与葡萄糖醛酸或硫酸结合，经肠肝循环随胆汁排入小肠腔，绝大部分被小肠内的细菌进一步分解，最终随粪便排出。约 5% 的 T_4 和 T_3 在肝和肾组织内脱去氨基和羧基，随尿排出。

10.2.4　甲状腺激素有哪些作用

1. 氧化产热作用

甲状腺激素有刺激物质氧化、增加耗氧和产热的作用，甲状腺激素使 Na^+-K^+-ATP 酶的活性增高，腺苷三磷酸（ATP）利用增多，腺苷二磷酸（adenosine diphosphate，ADP）浓度上升，刺激线粒体代谢活动，加强氧化磷酸化作用，因此耗氧与产热都增加。

2. 对体内物质代谢的作用

（1）蛋白质代谢。甲状腺激素对蛋白质代谢的影响因用量不同而有质的差异。生理剂量的甲状腺激素使蛋白质和核酸合成增加，氮排泄减少；大剂量甲状腺激素则抑制蛋白质合成，肌肉蛋白质分解增强，尿肌酸排出增加，肌酸转变为肌酐的能力减弱，尿肌酐排出减少。甲状腺功能减退（hypothyroidism，简称甲减）时尿肌酸排出少而肌酐排出多。

（2）糖代谢。甲状腺激素能促进小肠吸收葡萄糖和半乳糖，并使脂肪组织和肌肉组织加快摄取葡萄糖。还可加强儿茶酚胺和胰岛素对糖代谢的作用，使细胞儿茶酚胺受体对肾上腺素的敏感性增强。在胰岛素存在的情况下，小剂量甲状腺激素能增加糖原合成，大剂量甲状腺激素则促进糖原分解。

（3）脂肪代谢。甲状腺激素可以增强脂肪组织对儿茶酚胺胰高血糖素的敏感性，这些激素的作用都是通过腺苷酸环化酶系统活化细胞内的脂肪酶，促使脂肪水解。甲状腺激素能加速胆固醇氧化成为胆汁酸。

（4）水、电解质代谢。生理剂量的甲状腺激素具有利钠排水的作用。甲状腺功能减退时可引起水钠潴留，细胞间液增多，并聚积大量白蛋白与黏蛋白，引起黏液性水肿。超生理剂量的甲状腺激素能促进蛋白质分解，使尿中钾的排泄超过钠，加之大量钾转入细胞内，故甲状腺功能亢进（hyperthyroidism，简称甲亢）时多见低钾血症。甲状腺激素能增加尿磷的排出量。

（5）维生素代谢。甲状腺激素可使参与各种代谢的维生素如维生素 B_1、维生素 B_2、维生素 B_{12} 及维生素 C 的需要量增加。甲状腺激素能促进胡萝卜素转变成维生素 A，故甲状腺激素不足时，胡萝卜素转变为维生素 A 受阻，表现为高胡萝卜素血症和维生素 A 缺乏。

（6）肌酸代谢。甲状腺激素过多时，常可出现肌肉神经应激性增高、震颤。由于 ATP 及磷酸肌酸形成减少，肌酸转变为肌酐也减少，肌酸呈负平衡而发生肌肉病变，如肌无力、肌萎缩。甲亢尚可伴发周期性麻痹，与钾代谢紊乱有关，发作时血钾低，可能与细胞外液钾离子转移到细胞内有关。

3. 对生长和智力发育的影响

甲状腺激素通过促进蛋白质的合成来促进生长,且对组织分化发育、成熟的促进作用更为重要。甲状腺激素与生长激素(GH)在促进生长发育方面具有协同作用。胎儿脑细胞DNA 含量及细胞数目在妊娠末 3 个月增长最快,出生后仍继续增长,至 5 岁时接近成人水平。在脑细胞增殖期,甲状腺激素必不可少,尤其是妊娠后半期和婴儿出生后半年期间。目前认为甲状腺激素可能与脑中某些酶的生成有关,发育中某阶段的脑组织成为甲状腺激素的靶器官,神经元线粒体内膜具有甲状腺激素作用结合点,具有 T_3、T_4 受体,它与发育期的神经元和胶质细胞遗传信息的释放有关,影响其信息的转录和翻译。主要通过影响 RNA聚合酶 Ⅱ 使 mRNA 酶合成发生障碍,影响 tRNA 磺基转移酶和由核糖体形成的多肽链,并影响胸苷激酶活性,甲状腺激素可促使正在发育中的脑组织逐渐成熟。甲减发病越早,脑损害越重,且常不可逆。如发生较晚,智力缺损尚有可能改善。这可能与脑中某些酶的生成受阻有关。后天缺乏甲状腺激素后,虽然神经系统发育正常,智力如常,但记忆力减退,思维能力和反应性均迟钝。甲状腺激素过多可使动物大脑皮质的兴奋性增高,甲亢患者大多易激动,过度兴奋,甚至可有精神失常、延髓麻痹。

4. 对其他系统的影响

甲状腺激素对维持正常心血管功能十分重要,目前已证实心肌细胞膜上有甲状腺激素受体(thyroid hormone receptor),甲状腺激素与受体结合后可促使心肌细胞内环磷酸腺苷(cAMP)增多,可增强 β-肾上腺素能受体对儿茶酚胺的敏感性。甲状腺激素还可抑制心脏单胺氧化酶和儿茶酚胺-甲基转移酶活性,使儿茶酚胺在心脏中的分解减少,加强其对心脏的作用。甲亢时可出现心跳加速、心输出量增加,皮肤、肌肉血流量增加,脑、肾血流量无明显改变。对消化系统,目前认为甲状腺激素很可能影响胃肠平滑肌细胞对神经递质的敏感性,当甲状腺激素分泌增多时,食欲旺盛,肠蠕动增加,大便次数增多,但性质正常。甲状腺激素减少时常有食欲缺乏、便秘。

10.2.5　人体是如何调节甲状腺激素分泌的

甲状腺激素直接受腺垂体分泌的 TSH 调控,并形成下丘脑-垂体-甲状腺调节系统,维持血液中甲状腺激素水平的相对稳定,除此之外,还存在甲状腺自身、自主神经、其他内分泌激素调节机制。

1. 下丘脑-垂体-甲状腺轴的反馈调节

下丘脑释放的 TRH 刺激垂体的促甲状腺细胞分泌 TSH,TSH 刺激甲状腺腺体的增生以及甲状腺激素的合成与分泌。TRH 影响 TSH 及 TSH 对甲状腺激素的调节均通过腺苷酸环化酶/cAMP 系统完成。TRH 除了直接刺激甲状腺激素的分泌外,还可通过与分泌TSH 的嗜碱性粒细胞膜上的 TRH 特异性受体结合,激活膜内 cAMP 蛋白环化酶系统,导致分泌 TSH 细胞合成或释放 TSH。

循环中的 FT_4 和 FT_3 通过调节下丘脑的 TRH 生物合成,直接或间接地抑制垂体的TSH 分泌。TSH 分泌受到应激的抑制。当 FT_4 和 FT_3 浓度升高时,机体通过负反馈调节(feedback regulation)作用阻断 TRH 对垂体的作用,从而减少 TSH 释放;当血液 FT_4 和FT_3 降低时,TSH 分泌增加,甲状腺摄取碘增多,合成和分泌甲状腺激素增加,以维持甲状腺激素的浓度。

深入阅读

TRH 是由下丘脑分泌的一种三肽,TRH 通过改变 TSH 的糖基化而增加 TSH 的生物活性。

TSH 是一种糖蛋白;TSH 的生物半衰期约为 60 分钟。正常的 TSH 分泌呈现昼夜节律,在下午和晚上上升,午夜后达到高峰,并在白天下降。

2. 甲状腺的自主调节

甲状腺可根据血碘浓度,通过自主调节来改变碘的摄取与甲状腺激素合成的能力。甲状腺的自主调节(autonomic regulation)是一种缓慢调节,作用是使甲状腺激素保持一定的储存量,不至于因碘供应的变化而引起甲状腺激素量急剧变化。当机体缺乏碘时,甲状腺球蛋白的碘化水平降低,使甲状腺内一碘酪氨酸与二碘酪氨酸含量的比值增大,T_3 产生增加;碘足量时,T_4 增加,T_3 减少;当摄入过多碘时,碘的有机化过程即自动降低,这种降低被称为碘阻滞效应,又称沃尔夫-契可夫效应(Wolff-Chaikoff effect),此效应对机体具有明显保护作用。

3. 自主神经的调节

甲状腺细胞膜上有 α、β 受体及 M 受体,故甲状腺受交感神经及副交感神经的支配,交感神经兴奋可促进甲状腺激素的合成和分泌,副交感神经兴奋则对甲状腺激素的合成和分泌起到抑制作用。

4. 其他内分泌激素的影响

其他内分泌激素对甲状腺功能亦有影响,如大剂量糖皮质激素可抑制 TSH 分泌,外周组织 T_4 转变为 T_3 减少,导致甲状腺效应降低;性激素可增强垂体对 TRH 的敏感性,并使甲状腺结合球蛋白增多。

10.3　甲状腺疾病的检查

10.3.1　临床常见的甲状腺疾病有哪些

甲状腺疾病分类较为复杂,如果从甲状腺功能和形态改变角度归类,甲状腺疾病可表现为以下五种类型。

(1)甲状腺激素增加所导致的甲状腺功能亢进(症)(甲亢)。

(2)甲状腺激素缺乏所导致的甲状腺功能减退(症)(甲减)。

(3)甲状腺肿(goiter),指甲状腺体积大于同年龄、同性别的正常上限值的一种临床体征。

(4)甲状腺局部异常增长引起的甲状腺结节(thyroid nodule)。

(5)甲状腺功能检查异常而无甲状腺功能异常临床表现。

10.3.2　甲状腺有哪些功能性检查

1. 甲状腺激素检测

T_4 全部由甲状腺分泌,而 T_3 仅有约 20% 直接来自甲状腺,其余约 80% 在外周组织中由

T_4 经脱碘代谢转化而来。T_3 是甲状腺激素在组织中实现生物作用的活性形式。

正常情况下,循环中 T_4 仅有约 0.02% 为游离状态(FT_4),T_3 约 0.3% 为游离状态(FT_3);游离型甲状腺激素是甲状腺激素的活性部分,直接反映甲状腺的功能状态,不受血清 TBG 浓度变化的影响。

结合型 T_4 或 T_3 与游离型 T_4 或 T_3 之和为总 T_4(TT_4)、总 T_3(TT_3),TT_4 常受 TBG 含量的影响,TT_3 是诊断甲亢最灵敏的指标。

凡影响 TBG 的因素均可影响 rT_3 的浓度。通常情况下 rT_3 浓度与 TT_4、TT_3 的变化平行,但有时也出现"分离现象"。有些甲亢早期或甲亢复发初期患者仅表现为 rT_3 的改变。

不同方法、不同实验室测定的甲状腺激素结果差异较大(表 10.1 至表 10.3)。

表 10.1 甲状腺激素的参考区间(放射免疫法)

项　目	T_4 /(nmol/L)	FT_4 /(pmol/L)	T_3 /(nmol/L)	FT_3 /(pmol/L)	rT_3 /(nmol/L)
参考区间	65～155	10.3～25.7	1.6～3.0	6.0～11.4	0.2～0.8

表 10.2 甲状腺激素的参考区间(竞争免疫测定法)

项　目	T_4 /(nmol/L)	FT_4 /(pmol/L)	T_3 /(nmol/L)	FT_3 /(pmol/L)
参考区间	64～154	9～25	1.2～2.9	2.1～5.4

表 10.3 甲状腺激素的参考区间(化学发光法)

年　龄	T_4 /(nmol/L)	FT_4 /(pmol/L)	T_3 /(nmol/L)	FT_3 /(pmol/L)
1 岁以下	124～244	13.9～26.1	1.2～5.0	4.5～10.5
1～6 岁	118～194	12.1～22.0	1.3～6.1	3.8～8.2
7～12 岁	97～175	13.9～22.1	1.2～5.4	3.8～8.6
13～17 岁	82～171	13.6～23.2	1.8～4.0	3.7～7.7
成年	66～181	12.0～22.0	1.3～3.1	2.8～7.1

TT_4 和 FT_4 测定的适应证:①疑为原发性甲亢或甲减,作为 TSH 分析的补充;②甲亢治疗开始时(在治疗几周或几个月后,TSH 分泌受到抑制);③疑为继发性甲亢;④T_4 治疗中的随访监测。

TT_3 和 FT_3 测定的适应证:①TT_3 和 FT_3 浓度正常的 T_3 型甲状腺毒症的确定;②亚临床甲亢患者的确诊;③对原发性甲减程度的评估。

2. 血清 TSH 测定

血清 TSH 测定方法经历了放射免疫法、免疫放射分析、免疫化学发光法、分辨免疫荧光法四个阶段。第四代敏感性可达 0.001 mIU/L。

TSH 测定已成为目前甲状腺功能评价最常用、最可靠和最有临床意义的检测项目。各实验室应当制订本室的 TSH 正常值参考区间(表 10.4)。

表 10.4   TSH 的参考区间

文 献	TSH 参考区间
《诊断学》	2～10 mIU/L
《中国甲状腺疾病诊治指南》	0.3～5.0 mIU/L
《实验诊断学》(化学发光法)	0.27～4.2 mIU/L

TSH 检测的适应证：①原发性甲亢或甲减的一线检测；②对怀疑甲状腺激素耐受者，与 FT_4、T_3、FT_3 联合测定；③对继发性甲状腺功能障碍，与 FT_4 联合测定；④对先天性甲减的筛检；⑤在甲状腺素替代或抑制疗法中，用 T_4 治疗的监测；⑥对高催乳素血症的评估；⑦对高胆固醇血症的评估。

3. 甲状腺自身抗体检测

临床常用的是甲状腺过氧化物酶自身抗体(thyroid peroxidase autoantibody，TPOAb)、甲状腺球蛋白抗体(thyroglobulin antibody，TgAb)和 TSH 受体抗体(thyroid stimulating hormone receptor antibody，TRAb)。

(1) TPOAb 测定的临床应用：①诊断自身免疫性甲状腺疾病；②阳性是干扰素 α、白介素-2、锂盐、胺碘酮治疗期间，出现甲减或其他甲状腺功能异常的危险因素；③阳性是唐氏综合征患者出现甲减的危险因素；④阳性是妊娠期间甲状腺功能异常或产后甲状腺炎的危险因素；⑤阳性是流产和体外授精失败的危险因素。

(2) TgAb 测定的临床应用：①诊断自身免疫性甲状腺疾病，意义与 TPOAb 基本相同；②对于分化型甲状腺癌(differentiated thyroid cancer，DTC)，TgAb 测定主要作为血清 Tg 测定的辅助检查。

(3) TRAb 测定的临床应用：①主要用于格雷夫斯病的诊断，敏感性及特异性可达 90%以上；②作为格雷夫斯病抗甲状腺药物治疗能否停药的重要指标；③对于有格雷夫斯病或病史的妊娠女性，有助于预测胎儿或新生儿甲亢发生的可能性。

4. 血清 Tg 测定

血清 Tg 浓度升高与以下三个因素有关：①甲状腺肿；②甲状腺组织炎症和损伤；③TSH、人绒毛膜促性腺激素(hCG)或 TRAb 对甲状腺的刺激。

血清 Tg 测定的临床应用如下。

(1) 非肿瘤性疾病。血清 Tg 测定可用于：①评估甲状腺炎的活动性，炎症活动期血清 Tg 水平增高；②诊断口服外源甲状腺激素所致的甲状腺毒症，特征为血清 Tg 不增高。

(2) DTC。血清 Tg 主要作为 DTC 的肿瘤标志物，但不能作为 DTC 的诊断指标。

5. 血清 TBG 测定

测定 TBG 可用于评估 TSH 水平或临床症状与 T_4、T_3 浓度不相符的情况，或评估 T_4 与 FT_4 之间不能解释的差异。血浆 TBG 升高可致 T_4、T_3 假性升高，但此时 TSH 可正常。因 TBG 升高导致的 T_4 假性升高可通过计算 $T_4(\mu g/L)/TBG(mg/L)$ 的值来排除，若此比值为 3.1～4.5，提示甲状腺功能正常；若此比值为 0.2～2.0，当考虑存在甲减的可能，而此比值为 7.6～14.8 时，则当考虑为甲亢。先天性 TBG 紊乱时可能出现部分或完全缺乏 TBG，或 TBG 升高。

6. TRH 刺激试验

下丘脑分泌的 TRH 可促进垂体释放 TSH,进而刺激甲状腺滤泡分泌甲状腺激素。故给患儿静脉注射外源性人工合成的 TRH(剂量 7 μg/kg,最大量不超过 200 μg),分别于注射前后 15 分钟及注射后 30 分钟、60 分钟、120 分钟采集静脉血,再根据注射前的基础 TSH 值和注射后 30 分钟的 TSH 值,计算出 TSH 增加值(ΔTSH),可用来评价下丘脑-垂体-甲状腺轴功能。尤其对诊断和鉴别原发性及继发性甲减最为敏感。正常反应为注射 TRH 后 15～30 分钟,TSH 出现峰值(一般为 10～30 mIU/L,或比基础值增加 2～30 mIU/L)。TRH 刺激后无反应或 ΔTSH<2 mIU/L,提示 TSH 功能不足或细胞数量减少,常见于垂体性甲减,少数情况下可见于甲亢或正常人;TSH 峰值出现延迟大于 60 分钟,提示垂体钝性反应,见于下丘脑性甲减;TSH 峰值大于 30 mIU/L,为活跃反应,见于原发性甲减。

TRH 刺激试验可用于鉴别 TSH 瘤伴甲亢(多为无反应)和垂体性 TSH 抵抗综合征(均有反应),还可用于协助临床症状不典型甲亢及亚临床甲亢的诊断和用药后监测。

10.3.3　甲状腺常用的形态学检查有哪些

(1) 甲状腺超声检查:超声波对软组织的分辨力远远优于 X 线片、CT 或 MRI,且具有重复性好、无创伤性等特点,故在临床上应用广泛。甲状腺超声检查灵敏度高,可以分辨出 2 mm 的病变;但它的特异性低,不能有效地区分良性和恶性病变。

(2) 甲状腺 CT 和 MRI 检查:CT 和 MRI 对甲状腺肿瘤的定位具有重要的意义,可以显示肿瘤和周围组织的关系,为手术操作提供有益的解剖关系。但其对甲状腺肿瘤缺乏特征性的改变,加之价格昂贵,检查不方便,不是甲状腺肿瘤理想的检查方法。

(3) 甲状腺核素显像:让患者服用放射性的碘或锝,借助核素显像检测探头,根据图像放射强度不同及与正常组织的放射强度相比,可分为"热结节"和"冷结节"两种。甲状腺核素显像对了解甲状腺的位置、形状、结节的大小和功能有帮助。

(4) 甲状腺 γ 照相:基本原理与甲状腺核素显像相同,但判断甲状腺肿块比甲状腺核素显像(二维平面图像)更为精确,同时它能显示出甲状腺各部位的血流大小。

(5) 甲状腺细针穿刺细胞学检查:甲状腺细针穿刺对甲状腺肿瘤良、恶性的鉴别是比较理想的,同时对慢性甲状腺炎的诊断也是十分有益的。

10.3.4　中医对甲状腺疾病的认识

甲状腺疾病属于中医学"瘿病"范畴,早在《吕氏春秋》就有记载,南宋陈言的《三因极一病证方论》对瘿病做了"五瘿"之分,即石瘿、肉瘿、筋瘿、血瘿、气瘿。现代医学认为,甲亢、单纯性及部分地方性甲状腺肿多属"气瘿",结节性甲状腺肿、甲状腺腺瘤多属"肉瘿",甲状腺癌归属"石瘿",甲状腺炎归属"瘿痈"。《明医指掌》中云:瘿但生于颈项之间……日久结聚不散,积累而成……必因气滞痰凝,隧道中有所留止故也。

总体来看,历代医家基于瘿病的病因理论,将病机概括为气滞、血瘀、痰凝,三者合而为患,突出了瘿病的发病关键。在治疗上准确地运用脏腑辨证、六经及气血辨证,根据不同的情况,灵活选用治则治法,比如"清热化痰,软坚散结""疏肝解郁,理气消瘿""滋阴益气,宁心柔肝""活血祛瘀,化痰消瘿""清肝泻火,解毒散结"等具体治法。

10.4　格雷夫斯病

10.4.1　什么是甲状腺功能亢进(症)

甲状腺功能亢进(症)(hyperthyroidism),简称甲亢,是指甲状腺腺体本身功能亢进、合成和分泌甲状腺激素增加所导致的甲状腺毒症(thyrotoxicosis);而甲状腺毒症是指血液循环中甲状腺激素过多,引起以神经、循环、消化等系统兴奋性增高和代谢亢进为主要表现的一组临床综合征。

甲亢包括甲状腺性甲亢、垂体性甲亢(如垂体 TSH 瘤)、恶性肿瘤伴甲亢(如绒毛膜癌)、外源性甲亢(如误食大量动物甲状腺组织)、暂时性甲亢。引起甲亢的病因中,格雷夫斯病最为常见,占所有引起甲亢病因的 85% 左右。

10.4.2　什么是格雷夫斯病

格雷夫斯病(Graves disease)又称毒性弥漫性甲状腺肿,是一种伴甲状腺激素合成增多的器官特异性自身免疫性疾病,也是儿童甲亢的主要原因,占儿童所有甲状腺疾病的 10%～15%。临床表现与成人相似,但眼部(突眼)与皮肤表现较成人少见,格雷夫斯病可见于任何年龄,但 5 岁以下较少见,随着年龄的增长,发病率增加,10～15 岁达高峰,女孩发病率是男孩的 4～5 倍。格雷夫斯病可见于其他自身免疫性疾病和有自身免疫性疾病家族史的儿童。该病的发病原因尚不完全清楚,与家庭背景、环境因素和免疫系统复杂的相互作用有关,免疫系统产生 TSH 受体抗体,刺激甲状腺产生过多的甲状腺激素而致自身免疫性疾病。

10.4.3　格雷夫斯病有哪些表现

1. 甲状腺肿大

大多数格雷夫斯病患儿具有弥漫性甲状腺肿,表面往往较为平滑,呈肉样质地,无可触及的结节。较大的甲状腺肿可能引起吞咽困难和气管受压,伴呼吸困难。将听诊器放在格雷夫斯病患儿的甲状腺上常可闻及杂音。

2. 甲亢的一般症状及体征

格雷夫斯病还具有甲亢的一般症状及体征,甲亢临床表现主要由血液循环中甲状腺激素过多引起,症状和体征的严重程度与病史长短、激素升高的程度及患者年龄等因素相关。

(1)心血管:甲亢患者心输出量增加,原因是外周需氧量增加和心肌收缩力增强。心率增加,脉压变宽,外周血管阻力降低。心房颤动在儿童中罕见,可发生于 10%～20% 的成年甲亢患者。也有儿童患者出现了常见于成人甲状腺毒症中的二尖瓣脱垂。

(2)胃肠道:食欲增加但体重不增甚至减轻的情况很常见。体重减轻的原因主要是热量产生增加,其次是胃肠道运动增加及相关的排便频率增加和吸收不良。

(3)眼部:许多甲亢患儿会发生凝视和上睑迟落。凝视是指患儿双眼大睁,看上去像在凝视。上睑迟落可通过让患儿眼神跟随检查者的手指上下移动来进行评估。当患儿向下看时,如果在虹膜上方可看到巩膜,则患儿有上睑迟落。

(4)神经系统:①运动障碍——发抖和震颤在甲亢患者中较常见。伸手或伸舌(肌束震颤)最有利于观察到震颤;深腱反射显示活动过度。②认知功能障碍——年龄很小(4 岁以下)的甲亢患儿可能出现神经发育延迟。③周围神经系统——患者可出现近端肌无力,伴肌肉重量减少和肌肉收缩效率下降。④周期性瘫痪——低钾血症性周期性瘫痪(甲状腺毒性周期性瘫痪)是一种罕见疾病,可能与甲亢有关。

(5) 行为和精神:与成人相比,甲亢患儿的心境不稳和行为异常往往更显著。甲亢患儿注意力持续时间下降的表现,通常有活动过度、睡眠不良,以及学习成绩下降的表现。甲亢患儿偶可出现明显的人格改变、激越状态、焦虑、抑郁、躁狂或精神病性症状。

(6) 骨:甲状腺激素刺激骨吸收,导致骨皮质孔隙增加和骨小梁体积降低。血清碱性磷酸酶和骨钙素浓度较高,提示骨转换增加。骨吸收增加可能导致血清钙浓度增加,从而抑制甲状旁腺激素分泌和骨化二醇(25-羟维生素 D_3)向骨化三醇(1,25-二羟维生素 D_3)的转换。慢性甲亢患者骨质疏松和骨折风险增加。

(7) 皮肤:由于血流增加,甲亢患者的皮温较高;由于角蛋白层减少,皮肤也变得光滑。由于产热增加,出汗也增加。可能出现甲剥离、软化和毛发变细。

10.4.4　格雷夫斯病应完善哪些检查

(1) 血清甲状腺功能检查:TSH 降低,血清 TT_3、TT4 和 FT_3、FT_4 水平升高,可确诊为甲亢。

(2) 血清甲状腺抗体检测:促甲状腺激素受体刺激性抗体(thyroid stimulating hormone receptor-stimulating antibody,TSAb)是格雷夫斯病的致病性抗体,该抗体阳性说明甲亢病因是格雷夫斯病;但是因为 TSAb 测定条件复杂,未能在临床广泛使用,而 TRAb 已可在临床开展,所以在存在甲亢的情况下,一般都将 TRAb 阳性视为 TSAb 阳性。TSAb 也被视为判断格雷夫斯病预后和抗甲状腺药物停药的指标。TSAb 可以通过胎盘导致新生儿甲亢,所以对新生儿甲亢有预测作用。年幼患儿(<5 岁)的血清 TRAb 水平明显高于年长患儿(>5 岁);病初临床表现重的患儿的 TRAb 水平高于临床表现轻的患儿。TPOAb 和 TgAb 的阳性率在格雷夫斯病患者显著升高,是自身免疫病因的佐证。

(3) 影像学检查:采用彩色多普勒超声检查可观测甲状腺的大小、有无结节,甲亢患者可见甲状腺腺体呈弥漫性和局灶回声减低,在低回声处血流明显增加。

10.4.5　如何诊断格雷夫斯病

格雷夫斯病诊断依据如下。
(1) 临床甲亢症状和体征。
(2) 甲状腺弥漫性肿大。
(3) 血清 TSH 降低,甲状腺激素水平明显升高。
(4) TRAb 或 TSAb 阳性。

10.4.6　格雷夫斯病如何治疗

儿童格雷夫斯病可采用抗甲状腺药物、放射性碘治疗或甲状腺切除术治疗。选择治疗方法时,应根据患儿具体情况考虑这 3 种方法的利弊。无论选择何种治疗方法,患儿都需要终身监测甲状腺功能。

(1) 抗甲状腺药物(antithyroid drug,ATD)治疗:常用药物有咪唑类,包括甲巯咪唑

(methimazole，MMI，又称他巴唑）和卡比马唑（carbimazole），还有丙硫氧嘧啶（propylthiouracil，PTU）和甲硫氧嘧啶(methylthiouracil，MTU)，因后者副作用更大且发生率更高，因此首选甲巯咪唑。①控制期：推荐使用甲巯咪唑剂量 0.5～1.0 mg/(kg·d)，最大剂量 30 mg/d，可分 2～3 次给药，或者单次给药；丙硫氧嘧啶剂量 5～10 mg/(kg·d)，最大剂量为 300 mg/d，分 3 次等量给药；一般治疗 1～3 个月临床症状缓解，甲状腺功能正常后逐渐减量。②减量期：减量时每 2～4 周减药 1 次，每次甲巯咪唑减量 5～10 mg(丙硫氧嘧啶 50～100 mg)，减至最低有效剂量时维持治疗，甲巯咪唑为 5～10 mg/d，丙硫氧嘧啶为 50～100 mg/d。同时监测 TT_3、FT_4、TSH，如果 FT_4、TT_3 呈下降趋势，且低于正常范围下限，通常伴有 TSH 水平升高，则逐渐减少药物剂量。③维持期：临床症状完全缓解，甲状腺功能正常，维持治疗量，甲巯咪唑为 5～10 mg/d，丙硫氧嘧啶为 50～100 mg/d；起始剂量、减量速度、维持剂量和总疗程均有个体差异，需要根据临床实际掌握；儿童可能较成人需要更长时间(2～4 年)治疗才能缓解。

（2）放射性碘治疗：放射性碘(^{131}I)治疗是格雷夫斯病患儿的另一种有效治疗方法。推荐作为以下患儿的二线治疗：经长期抗甲状腺药物治疗后甲亢复发且要求根治性治疗的患儿，以及接受抗甲状腺药物治疗时出现严重副作用的患儿。

（3）手术治疗：手术可有效治疗格雷夫斯病，通常采用甲状腺次全切除术，在患儿中一般用作二线疗法。当抗甲状腺药物治疗失败或引起副作用时，可考虑。

（4）对症处理：根据患儿心悸、心动过速和震颤的严重程度给予 β 受体阻滞剂，如普萘洛尔 0.5～1 mg/(kg·d)。

10.4.7　格雷夫斯病患儿如何随访

无论采用了上述哪种治疗方法，格雷夫斯病患儿都需要终身监测甲状腺功能。对于采用上述任意治疗方式后出现甲减的患儿，将需要终身监测来管理甲状腺激素替代治疗。对于停用抗甲状腺药物后获得缓解并维持甲状腺功能正常的患儿（以及对于小部分在放射性碘治疗或手术后甲状腺功能正常的患儿），也需要终身监测以发现可能在任何时候出现的甲亢或甲减。

监测内容包括每 6 个月检查 1 次血清 FT_4 和 TSH，直到患儿的生长和青春期结束。生长期结束后，每年监测 1 次。应告知女性患者，达到生育年龄后，由于持续存在的 TSAb 可穿过胎盘，后代有发生新生儿格雷夫斯病的风险。

 你问我答

格雷夫斯病会影响生长发育吗？

会，可使儿童生长加速伴骨骼成熟提前。生长加速的程度通常很小，这取决于诊断前甲亢的持续时间。例如，对于已患甲亢 1～2 年的儿童，身高可能从第 50 百分位数增加到第 75 百分位数。如果甲亢发生于儿童早期，则对生长的影响可能更明显。成人身高不会折损，一般正常或比同龄人高。

妊娠期使用抗甲状腺药物，对胎儿有影响吗？

可能存在影响。对于达到生育年龄的女性，应警告已报道的妊娠期使用抗甲状腺药物致出生缺陷的风险。母亲在妊娠早期使用甲巯咪唑和丙硫氧嘧啶后，婴儿的出生缺陷发生率约为对照人群的 2 倍。甲巯咪唑与以皮肤发育不全、先天性心脏缺陷（间隔缺损）、泌尿道畸形和脐膨出为特征的胚胎病变有关；丙硫氧嘧啶与面颈部畸形以及泌尿道畸形有关。

中医如何治疗格雷夫斯病？

格雷夫斯病患儿主要表现为甲状腺弥漫性肿大及甲亢相关表现。甲亢实与"瘿病"关系最为密切，临床大多数医家指出甲状腺疾病与"瘿病"相似。从中医角度看，瘿病的病因与情志内伤、日常饮用食物及居住地的环境有一定关系，且个人的不同体质也与瘿病的发生有一定关联，比如素来阴亏、气虚的人群更易患病。

甲亢的病机多为气滞、痰凝、血瘀。病位在肝、脾、心三脏。临床上将甲亢分为以下 4 种证型。

（1）肝郁火旺型：治疗当以清肝泻火、散瘿消肿兼顾调肝气、护肝阴为主，方用栀子清肝汤合消瘰丸加减（牛蒡子、柴胡、川芎、白芍、石膏、当归、栀子、牡丹皮、黄芩、黄连、甘草、玄参、牡蛎、贝母）。

（2）痰凝血瘀型：治疗当以活血散瘀、化痰消瘿为主，方用海藻玉壶汤加减（海藻、贝母、陈皮、昆布、青皮、川芎、当归、半夏、连翘、甘草、独活）。

（3）气郁痰阻型：治疗当以理气散结、开郁化痰为主，方用四海舒郁丸加减（木香、陈皮、海蛤粉、海藻、昆布、海螵蛸）。

（4）心肝阴虚型：治疗当以降火养阴、宁心柔肝为主，方用天王补心丹加减（人参、茯苓、玄参、桔梗、丹参、远志、当归、五味子、麦冬、天冬、柏子仁、酸枣仁、地黄）。

10.5　先天性甲状腺功能减退（症）

10.5.1　什么是甲状腺功能减退（症）

甲状腺功能减退（症）（hypothyroidism），简称甲减，是由于甲状腺激素合成和分泌减少或组织利用不足导致的全身代谢减低综合征。甲减可分为先天性甲减和获得性甲减两种。

甲减根据病变发生的部位可分为以下几类。

（1）原发性甲减（primary hypothyroidism）：由甲状腺腺体本身病变引起的甲减，此类甲减占全部甲减的 95％以上。

（2）中枢性甲减（central hypothyroidism）或继发性甲减（secondary hypothyroidism）：由下丘脑和垂体病变引起的 TRH 或者 TSH 产生和分泌减少所致的甲减，其中由下丘脑病变引起 TRH 缺乏的甲减称为三发性甲减（tertiary hypothyroidism）。

（3）甲状腺激素抵抗综合征（thyroid hormone resistance syndrome）：由甲状腺激素在外周组织实现生物效应障碍引起的甲减。

10.5.2　什么是先天性甲减，先天性甲减有哪些分类

先天性甲状腺功能减退（症）（congenital hypothyroidism，CH），简称先天性甲减（既往也称"先天性甲低"），是因甲状腺激素产生不足或其受体缺陷所致的先天性疾病。先天性甲减是导致儿童智力障碍及体格发育落后常见的可治疗病因之一。在全球范围内，新生儿先天性甲减发病率为 1/3000～1/2000，发病率存在地区和人种差异。大多数（85％）先天性甲

减为散发性的(sporadic),其余为地方性的(endemic)。

原发性先天性甲减特点为血清 TSH 升高和 FT₄ 降低,甲状腺先天性发育异常是最常见的病因。继发性先天性甲减特点为 FT₄ 降低,TSH 正常或者下降,较为少见。另外还存在一种外周性先天性甲减,由甲状腺激素受体功能缺陷所致,较罕见。

10.5.3　先天性甲减的病因有哪些

1. 散发性先天性甲减的病因

(1)甲状腺不发育、发育不全或异位:造成先天性甲减最主要的原因,约占 90%。多见于女孩,女孩与男孩的比例为 2:1。其中 1/3 病例为甲状腺完全缺如,其余为发育不全或甲状腺在下移过程中停留在其他部位形成异位甲状腺,部分或完全丧失功能。造成甲状腺发育异常的原因尚未阐明,可能与遗传因素和免疫介导机制有关。

(2)甲状腺激素合成障碍:导致先天性甲状腺功能低下的第 2 位常见原因。多见于甲状腺激素合成和分泌过程中酶(TPO、偶联酶、脱碘酶及甲状腺球蛋白合成酶等)的缺陷,造成甲状腺激素不足。甲状腺激素合成障碍多为常染色体隐性遗传病。

(3)TSH、TRH 缺乏:因 TRH 不足所致者较多见。单独缺乏 TSH 者甚为少见,常与生长激素、催乳素、黄体生成素等其他垂体激素缺乏并存,由基因突变引起,临床上称为多种垂体激素缺乏症(multiple pituitary hormone deficiency,MPHD)。

(4)甲状腺或靶器官反应低下:前者是由于甲状腺组织细胞膜上的 GSx 蛋白缺陷,导致 cAMP 合成障碍,而对 TSH 无反应;后者是由于末梢组织 β-甲状腺受体缺陷,从而对 T₄、T₃ 不反应。两者均为罕见病。

(5)母亲因素:母亲服用抗甲状腺药物或母亲患自身免疫性疾病,存在抗 TSH 受体抗体,均可通过胎盘而影响胎儿,造成甲减,通常在 3 个月后好转。

2. 地方性先天性甲减的病因

多因孕妇饮食缺碘,致使胎儿在胚胎期即因碘缺乏而导致甲状腺功能低下。

10.5.4　先天性甲减有哪些临床表现

患儿症状出现的早晚及轻重与残留甲状腺组织的多少及甲状腺功能低下程度有关。先天性无甲状腺或酶缺乏患儿在婴儿早期即可出现症状,甲状腺发育不良者常在出生后 3~6 个月时出现症状,亦偶有在数年之后开始出现症状者。患儿的主要临床特征包括智力落后、生长发育迟缓和生理功能低下。

1. 新生儿期

患儿常为过期产婴儿,出生体重常大于 P₉₀(第 90 百分位数),身长和头围可正常,前、后囟大;胎便排出延迟,出生后常有腹胀、便秘、脐疝,易被误诊为先天性巨结肠、生理性黄疸期延长;患儿常处于睡眠状态,对外界反应低下,肌张力低,吸吮差,呼吸慢,哭声低且少,体温低(一般低于 35 ℃),四肢冷,末梢循环差,皮肤出现斑纹或有硬肿现象等。

2. 典型症状

多数先天性甲减患儿在出生半年后出现典型症状。

(1)特殊面容和体态:头大,颈短,皮肤粗糙、面色泛黄,头发稀疏、无光泽,面部黏液水肿,眼睑水肿,眼距宽,鼻梁低平,唇厚,舌大而宽厚、常伸出口外。患儿身材矮小,躯干长而四肢短小,上部量与下部量的比值大于 1.5,腹部膨隆,常有脐疝。

（2）神经系统症状：智力发育低下，表情呆板、淡漠，神经反射迟钝；运动发育障碍，如翻身、坐、立、走的时间均延迟。

（3）生理功能低下的表现：精神差，安静少动，对周围事物反应少，嗜睡，食欲缺乏，声音低哑，体温低而怕冷，脉搏、呼吸缓慢，心音低钝，肌张力低，肠蠕动慢，腹胀，便秘。可伴心包积液，心电图呈低电压、P-R 间期延长、T 波平坦等改变。

3．地方性甲减

临床表现为两种不同的类型，但可相互交叉重叠。

（1）"神经性"综合征：主要表现为共济失调、痉挛性瘫痪、智力低下，但身材正常，甲状腺功能正常或轻度减低。

（2）"黏液水肿性"综合征：临床上有显著的生长发育和性发育落后、智力低下、黏液性水肿等。血清 T_4 降低、TSH 增高。约 25％患儿有甲状腺肿大。

4．中枢性先天性甲减

中枢性先天性甲减合并其他垂体促性腺激素缺乏者，可表现为低血糖、小阴茎、隐睾以及面中线发育异常，如唇裂、腭裂、视神经发育不良等。

10.5.5　如何诊断先天性甲减

根据病史和临床症状，体征典型病例不难诊断，确诊必须借助于实验室检查。但新生儿期不易确诊，应对新生儿进行群体筛查。

（1）新生儿筛查：足月新生儿出生后 72 小时至 7 天之内，充分哺乳，足跟采血，检测 TSH 值。

（2）确诊性检查：测定血清 FT_4 和 TSH，FT_4 浓度不受甲状腺结合球蛋白水平的影响。若血 TSH 增高、FT_4 降低，则诊断为先天性甲减。若血 TSH 增高、FT_4 正常，可诊断为高 TSH 血症。若 TSH 正常或降低、FT_4 降低，则诊断为继发性甲减或中枢性甲减。

10.5.6　先天性甲减如何治疗

治疗原则：早期治疗，终身用药，小量开始逐渐加至足量。定期复查，维持甲状腺正常功能，使患儿正常生长发育，尤其是智力发育。

药物治疗：对于新生儿筛查初次结果显示干血滤纸片 TSH 超过 40 mIU/L，同时 B 超显示甲状腺缺如或发育不良者，或伴有先天性甲减临床症状与体征者，可不必等静脉血检查结果立即开始左甲状腺素（levothyroxine，LT_4）治疗。不满足上述条件的筛查阳性新生儿应等待静脉血检查结果后再决定是否治疗。新生儿期先天性甲减初始治疗剂量 $10\sim15$ μg/（kg·d），每天 1 次口服，尽早使 FT_4、TSH 恢复正常，FT_4 最好在治疗 2 周内达到正常水平，TSH 在治疗后 4 周内达到正常水平。对于伴有严重先天性心脏病患儿，初始治疗剂量应减少。治疗后 2 周抽血复查，根据血 FT_4、TSH 水平以调整治疗剂量。

甲状腺激素维持剂量需个体化。血 FT_4 应维持在平均值至正常范围上限之内，TSH 应维持在正常范围内。LT_4 治疗剂量应随静脉血 FT_4、TSH 值调整，婴儿期一般为 $5\sim10$ μg/（kg·d），$1\sim5$ 岁为 $5\sim6$ μg/（kg·d），$5\sim12$ 岁为 $4\sim5$ μg/（kg·d）。药物过量患儿可有颅缝早闭和甲亢临床表现，如烦躁、多汗等，需及时减量，4 周后再次复查。

10.5.7　先天性甲减如何随访

在 LT_4 治疗开始后反复检测血清 FT_4、TSH 水平并进行临床评估是先天性甲减患儿进行 LT$_4$ 治疗、随访的基础,第一个治疗目标是尽快使 FT$_4$ 恢复正常,第二个治疗目标是 4 周内使 TSH 恢复正常。研究表明,血清 TSH 水平的快速正常化和将血清 FT$_4$ 水平维持在年龄特异性参考范围可优化神经发育结果。

第一次随访评估应在开始 LT$_4$ 治疗后 1～2 周,起始剂量≥50 μg/d 者最晚在治疗 1 周后随访。后续的随访评估应每 2 周进行 1 次,直到血清 TSH 水平完全正常;此后的随访评估应每 1～3 个月进行 1 次,直到 12 月龄。12 月龄至 3 岁随访频率可降低至每 2～4 个月 1 次;此后的随访评估应每 3～6 个月进行 1 次,直到生长期结束。如果发现血清 FT$_4$ 或 TSH 水平异常,则应增高随访频率。在 LT$_4$ 剂量调整后 4～6 周应再次随访。

 # 你问我答

先天性甲减需要终身用药吗?

先天性甲减按疾病转归可分为持续性甲减及暂时性甲减。

(1)持续性甲减由甲状腺激素持续缺乏所致,患儿需终身替代治疗。

(2)暂时性甲减由母亲或新生儿等各种原因,致使出生时甲状腺激素分泌暂时性缺乏所致,甲状腺功能可恢复正常;最常引起暂时性先天性甲减的原因是碘缺乏,该病在出生后数月或数年消退;在碘充足的国家,最常见的原因为母亲在妊娠期使用抗甲状腺药物、妊娠期或产后使用碘以及原位甲状腺伴轻度甲减。

先天性甲减有哪些危险因素?

新生儿先天性甲减受遗传和环境因素的共同作用,患儿在新生儿期无特殊临床症状,群体筛查是早期发现该病的主要手段,但不能根本降低发生率。先天性甲减与围生期因素密切相关,明确先天性甲减与妊娠期母体因素和胎儿发育的关系,可对该病进行病因预防。有研究显示,母亲高龄、妊娠合并甲状腺疾病、妊娠糖尿病、妊娠期焦虑、妊娠期用药、妊娠期接触辐射、有甲状腺疾病家族史、低出生体重、巨大儿、早产儿、过期产儿、双胎及多胎、出生缺陷是新生儿先天性甲减的高危因素。

妊娠期母亲使用抗甲状腺药物,对胎儿有什么影响?

妊娠期母亲使用的抗甲状腺药物能够通过胎盘,因此会引起胎儿的一过性甲减,随着药物在体内逐渐清除,在分娩数周后复查时,这类婴儿的甲状腺功能大多正常。

中医如何治疗先天性甲减?

中医认为,本病之病因多为先天禀赋不足,胎中失养,体质不强,肾阳亏虚。甲减为一种慢性病,临床表现为元气亏乏、气血不足、脏腑虚损的阳虚证候。肾阳虚为甲减的主要病机,肾阳不足是关键,病变又常涉及心脾两脏,可兼痰浊、瘀血等病理改变。甲减临床表现繁杂,辨证分型也未一致,大致可分为以下几型论治。

(1)肾阳虚证:治以温肾助阳,方用济生肾气丸加减(熟地黄、山茱萸、牡丹皮、山药、茯苓、泽泻、肉桂、附子、牛膝、车前子)。

(2)心肾阳虚证:治以温补心肾,利水消肿,方用真武汤合保元汤加减(白芍、茯苓、附子、生姜、白术、人参、黄芪、甘草、肉桂)。

(3)脾肾阳虚证:治以温肾健脾,补益气血,方用理中汤合肾气丸加减(人参、白术、升麻、葛根、甘草、生地黄、山药、山茱萸、茯苓、泽泻、牡丹皮、桂枝、附子)。

(4)阳虚湿盛证:治以温阳益气,化气行水,方用真武汤合五苓散加减(白芍、茯苓、附子、生姜、白术、泽泻、猪苓、桂枝)。

(5)气血两虚证:治以补养心脾,益气生血,方用归脾汤加减(白术、茯神、黄芪、龙眼肉、酸枣仁、人参、木香、甘草、当归、远志、生姜、大枣)。

(6)痰血瘀阻证:治以活血通络,湿化痰浊,方用桃红四物汤合二陈汤加减(桃仁、红花、熟地黄、当归、川芎、白芍、半夏、橘红、茯苓、甘草、乌梅、生姜)。

(7)水邪凌心证:治以健脾温肾,化气行水,方用真武汤合生脉散加减(白芍、茯苓、附子、生姜、白术、人参、麦冬、五味子)。

10.6　单纯性甲状腺肿

10.6.1　什么是单纯性甲状腺肿

甲状腺肿(goiter)是指甲状腺体积大于 18 ml(女性)或 25 ml(男性)的一种病理现象,单纯性甲状腺肿(simple goiter)也称非毒性甲状腺肿(non-toxic goiter),是由于甲状腺的非炎性非肿瘤性原因阻碍甲状腺激素合成而导致的代偿性甲状腺肿大。通常情况下,患者既无甲亢表现又无甲减表现。甲状腺呈弥漫性或多结节性肿大,女性多见。甲状腺肿可呈地方性分布,常由缺碘所致,称为地方性甲状腺肿(endemic goiter);也可散发,主要由先天性甲状腺激素合成障碍或致甲状腺肿物质等所致,称为散发性甲状腺肿(sporadic goiter),多发生于青春期。

10.6.2　单纯性甲状腺肿有哪些表现

大多数甲状腺肿是偶然被发现的。颈部肿块可逐渐缓慢增大,多数患者无症状。甲状腺较大时可出现颈部不适,引起颈部周围器官的压迫症状,如气管受压,可出现憋气、呼吸不畅甚至呼吸困难;食管受压造成吞咽困难;喉返神经受压出现声音嘶哑、痉挛性咳嗽,晚期可失声;颈交感神经节链受压时会发生霍纳综合征(Horner syndrome,同侧瞳孔缩小,眼球内陷,上睑下垂和受累侧无汗)。部分患者有甲状腺肿家族史。

单纯性甲状腺肿可表现为弥漫性肿大和多结节性肿大。

(1)弥漫性甲状腺肿:甲状腺均匀弥漫性肿大,左右两叶不对称,无结节,甲状腺表面光滑,质地较软,无压痛,与周围组织无粘连,不累及周围淋巴结。

(2)结节性甲状腺肿:甲状腺触诊呈结节状肿大,多不对称,早期可能只有一个结节,多为多发性结节,大小不等,结节质软或硬,光滑,无触痛。

10.6.3　甲状腺肿应完善哪些检查

1. 实验室检查

(1)甲状腺功能测定:患者血清 T_3、T_4、TSH 基本正常。

(2)尿碘测定:尿碘排出量小于 50 $\mu g/g$ 肌酐,说明碘摄入不足。

(3)血清甲状腺球蛋白测定:血清甲状腺球蛋白含量超过 20 $\mu g/L$ 可能反映摄碘不足。

2. 影像学检查

(1)甲状腺超声。

（2）核素扫描。

（3）甲状腺细针穿刺（必要时）。

10.6.4　单纯性甲状腺肿是否需要治疗

（1）缺碘引起的地方性甲状腺肿患者,应补充碘制剂。

（2）无明确原因,无压迫症状的弥漫性甲状腺肿一般不需要处理,只需要定期随访,以发现可能存在的潜在异常。

（3）对结节性甲状腺肿则需要视性质而定,意外发现的单个冷结节,应进行细针穿刺。

（4）对有严重压迫症状的甲状腺肿,必要时行手术治疗。

 你问我答

单纯性甲状腺肿与甲状腺恶性肿瘤如何鉴别?

单纯性甲状腺肿和甲状腺恶性肿瘤是两种不同的甲状腺疾病,它们在鉴别上需要进行综合评估,包括以下几个方面。

（1）病史和临床表现:了解患者的病史,包括甲状腺肿瘤家族史、暴露于放射线的情况等。观察患者的临床表现,如结节的大小、数目、生长速率、颈部的压迫症状等。

（2）甲状腺超声检查:超声检查是评估甲状腺结节的重要方法。它可以提供结节的大小、形态、边界、内部回声特征、钙化情况等信息。甲状腺恶性肿瘤通常具有一些恶性特征,如不规则形状、边界模糊、内部低回声、微小钙化等。

（3）甲状腺功能检查:包括血清甲状腺激素（T_3、T_4）和促甲状腺激素（TSH）水平的测定。

（4）细针穿刺活检:最常用的鉴别甲状腺结节性质的方法。通过使用细针从甲状腺结节中抽取细胞进行检查,可以确定是否存在癌细胞。细针穿刺活检可以提供较高的准确性,尤其是对于可疑的结节。

（5）其他影像学检查:如甲状腺扫描、CT、MRI 等,可以提供更详细的结构信息和辅助鉴别。

需要注意的是,以上方法仅是一般的鉴别方法,确诊需要结合临床医师的综合评估和专业判断。

中医如何治疗单纯性甲状腺肿?

单纯性甲状腺肿是临床上常见的疾病,主要表现为甲状腺肿大,不伴有甲亢或甲减,相当于中医学中的"气瘿"。病因有二,一为平素饮水或食物中含碘不足;二为情志不畅,忧怒无节,气化失调,气机升降失常,营运受阻。中医认为其发生往往与肝关系密切,肝的生理特性为主生发,肝气以升散、宣发作为气机运动的特点,在五行属木,在季节为春,肝就像春天的树木一样,具有充满生机、生发生长的特性。由于长期抑郁愤怒或忧虑过度,导致肝气机不畅,失于条达,气滞痰凝,壅结于颈前而成瘿,所以历代医家大多以疏肝理气、消瘿散结作为治疗单纯性甲状腺肿及气瘿的主要方法。单纯性甲状腺肿主要分为以下两种证型。

（1）肝郁脾虚证:治疗当以疏肝解郁、健脾益气为主,宜服四海舒郁丸加减(木香、陈皮、海蛤粉、海藻、昆布、海螵蛸)。

（2）肝郁肾虚证:治疗当以疏肝补肾、调摄冲任为主,宜服四海舒郁丸合右归丸(木香、陈皮、海蛤粉、海藻、昆布、海螵蛸、熟地黄、山药、山茱萸、枸杞子、菟丝子、鹿角胶、杜仲、肉桂、当归、附子）。

10.7　甲状腺结节

10.7.1　什么是甲状腺结节，甲状腺结节分为哪几种

甲状腺结节（thyroid nodule）是指甲状腺内由甲状腺细胞的异常、局灶性生长引起的离散病变。影像学定义是指在甲状腺内能被影像学检查发现的与周围甲状腺组织区分开的占位性病变。一些可触及的"结节"可能与影像学检查不对应，应以影像学检查为准。甲状腺结节可以单发，也可以多发，多发的结节比单发的发病率高。儿童甲状腺结节较成人少见，但恶性风险比成人高。

甲状腺结节依据病因可分为以下几类。

（1）甲状腺囊肿：绝大多数由甲状腺肿的结节或腺瘤形成，囊肿内含有血液或微混液体，质地较硬，一般无压痛，核素扫描示"冷结节"。

（2）结节性甲状腺肿：又称腺瘤样甲状腺肿，实际上是指地方性甲状腺肿和散发性甲状腺肿晚期所形成的多发结节。

（3）甲状腺肿瘤：包括甲状腺良性肿瘤、甲状腺癌及转移。

（4）炎性结节：分感染性和非感染性两类。感染性炎性结节主要是由病毒感染引起的亚急性甲状腺炎，除有甲状腺结节外，还伴有发热和甲状腺局部疼痛，结节大小视病变范围而定，质地较坚韧。非感染性炎性结节主要是由自身免疫性甲状腺炎引起的，检查时可触及多个或单个结节，质地硬韧，很少有压痛。

10.7.2　儿童甲状腺结节有哪些临床表现

大多数良性甲状腺结节没有临床症状，合并甲状腺功能异常时，可出现相应的临床表现。

甲状腺肿瘤生长缓慢，绝大多数无特异性临床症状，最常见的首发症状为无痛性颈部肿块。临床就诊患儿多为他人发现，因此，监护人及医师对儿童颈前随吞咽移动的无痛性肿块要尤为关注。也有小部分以远处转移（主要为肺转移）为唯一首发症状。其他表现包括吞咽困难、声音嘶哑、呼吸困难、甲亢等。当触及质硬甲状腺结节或肿大淋巴结及出现压迫、侵袭表现时提示恶性可能性大。儿童淋巴结病变较成人更常见，为儿童甲状腺恶性肿瘤最重要的表现，可出现在 80% 的病例中，但这并不意味着预后不良。

10.7.3　儿童甲状腺结节的辅助检查有哪些

（1）甲状腺功能检查：测定血清 FT_3、FT_4 和 TSH 水平。

（2）降钙素检查：降钙素由甲状腺滤泡旁细胞分泌，降钙素升高是甲状腺髓样癌的特异性标志物，成人降钙素大于 100 pg/ml，提示甲状腺髓样癌。目前缺乏儿童降钙素的正常参考值，且儿童甲状腺髓样癌患病率低，因此只对于有甲状腺髓样癌或多发性内分泌肿瘤（multiple endocrine neoplasia，MEN）家族史，或细胞学检查疑似甲状腺髓样癌的患儿，血清

降钙素应作为常规检查指标。

（3）甲状腺超声检查：高分辨率超声检查是评估甲状腺结节的首选方法。对触诊怀疑，或在其他影像学检查中提示有甲状腺结节者，均应行超声检查。超声检查可证实甲状腺结节是否真正存在，确定甲状腺结节的部位、数目、大小、形态、壁结构、声晕、内部回声（实性或囊性）、钙化和颈部淋巴结情况等。超声检查还具有费用低、检查快速、可获得动态图像、可引导活检、无电离辐射等优点，适用于儿童。

（4）甲状腺核素显像：正常甲状腺细胞有摄取碘离子和锝离子的能力，因此可采用碘（通常为^{131}I）或锝-99m（^{99m}Tc）作示踪剂行甲状腺核素显像，可获得有关甲状腺结节功能的信息。

（5）其他影像学检查：CT 和 MRI 等影像技术所获得的结果和超声检查大致相似，对微小病变的显示甚至不及超声。

（6）细针穿刺抽吸活检（fine needle aspiration biopsy，FNAB）：也称细针吸取细胞学检查（fine needle aspiration cytology，FNAC），是利用细针穿刺甲状腺，采集甲状腺细胞，经特殊染色后显微镜观察，获得甲状腺细胞病理组织学检查结果的方法。FNAB 可作为评估甲状腺结节的金标准。FNAB 诊断儿童甲状腺癌的敏感性为 86%～100%，特异性为 65%～90%，近年来应用日益广泛。

10.7.4　儿童甲状腺结节如何评估

甲状腺结节可由患儿自行察觉，也可在常规体格检查或影像学检查（如颈动脉超声、颈部/胸部 CT 或 PET）中由医师发现。8%～16% 的甲状腺结节为恶性，即甲状腺癌。良、恶性甲状腺结节的临床处理不同，对患儿生活质量的影响和涉及的医疗花费也有显著性差异。因此，甲状腺结节评估的要点是良恶性鉴别。

1. 病史及流行病学采集

所有甲状腺结节患儿就诊时均应详细询问病史，包括是否来自高碘或缺碘地区，有无甲状腺癌家族史，颈部放射线暴露史及是否存在自身免疫性甲状腺炎病史，需特别注意的是，包含甲状腺结节及甲状腺癌表现的遗传综合征。

所有甲状腺结节患儿病史中要包括是否存在颈部肿块、吞咽困难、发声障碍、甲亢等症状及持续时间。

2. 症状和体征

所有就诊的甲状腺结节患儿必须进行仔细的体格检查，包括甲状腺情况、结节情况、淋巴结情况及声带活动情况的检查。

体格检查包括：①甲状腺视诊和触诊，注意是否对称，为囊性还是质硬，是否有压痛，并记录结节的位置和大小；②应仔细检查侧颈部的淋巴结，下颌骨下可移动的、橡胶质地的淋巴结较常见，通常为良性；下颈部同侧、质硬、不能移动的淋巴结，则疑似恶性肿瘤。

3. 辅助检查

1）甲状腺超声检查　推荐所有甲状腺结节患儿进行甲状腺超声检查。甲状腺超声检查是甲状腺结节诊断和术后随访的常用手段，是评估结节数量、大小、特征和有无淋巴结转移的首选影像学检查。可以指导 FNAB，提高穿刺精准性，监测甲状腺切除术后切缘和淋巴结，具有无创、可重复、成本低的优势，但对操作者经验依赖性较强。

提示为恶性结节的超声征象包括：①单个的实性结节；②低回声结节；③结节位于被膜下；④结节形态和边缘不规则、晕圈缺如；⑤结节呈侵袭性生长（对邻近组织没有压迫）；⑥异质性回声特征;⑦临床单个结节中的多病灶损害;⑧微小钙化、针尖样弥散分布或簇状分布的钙化;⑨结节内部显示血流丰富(TSH 水平正常者);⑩同时伴有颈部淋巴结异常,如淋巴结呈圆形、边界不规则或模糊、内部回声不均、内部出现钙化、皮髓质分界不清等。

推荐 FNAB 作为术前诊断甲状腺结节性质及可疑淋巴结的常规方法。FNAB 是区分甲状腺良性结节与癌症的最常见的检查方法。但并不是所有患儿都需要进行 FNAB,以下是儿童行 FNAB 的指征。

(1)甲状腺结节≥1 cm(可触及或不可触及),为实性或囊性/实性混合。

(2)甲状腺结节<1 cm,具有高度疑似癌症的超声特征,如钙化或异常的颈部淋巴结,特别是在患儿的恶性肿瘤风险增加时,如有辐射史。

(3)重复超声检查证实结节增大。

2)其他影像学检查　目前指南不推荐将放射性核素扫描检查作为甲状腺结节患儿常规诊断方法。

3)甲状腺实验室检查　目前指南推荐甲状腺功能、Tg 及抗体 TgAb 作为甲状腺结节患儿术前常规检查,且建议两者同时检测作为初始临床状态及血清学指标基线评估。甲状腺激素 T_3、T_4 和 TSH,可反映甲状腺功能,但不能鉴别甲状腺结节的良恶性。TgAb 和抗甲状腺过氧化物酶抗体滴度升高提示甲状腺炎,不能排除恶性病变。应警惕青春期早期女孩雌激素对免疫系统的诱导会影响 TgAb 的水平,同时应注意自身免疫性甲状腺炎患儿存在肿瘤性病变的可能。

4. 甲状腺结节的 TI-RADS 分类方案、FNA 推荐值及风险评估

2017 年,美国放射学会(American College of Radiology,ACR)甲状腺影像报告和数据系统(Thyroid Imaging Reporting and Data System,TI-RADS)公布了关于甲状腺结节分类诊断的白皮书,该白皮书根据甲状腺结节的超声表现分类进行了新的危险分层。ACR TI-RADS 从 5 个超声特征类别给甲状腺结节赋值,按总分将结节分成 1~5 类(表 10.5)。甲状腺结节是否需要穿刺或超声随访取决于该结节的 ACR TI-RADS 分类和最大直径(表 10.6)。

表 10.5　5 个 ACR TI-RADS 类别超声特征与相对应的分值

超声特征	意　义	分　类	分值/分
成分(composition)	描述结节的内部结构,即软组织及液体的组成比例	囊性或几乎全为囊性	0
		海绵状	0
		囊实混合	1
		实性或几乎全为实性	2
回声(echo)	结节内实性部分(非钙化)的回声水平,参照物为周围甲状腺组织	无回声	0
		高回声(高于甲状腺组织)或等回声(与甲状腺组织接近)	1
		低回声(低于甲状腺组织)	2
		极低回声(低于邻近颈部肌肉)	3

续表

超声特征	意　义	分　类	分值/分
形态 (shape)	纵横比,即横切面上前后径与横径之比。纵横比大于1是可疑恶性结节的重要超声特征	纵横比<1	0
		纵横比>1	3
边缘(margin)	结节与甲状腺腺体组织或邻近腺体外结构的边界或界面	光滑	0
		边界不清(边界难以辨认)	0
		分叶状(边缘局限性圆形软组织突入邻近腺体组织,单发或多发)或不规则(结节边缘有毛刺、锯齿或成锐角,伴或不伴周围组织浸润)	2
		甲状腺外延伸(结节延伸突破甲状腺被膜)	3
强回声灶 (strong echoic foci)	相对于周围组织回声显著增加的局部病灶,大小、形态不一,单发或簇状分布,后方可伴声影	无或伴大彗星尾征(彗星尾征是一种混响伪像,随深度增加回声衰减,宽度逐渐变窄,呈三角形。大彗星尾征:直径大于1 mm)	0
		粗钙化(后方伴声影,可形态不规则)	1
		周边钙化(钙化完全、部分环绕或占据结节的大部分边缘,常遮挡结节内部成分)	2
		点状强回声(无后方声影,直径小于1 mm,包括实性成分内的小彗星尾征)	3

表 10.6　TR 分级和 FNA 或超声随访的标准

分值/分	0	2	3	4	7
TR 分级	TR1	TR2	TR3	TR4	TR5
结节性质	良性	非可疑恶性	轻度可疑恶性	中度可疑恶性	重度可疑恶性
FNA 建议	无需 FNA	无需 FNA	≥2.5 cm,FNA	≥1.5 cm,FNA	≥1.0 cm,FNA
随访建议	—	—	≥1.5 cm,随访	≥1.0 cm,随访	≥0.5 cm,随访

注:国内外甲状腺结节危险性分类方法众多,但采用的超声评估指标差异不大,我国也有自己的甲状腺影像报告与数据系统(C-TIRADS),具体可参见《甲状腺结节和分化型甲状腺癌诊治指南(第二版)》。

10.7.5　儿童甲状腺结节如何治疗

目前指南建议如下。

（1）推荐对 FNAB 证实为良性、最大直径≤4 cm 的甲状腺结节进行定期超声随访,当超声检查异常时行甲状腺腺叶加峡部切除术。

（2）最大直径＞4 cm 的良性实性结节,生长趋势明显的甲状腺结节及高功能腺瘤推荐行甲状腺腺叶加峡部切除术。

（3）既不推荐也不反对常规使用 LT$_4$ 治疗儿童良性甲状腺结节。

儿童甲状腺肿瘤的诊断和治疗应该在相关学科健全的医疗中心进行,至少需具备有丰富甲状腺手术经验的专科医师、核医学专家、内分泌学专家、重症监护室、超声及影像专家、儿科麻醉医师、病理学专家等。高度重视治疗过度或治疗不足所带来的危害,手术应该由具有丰富甲状腺手术经验的专科医师进行。

 你问我答

甲状腺结节患儿饮食有哪些宜与忌?

甲状腺结节患儿宜吃以下食物。

（1）具有增强免疫力的食物,如木耳、香菇、蘑菇、薏苡仁、大枣、核桃、山药和新鲜水果等。

（2）具有消结散肿作用的食物,包括油菜、芥菜、菱角、猕猴桃等。

避免或减少吃以下食物。

（1）含碘量高的食物,如紫菜、虾皮、海参、昆布、海蜇皮。

（2）刺激性食物,如茶、咖啡、酒、葱、花椒、辣椒、桂皮等,同时要忌肥腻、油煎食物。

哪些症状和体征有助于鉴别甲状腺结节是良性还是恶性?

（1）年龄:良性甲状腺肿块好发于青壮年和中年,而儿童、青少年和老年患者不是甲状腺肿块的好发人群,所以他们出现甲状腺肿块要保持高度警惕。

（2）甲状腺肿块生长迅速:良性甲状腺肿块是常见病,多数生长缓慢,有很长的病史。而肿瘤细胞生长迅速,分裂快,所以肿瘤细胞在微量时很难发现,一旦长大到可以看见或摸到时,生长就非常迅速。甲状腺肿块生长缓慢,病程从数月至数年,多为良性;肿块生长迅速,病程从数周至数月,多为恶性;如肿块生长太快,病程在数天内,多为出血性。

（3）颈部淋巴结肿大:甲状腺肿不伴颈部淋巴结肿大,而甲状腺癌很容易向周围淋巴结转移,所以对颈部淋巴结肿大的甲状腺肿块,应高度怀疑甲状腺恶性病变。

（4）甲状腺肿块有浸润征象:肿瘤的特征是向周围组织浸润,虽然恶性肿瘤体积不大,但浸润可以引起声音嘶哑、呛咳等征象,而良性甲状腺肿即使长得很大,数十克甚至数百克,由于没有浸润,也不会引起声音嘶哑、呛咳等征象。

（5）年轻时有头颈部外照射史:既往有头颈部外照射史的患者中,甲状腺癌发生率为4%～5%,有报道发生率高达 7%。有颈部外照射史患甲状腺癌的概率比无颈部外照射史高20～40 倍。儿童期颈部外照射史对诊断甲状腺癌非常重要。

（6）肿块为单个还是多个:甲状腺肿的结节是多发的,而恶性肿瘤多数是单发的;结节性甲状腺肿的恶性率较低,为 0.5%～1%,而单个甲状腺结节的恶性率达 10%～25%。

中医如何治疗甲状腺结节?

本病属中医"瘿病""瘿瘤""肉瘿"等范畴,甲状腺结节主要与情志内伤、饮食失调、环境和体质因素等有关。长期喜怒不节、忧思过度,使得气机郁滞,肝失条达,脾失健运,痰湿内生,凝结颈前,日久血脉瘀阻,脏腑失调,气血阴阳亏虚,损伤人体正气。病位主要在肝脾,与五脏相关。临床上根据病情可分为如下证型。

(1)实证。

①痰气郁结证:以疏肝理气,化痰散结为主,予四海舒郁丸加减(木香、陈皮、海蛤粉、海藻、昆布、海螵蛸)。

②肝火旺盛证:以清肝泻火,消瘿散结为主,予栀子清肝汤合消瘰丸加减(牛蒡子、柴胡、川芎、白芍、石膏、当归、栀子、牡丹皮、黄芩、黄连、甘草、玄参、煅牡蛎、贝母)。

③痰瘀互结证:以理气活血,化痰消瘿为主,予海藻玉壶汤合桃红四物汤加减(海藻、贝母、陈皮、昆布、青皮、川芎、当归、半夏、连翘、甘草、独活、桃仁、红花、熟地黄、白芍)。

(2)虚实夹杂证。

①脾气虚弱证:以益气健脾,化痰散结为主,予六君子汤加减(人参、茯苓、白术、甘草、半夏、陈皮)。

②脾肾阳虚证:以温肾健脾,消肿散结为主,予补中益气汤合真武汤加减(黄芪、甘草、人参、当归、橘皮、升麻、柴胡、白术)。

③阴虚火旺证:以滋阴降火,化痰散结为主,予天王补心丹合消瘰丸加减(人参、茯苓、玄参、桔梗、丹参、远志、当归、五味子、麦冬、天冬、柏子仁、酸枣仁、地黄、牡蛎、贝母)。

④气阴两虚证:以益气养阴,软坚散结为主,予生脉散合消瘰丸加减(人参、麦冬、五味子、玄参、牡蛎、贝母)。

除了中药治疗外,还可配合药膳、茶饮、针灸、穴位敷贴、耳穴贴压等治疗,同时保持良好心态、饮食有节、起居有常、劳逸结合、适当调补。

10.8 甲状腺炎

甲状腺炎(thyroiditis)包括一组由感染因素、病毒感染后因素、自身免疫因素、准自身免疫因素和其他原因所致的甲状腺硬化性或非硬化性炎性改变,共同特征是甲状腺滤泡结构被破坏,而病因病理变化、临床特点和预后各不相同。甲状腺炎病因复杂,命名混乱,分类困难,且常有相互转化现象存在。如果按发病缓急,甲状腺炎可分为急性、亚急性及慢性三类。

10.8.1 什么是急性甲状腺炎,如何诊断治疗

急性甲状腺炎(acute thyroiditis)由甲状腺感染(通常为细菌感染)导致,是一种罕见的甲状腺疾病,多发生于左叶,属全身性脓毒血症在甲状腺的一种局部表现或为甲状腺孤立性感染,以发热、甲状腺肿痛为基本特征。如治疗不及时,最终可致甲状腺脓肿,故又称为急性化脓性甲状腺炎。本病少见。

1. 急性甲状腺炎的发病原因及病原体

梨状窝瘘:在儿童中,与第3或第4鳃弓畸形相关的梨状窝瘘是细菌感染甲状腺的常见途径。这种瘘自咽部延伸至甲状腺被膜,通常位于左侧;这种畸形尤其可能见于复发性或左

侧急性甲状腺炎儿童。

其他易感因素：甲状腺感染的其他途径可能包括甲状舌管残留、开放的舌盲孔、先天性鳃瘘、血行播散、从邻近部位直接蔓延或前方食管穿孔。免疫抑制是罕见的易感因素。

本病的病原体以细菌为主，也可为其他微生物。目前已报道的致病菌有金黄色葡萄球菌、溶血性链球菌、肺炎球菌、大肠埃希菌、沙门菌、分枝杆菌、不动杆菌或混合厌氧菌等，革兰阳性菌（葡萄球菌、链球菌）仍为主要的致病菌。机会菌感染则见于免疫功能缺陷患者。

2. 急性甲状腺炎的临床表现

大多数患者表现为突发颈前部疼痛并有质硬、压痛、发红且皮温升高的肿胀，可随吞咽而运动。可能伴有发热、寒战、局部皮温增加、红斑、声音嘶哑、咽痛、吞咽困难和发音障碍。这些症状可在数天至数周内出现。许多病例在明显上呼吸道感染或咽炎后立即出现症状。颈部疼痛常为单侧，并放射至下颌、耳部或枕部；颈部屈曲可减轻疼痛，疼痛随颈部过度伸展而加重。其他与颈部肌肉受压相关的体征包括吞咽时颏不自主压低和颈部伸展受限。

3. 急性甲状腺炎的辅助检查

（1）急性细菌性甲状腺炎患者常有白细胞增多、红细胞沉降率（ESR）升高和 C 反应蛋白（CRP）升高，血培养可为阳性。

（2）甲状腺功能：血清 T_4、T_3 和 TSH 水平一般正常，当伴有甲状腺滤泡破坏时可有一过性甲亢。

（3）颈部超声：初期显示甲状腺明显肿大、回声不均匀，呈蜂窝状。动态 B 超观察显示甲状腺呈进行性肿大，有大小不等的低回声或无回声区，或大面积液性暗区。

（4）食管钡餐透视：对于所有复发性或左侧甲状腺炎患儿，评估是否存在梨状窝瘘。

（5）甲状腺穿刺：在超声引导下抽出脓液，进行培养，根据药敏试验指导抗生素的选择。

4. 急性甲状腺炎的治疗

（1）抗感染治疗：对于没有波动感或脓肿形成超声证据的患儿，应经验性开始抗微生物治疗。在获得培养结果前，需要给予广谱抗生素；获得培养结果后根据药敏试验，选择合适的抗生素。

（2）引流：如果临床检查结果或超声/CT 提示脓肿，或存在气体形成的证据，应实施引流（联合或不联合灌洗）。

（3）手术：如果急性甲状腺炎反复发作，有可能是先天性异常，可待炎症缓解后，常规行食管钡餐透视了解有无梨状窝瘘等先天畸形。如有，应手术切除瘘管，以免复发。

10.8.2　什么是亚急性甲状腺炎，如何诊断治疗

亚急性甲状腺炎（subacute thyroiditis，SAT）为非化脓炎性疾病，多见于成人，小儿极少见。该病为自限性疾病，病程数周至数月。发病原因无特异性，可能与病毒感染有关，起病后，随甲状腺从炎性破坏、组织损害至完全恢复过程，大多数亚急性甲状腺炎患儿有相平行的临床表现及甲状腺功能变化，即从甲亢→甲减→甲状腺功能正常。

1. 亚急性甲状腺炎的临床表现

发病可能突然或逐渐发生，并且之前可能有上呼吸道感染。疼痛可能局限于甲状腺区域，或放射至上颈部、颌部、喉部、上胸部或耳部，咳嗽或转头时疼痛可加重。常见症状还有发热、乏力、不适、厌食和肌痛。

甲状腺多有轻度或中度弥漫性肿大或不对称性肿大，且几乎均伴有压痛，部分病例中，

疼痛严重到患儿不能耐受颈部触诊。

2. 亚急性甲状腺炎的辅助检查

（1）甲状腺功能：早期，即血清 FT_4 和 FT_3 水平高且血清 TSH 水平低，不过许多患儿并不存在或仅存在很少的甲亢症状。血清 FT_4 和 FT_3 水平通常仅轻度升高，甲亢是短暂的，持续 2～8 周，之后可能出现短暂的通常无症状的显性或亚临床甲减期（TSH 水平升高，血清 FT_4 和 FT_3 可降低、处于正常低限或正常）。

（2）红细胞沉降率：通常大于 50 mm/h，甚至可能超过 100 mm/h。C 反应蛋白也可能升高。

（3）放射性碘或锝影像学检查：显示碘或锝的摄取率低（通常低于 3%），或放射性核素的摄取形式模糊不均。

（4）超声检查：提示甲状腺体积正常或肿大，但不管体积如何，都存在弥漫性或局部性低回声。

3. 亚急性甲状腺炎的诊断

亚急性甲状腺炎的诊断主要基于临床表现。大部分患者通过临床表现即足以确诊，包括颈部疼痛（常向上放射至颌部）、明显的甲状腺压痛和弥漫性甲状腺肿。红细胞沉降率升高和（或）C 反应蛋白水平升高以及甲亢阶段放射性碘摄取率低（通常低于 3%）有助于确诊。

4. 亚急性甲状腺炎的管理

亚急性甲状腺炎为自限性疾病。治疗目标应该是缓解甲状腺疼痛和压痛并减轻甲亢（如果存在）的症状。应该每 2～8 周监测甲状腺功能，以明确甲亢是否缓解、检测是否出现甲减，以及监测随后甲状腺功能是否恢复正常。

部分患者的症状轻微或在就医并得到确诊之前症状已有所缓解，所以不需治疗；如患者存在较严重的颈部不适和明显的全身性症状，需要使用非甾体抗炎药（nonsteroidal anti-inflammatory drug，NSAID）或泼尼松进行抗炎治疗。

如在疾病早期，出现症状性甲亢，通常不需要治疗，因为即使出现症状也较轻微且持续时间短。有心悸、焦虑或震颤等令人苦恼的甲亢症状的少数患者，可予以 β 受体阻滞剂治疗，如普萘洛尔。

如在疾病中后期，患者的甲减比较明显（TSH＞10 mIU/L）或伴有轻度以上的症状，则应给予 50～100 μg LT_4 治疗 6～8 周，以将 TSH 控制在正常范围内，随后应该停用 LT_4，并在停药 4～6 周重新评估患者的甲状腺功能，以确定不是永久性甲减。

10.8.3　什么是桥本甲状腺炎，如何诊断治疗

1. 桥本甲状腺炎的流行病学、病因和病理生理

桥本甲状腺炎（Hashimoto thyroiditis）是自身免疫性甲状腺炎或慢性淋巴性甲状腺炎，1912 由日本学者桥本策（Hakaru Hashimoto）首先提出，即甲状腺肿大的自身免疫性甲状腺炎，也是儿童获得性甲减的常见原因。桥本甲状腺炎多于 6 岁后发病，青春期是高发年龄，女性多发，3 岁以下罕见。

桥本甲状腺炎最常见的原因可能是遗传易感性和环境因素的综合作用，发病机制尚不清楚。可能是抑制性 T 淋巴细胞的缺陷使辅助性 T 淋巴细胞与甲状腺滤泡细胞膜上的特定抗原相互作用。一旦这些淋巴细胞对甲状腺抗原致敏，即会形成与这些抗原反应的自身抗体，然后细胞因子释放和炎症导致腺体破坏。

在桥本甲状腺炎中,淋巴细胞浸润和自身免疫介导了甲状腺上皮细胞凋亡,造成甲状腺破坏,因此临床上表现为甲状腺功能逐渐衰退,伴或不伴甲状腺肿形成。几乎所有患者的血清中都有针对一种或多种甲状腺抗原的高浓度抗体,并且甲状腺内有密集的弥漫性淋巴细胞浸润(主要包括甲状腺特异性 B 淋巴细胞和 T 淋巴细胞)。滤泡破坏是甲状腺炎的标志性病理学特征。

2. 桥本甲状腺炎的临床表现

临床特点:起病隐匿、缓慢,表现多样、不典型,除甲状腺肿大外可无症状,甲状腺功能明显不同,从正常、亚临床甲减(无甲减的临床表现,TSH 增高)至明显甲减,极少患儿初期可表现为甲亢,甚至更少的表现为亚临床甲亢。发病年龄越小,甲减症状越明显。

桥本甲状腺炎常见的症状及体征如下。

(1)甲状腺肿(甲肿):最常见的症状,大多数患儿以甲肿首诊,多呈双侧对称性、弥漫性肿大,也可单侧性肿大,质韧、表面光滑,也可呈结节状,无触痛,部分患儿有颈部受压的症状。一般与周围组织无粘连,可随吞咽运动而上下移动。

(2)生长和青春发育紊乱:线性生长受损、骨龄延迟,可出现青春期延迟,也可诱发假性性早熟(女孩乳房增大或阴道出血,男孩睾丸增大)、月经不规则。

(3)其他:代谢率降低,昏睡、乏力、学习成绩下降、便秘、怕冷、体温低、少汗、皮肤干、声音嘶哑、脱发、体重增加、黏液性水肿,累及心脏者可以出现心包积液和心力衰竭。重症患者可以发生黏液性水肿、昏迷等。

3. 桥本甲状腺炎的辅助检查

(1)甲状腺功能:血清 TSH、TT_4、FT_4 等,即血清 TSH 水平增高,TT4、FT_4 水平降低。

(2)甲状腺自身抗体检测:TPOAb、TgAb 滴度明显升高,TPOAb 滴度升高更明显,其诊断意义更大。幼儿 TPOAb 阳性的比例更高,青春期两者阳性比例基本相等。

(3)甲状腺超声检查:甲状腺弥漫性、对称性增大,峡部增厚显著,实质回声多普遍降低,分布不均匀,并呈网格状强回声,呈"虫蚀状"或"瑞士奶酪状"。若超声发现大结节(直径＞1 cm),那么无论有无抗甲状腺抗体,都应进一步评估是否为甲状腺癌。

4. 桥本甲状腺炎的诊断

TPOAb 或 TgAb 阳性可以诊断慢性自身免疫性甲状腺炎。但该病患儿中有 10％～15％为 TPOAb 和 TgAb 阴性,称"抗体阴性"自身免疫性甲状腺炎。如果甲状腺肿患儿的抗甲状腺抗体为阴性,但仍怀疑自身免疫性甲状腺炎,例如有该病家族史或发现获得性甲减,可通过超声来确诊。

5. 桥本甲状腺毒症

桥本甲状腺毒症又称桥本甲亢,由于疾病初期,炎症破坏滤泡,甲状腺激素漏出,患儿可出现一过性的甲亢表现,症状呈自限性,最终导致甲减。

6. 桥本甲状腺炎的合并症

桥本甲状腺炎常与其他自身免疫性疾病共存,如 1 型糖尿病、乳糜泻、染色体异常疾病(唐氏综合征、克兰费尔特综合征、特纳综合征)等。

7. 桥本甲状腺炎的管理

总体而言,慢性自身免疫性甲状腺炎的治疗取决于甲状腺功能。

(1)甲状腺功能正常:即 TSH、TT_4 和 FT_4 水平均正常,一般不需 LT_4 治疗。但应监测甲状腺功能,诊断 6 个月后首次检测,之后每年检测 1 次,出现异常则立即治疗。

(2)亚临床甲减:儿童亚临床甲减进展为明显甲减的风险低于成人,但 TSH 值＞10 mIU/L,仍推荐 LT₄ 替代治疗,替代治疗中要定期监测血清 TSH 和 TT₄ 以防止过量。对 TSH 值 4～10 mIU/L 伴 TPOAb 阳性的患儿,要密切观察 TSH 值的变化,因为这些患儿容易发展为甲减。

(3)显性甲减:若甲状腺肿患儿合并显性甲减,即血清 TSH 水平升高(通常高于 10 mIU/L)而血清 TT₄ 或 FT₄ 水平低下,则应给予 LT₄ 治疗。初始剂量可根据年龄和标准体重估计,一般 5～6 周达到理想的血药浓度,剂量根据生化监测和临床表现个体化。每天 1 次口服,最好在饭前 20 分钟服用,与其他药物的服用时间间隔应在 4 小时以上,以免有些药物和食物影响 LT₄ 的吸收和代谢。

(4)甲亢:甲状腺毒症可出现一过性的甲亢,一般不用抗甲状腺药物治疗,为控制甲亢症状可给予 β 受体阻滞剂(如普萘洛尔),1 个月后根据病情和心率情况,逐渐减量或停药(表 10.7)。

表 10.7   左甲状腺素(LT₄)的推荐治疗剂量

年　　龄	剂量/(μg/(kg · d))
0～<3 月龄	10～12
3～<6 月龄	8～10
6～<12 月龄	6～8
1～<3 岁	4～6
3～<10 岁	3～4
10～<15 岁	2～4
15～<18 岁	2～3
成年	1.6～1.8

10.8.4   桥本甲状腺炎患儿应如何随访

(1)自身免疫性甲状腺炎患儿的甲状腺功能正常,未用 LT₄ 治疗,甲状腺功能在诊断 6 个月后首次检测,之后每年检测 1 次。

(2)用药治疗:应在 6～8 周时检测血清 TSH 和 FT₄,然后每 6～12 个月检测 1 次。调整剂量 6～8 周后或患者出现疑似甲减或甲亢的临床表现时,都应检查甲状腺功能。调整 LT₄ 剂量,将 TSH 和 FT₄(或 T₄)维持在与年龄对应的正常范围内。FT₄ 参考范围因检测方法而异,因此临床医师需要确定送检实验室的具体范围。随着儿童的生长,LT₄ 剂量会逐渐增加。为应对这种变化,我们的 TSH 目标是在参考范围的低值,FT₄ 的目标是参考范围的高值。不过 TSH 和 FT₄ 均处于正常范围表明 LT₄ 剂量合理。

 你问我答

急性甲状腺炎可以完全康复吗?

急性甲状腺炎患儿预后一般非常好,通常可以完全康复,甲状腺功能通常在治疗后缓解。如果甲状腺出现严重弥漫性炎症和坏死,个别患者可能出现短暂性或持久性甲减,需要使用左甲状腺素（LT_4）替代治疗。部分患者的急性甲状腺炎由隐匿性梨状窝瘘导致,具有复发的风险,需手术治疗。

急性甲状腺炎会有生命危险吗?

会。急性甲状腺炎如治疗延迟或不充分,感染蔓延至邻近部位和器官,造成气管梗阻或穿孔,感染播散和甲状腺脓肿破溃,包括破溃后造成的纵隔炎、心包炎或脓毒症,均可危及生命,甚至导致患者死亡。

桥本甲状腺炎有增加甲状腺癌的风险吗?

桥本甲状腺炎与甲状腺癌的关系仍未明确。但桥本甲状腺炎中的淋巴细胞浸润和高 TSH 分泌与甲状腺癌发病有关。桥本甲状腺炎患儿出现甲状腺结节性肿大或双侧弥漫性肿块并迅速肿大,都需要排除恶性病变的可能。

桥本甲状腺炎可以治愈吗?

目前,桥本甲状腺炎尚无根治的办法,治疗的主要目的是纠正继发的甲状腺功能异常和缩小肿大的甲状腺。本病病程缓慢,一般病程是甲状腺功能逐渐丧失,但部分患儿也可自行缓解,不必终身替代治疗。

儿童桥本甲状腺炎的自然病史不甚明了,对该病在儿童中自发演变过程的研究有限。意大利最近的一项回顾性研究对来自 20 个儿科内分泌诊所的 160 例桥本甲状腺炎患儿进行长期随访,结果发现,随访 5 年时,多于 50% 患儿维持或转变为甲状腺功能正常,9.5% 进展为亚临床甲减,25.7% 进展为完全甲减。因此建议开始使用左甲状腺素进行治疗,一般持续治疗至生长期和青春期发育结束,然后尝试停止治疗并在 1 个月后复查血清 TSH 和 FT_4,以区分暂时性和永久性病例。

中医如何治疗桥本甲状腺炎?

在中医文献中并无"桥本甲状腺炎"的病名,但根据临床表现,本病可归属于中医"瘿病""瘿气""瘿瘤""虚劳""水肿""心悸"等范畴。本病多因先天禀赋不足、情志内伤、饮食及水土失宜所致。病位主要在肝、脾、肾,病机关键在于肝郁气滞,脾失健运,脾肾阳虚,气血瘀滞,病理产物为气滞、痰凝、血瘀,三者壅结颈前而发病。

王晖将本病分为如下三期。

（1）甲亢期:多表现为阴虚阳亢,治拟滋阴潜阳,以杞菊地黄汤为基本方(熟地黄、山茱萸、山药、泽泻、牡丹皮、茯苓、枸杞子、菊花)。

（2）甲功正常期:多表现为痰瘀互结,治拟化痰散瘀、软坚散结,以软坚散结汤(夏枯草、三棱、莪术、浙贝母、猫爪草、山慈菇)为基本方,气虚者加黄芪、党参、麦冬、五味子,血虚者加黄芪、当归,阴虚者加地黄、玄参、麦冬、知母、鳖甲。

（3）甲减期:多表现为正虚邪实,治拟补益脾肾、调和气血,佐以软坚散结为法,以三和汤(桂枝汤、小柴胡汤、玉屏风散)为基本方。

参考文献

［1］　王庭槐.生理学［M］.9 版.北京:人民卫生出版社,2018.

［2］　李继承,曾园山.组织学与胚胎学［M］.9 版.北京:人民卫生出版社,2018.

［3］　Gardner D G,Shoback D. Greenspan's basic and clinical endocrinology［M］.10th ed. New York：McGraw-Hill Education，2017.

[4]　Hammer G D，McPhee S J. Pathophysiology of Disease：An Introduction to Clinical Medicine［M］. 8th ed. New York：McGraw-Hill Education，2018.

[5]　余淑芳.实用甲状腺疾病诊疗学［M］.北京：中国纺织出版社，2019.

[6]　葛述科.甲状腺疾病220问［M］.郑州：河南科学技术出版社，2018.

[7]　王天有，申昆玲，沈颖.诸福棠实用儿科学［M］.9版.北京：人民卫生出版社，2022.

[8]　Hall J E，Hall M E. Guyton and hall textbook of medical physiology［M］. 14th ed. Philadelphia：Elsevier，2020.

[9]　中华医学会内分泌学分会《中国甲状腺疾病诊治指南》编写组.中国甲状腺疾病诊治指南——甲状腺疾病的实验室及辅助检查［J］.中华内科杂志，2007，46(8)：697-702.

[10]　万学红，卢雪峰.诊断学［M］.9版.北京：人民卫生出版社，2018.

[11]　廖二元，袁凌青.内分泌代谢病学［M］.4版.北京：人民卫生出版社，2019.

[12]　尚红，王兰兰.实验诊断学［M］.3版.北京：人民卫生出版社，2015.

[13]　刘杉，熊丰，雷培芸.儿童甲状腺疾病实验室检查及其临床意义［J］.中国实用儿科杂志，2011，26(9)：662-665.

[14]　Mehta A，Hindmarsh P C，Stanhope R G，et al. Is the thyrotropin-releasing hormone test necessary in the diagnosis of central hypothyroidism in children［J］. J Clin Endocrinol Metab，2003，88(12)：5696-5703.

[15]　王美子，杨宇峰，石岩.中医瘿病的古文献研究［J］.江苏中医药，2018，50(12)：74-77.

[16]　中华医学会内分泌学分会《中国甲状腺疾病诊治指南》编写组.中国甲状腺疾病诊治指南——甲状腺功能亢进症［J］.中华内科杂志，2007，46(10)：876-882.

[17]　中华医学会儿科学分会.儿科内分泌与代谢性疾病诊疗规范［M］.北京：人民卫生出版社，2016.

[18]　陈晓波，宋福英.儿童甲状腺功能亢进症的诊断、治疗及预后［J］.中华实用儿科临床杂志，2019，34(8)：561-564.

[19]　中华医学会内分泌学分会《中国甲状腺疾病诊治指南》编写组.甲状腺疾病诊治指南——甲状腺功能减退症［J］.中华内科杂志，2007，46(11)：967-971.

[20]　黄蓉，邹福兰，李茂军，等.《2020—2021年欧洲内分泌参考网共识指南：先天性甲状腺功能减低症》解读［J］.中国当代儿科杂志，2021，23(11)：1075-1079.

[21]　中华医学会儿科学分会内分泌遗传代谢学组，中华预防医学会儿童保健分会新生儿疾病筛查学组.先天性甲状腺功能减低症诊疗共识［J］.中华儿科杂志，2011，49(6)：421-424.

[22]　王卫平，孙锟，常立文.儿科学［M］.9版.北京：人民卫生出版社，2018.

[23]　邓臣前，陈树春.欧洲儿科内分泌学会与欧洲内分泌学会《关于先天性甲状腺功能减退症的筛查、诊断和管理共识2020—2021年更新版》要点解读［J］.中国全科医学，2021，24(36)：4555-4562.

[24]　张骥，李杨.新生儿先天性甲状腺功能减低症危险因素的Meta分析［J］.中国当代儿科杂志，2021，23(5)：505-512.

[25]　向楠.甲状腺功能减退症［M］.北京：中国医药科技出版社，2010.

［26］　刘红延,陈莹.肝藏象学说在单纯性甲状腺肿中运用[J].辽宁中医药大学学报,2016,18(3):7-9.

［27］　中华医学会内分泌学分会,中华医学会外科学分会甲状腺及代谢外科学组,中国抗癌协会头颈肿瘤专业委员会,等.甲状腺结节和分化型甲状腺癌诊治指南(第二版)[J].国际内分泌代谢杂志,2023,43(2):149-194.

［28］　国家儿童医学中心,国家儿童肿瘤监测中心,中华医学会小儿外科学分会,等.中国儿童甲状腺结节及分化型甲状腺癌专家共识[J].中华实用儿科临床杂志,2020,35(20):1521-1530.

［29］　Tessler F N, Middleton W D, Grant E G, et al. ACR Thyroid Imaging, Reporting and Data System (TI-RADS):White Paper of the ACR TI-RADS Committee [J].J Am Coll Radiol,2017,14(5):587-595.

［30］　刘如玉,张波.美国放射学会甲状腺结节影像报告系统和影像偶发甲状腺结节管理系列白皮书解读[J].中国癌症杂志,2018,28(2):88-97.

［31］　侯丽鹏,丁晨阳,武楚童,等.《美国放射学会甲状腺影像报告及数据系统:白皮书》解读[J].河北医科大学学报,2019,40(3):252-257.

［32］　中国医师协会,中西医结合医师分会,内分泌与代谢病学专业委员会.甲状腺结节病证结合诊疗指南(2022)[J].中医杂志,2023,64(4):425-432.

［33］　中华医学会内分泌学分会《中国甲状腺疾病诊治指南》编写组.中国甲状腺疾病诊治指南——甲状腺炎[J].中华内科杂志,2008,47(9):784-788.

［34］　郑荣秀,刘戈力.儿童青少年桥本甲状腺炎诊断和治疗[J].临床儿科杂志,2013(12):1104-1108.

［35］　钟欣婵.中医药治疗桥本甲状腺炎的研究进展[J].医学综述,2016,22(2):325-328.

［36］　曹纪骅.小儿甲状腺炎的诊断和治疗[J].国外医学(儿科学分册),1996(4):189-192.

［37］　Pereira O,Prasad D S,Bal A M,et al. Fatal descending necrotizing mediastinitis secondary to acute suppurative thyroiditis developing in an apparently healthy woman[J].Thyroid,2010,20(5):571-572.

［38］　Lafontaine N, Learoyd D, Farrel S, et al. Suppurative thyroiditis:Systematic review and clinical guidance[J].Clin Endocrinol (Oxf),2021,95(2):253-264.

［39］　范佳莹,王晖.王晖治疗桥本氏甲状腺炎临床经验[J].浙江中西医结合杂志,2013,23(7):520-522.

（张　明　佘远瞻　王　格）

第11章
青春期少女常见病

本章重要主题词提示

青春期(puberty),促性腺激素释放激素(gonadotrophin releasing hormone,GnRH),卵泡刺激素(follicle-stimulating hormone,FSH),黄体生成素(luteinizing hormone,LH),催乳素(prolactin,PRL),前列腺素(prostaglandin,PG),促甲状腺素(thyroid stimulating hormone,TSH)

痛经(dysmenorrhea),多囊卵巢综合征(polycystic ovary syndrome,PCOS)

11.1　女性的青春期

11.1.1　女性青春期会发生哪些生理变化

青春期（puberty）是儿童发育到成人的过渡时期，是决定个体体格、体质、心理和智力发展水平的关键时期。世界卫生组织将青春期的年龄界定为 10～19 岁，但个体间在青春期的开始年龄、结束年龄及发育速度上都有很大差异，几乎可以说，没有两个个体具有完全相似的青春期过程。女性的青春期开始年龄和结束年龄通常比男性早 2 年左右。

1. 女性青春期发动

青春期发动（onset of puberty）通常始于 8～10 岁。青春期发动的时间主要取决于遗传因素，此外尚与居住地的地理位置、个体体质、营养状况以及心理精神因素有关。

儿童早期（8 岁之前）下丘脑-垂体-卵巢轴的功能处于抑制状态，这与下丘脑、垂体对低水平雌激素的负反馈及中枢性抑制因素高度敏感有关；此期生殖器为幼稚型，阴道狭长，上皮薄，无皱襞，细胞内缺乏糖原，阴道酸度低，抗感染能力弱，容易发生炎症；子宫小，宫颈较长，约占子宫全长的 2/3，子宫肌层亦很薄；输卵管弯曲且很细；卵巢长而窄，卵泡虽能大量自主生长，但仅发育到窦前期即萎缩、退化。子宫、输卵管及卵巢位于腹腔内。

儿童后期（约 8 岁之后），中枢性负反馈抑制状态解除，下丘脑促性腺激素释放激素（GnRH）开始呈脉冲式释放，继而引起促性腺激素和卵巢性激素水平升高、第二性征出现，并最终获得成熟的生殖功能。

2. 女性青春期第一性征的变化

女性青春期第一性征的变化是在促性腺激素作用下，卵巢增大，卵泡开始发育和分泌雌激素，生殖器从幼稚型变为成人型。

阴阜隆起，大、小阴唇变肥厚并有色素沉着；阴道长度及宽度增加，阴道黏膜变厚并出现皱襞；子宫增大，尤其宫体明显增大，宫体与宫颈的比例为 2∶1；输卵管变粗，弯曲度减小，黏膜出现许多皱襞与纤毛；卵巢增大，皮质内有不同发育阶段的卵泡，致使卵巢表面稍呈凹凸不平形态。此时虽已初步具有生育能力，但整个生殖系统的功能尚未完善。

3. 女性青春期第二性征的变化

除生殖器以外，女性其他特有的性征（即第二性征）包括音调变高，乳房发育，阴毛及腋毛出现，骨盆横径发育大于前后径，以及胸、肩部皮下脂肪增多等，这些变化呈现女性特征。

4. 女性青春期的阶段划分

青春期的整个跨度大约要经历 10 年。这 10 年可大致划分为青春早期、青春中期和青春晚期三个阶段，每个阶段持续 2～3 年。

（1）青春早期：月经初潮（menarche）前的生长突增（growth spurt）阶段，性器官和第二性征开始发育。

（2）青春中期：以生殖器官和第二性征明显发育为特征，出现月经来潮。

（3）青春晚期：体格发育逐渐停止，骨骼倾向完全愈合，性腺发育接近成熟；性器官和第二性征发育成熟，达到成人水平。

上述分期是人为界定的、相对的，没有绝对清晰的界限。

青春期也可划分为以下 4 个不同的阶段,各阶段有重叠。

(1)乳房萌发(thelarche):女性第二性征的最初特征。一般女性接近 10 岁时乳房开始发育,约经过 3.5 年时间发育为成熟型。

(2)肾上腺功能初现(adrenarche):青春期肾上腺雄激素分泌增加引起阴毛和腋毛的生长,称为肾上腺功能初现。阴毛首先发育,约 2 年后腋毛开始发育。该阶段肾上腺皮质功能逐渐增强,血液循环中脱氢表雄酮(dehydroepiandrosterone,DHEA)、硫酸脱氢表雄酮(dehydroepiandrosterone sulfate,DHEAS)和雄烯二酮升高,肾上腺 17α-羟化酶和 17,20-裂解酶活性增强。肾上腺功能初现提示下丘脑-垂体-肾上腺轴功能趋近完善。

(3)生长突增:11~12 岁青春期少女体格生长呈直线加速,平均每年生长 9 cm,月经初潮后生长减缓。青春期生长突增是由于雌激素、生长激素(GH)和胰岛素样生长因子-1(IGF-1)分泌增加所致。

(4)月经初潮:女性第一次月经来潮称月经初潮,为青春期的一个里程碑。月经初潮平均晚于乳房发育 2.5 年时间。月经来潮标志着卵巢产生的雌激素已足以使子宫内膜增殖,在雌激素达到一定水平且有明显波动时,引起子宫内膜脱落即出现月经。由于此时中枢对雌激素的正反馈机制尚未成熟,即使卵泡发育成熟也不能排卵,故月经周期常不规律。周期性排卵是女性性成熟并获得生殖能力的标志。多数女性在月经初潮后需 2~4 年建立规律性周期性排卵;此时女性虽已初步具有生殖能力,但整个生殖系统的功能尚未完善。

11.1.2　人体是如何调节月经周期的

1. 月经周期

女性的性周期以月经的周期性变化为标志,月经指伴随卵巢周期性变化而出现的子宫内膜周期性脱落及出血。正常月经具有周期性及自限性。出血的第 1 天为月经周期的开始,两次月经第 1 天的间隔时间称一个月经周期(menstrual cycle)。一般为 21~35 天,平均 28 天。每次月经持续时间称月经期,一般为 2~8 天,平均 4~6 天。经量指一次月经的总失血量,正常经量为 20~60 ml,超过 80 ml 为月经过多。

一般月经期无特殊症状,但由于盆腔充血以及前列腺素(prostaglandin,PG)的作用,有些女性出现下腹及腰骶部下坠不适或子宫收缩痛,并可出现腹泻等胃肠功能紊乱症状。少数女性可有头痛及轻度神经系统不稳定症状。

> **深入阅读**
>
> 　　前列腺素(和血栓素)是二十碳多不饱和脂肪酸衍生物。前列腺素以前列腺酸为基本骨架,有一个五碳环和两条侧链(R_1 及 R_2)。根据五碳环上取代基团和双键位置不同,前列腺素分为 PGA~PGI 9 型。体内 PGA、PGE 和 PGF 较多;PGC 和 PGH 是前列腺素合成的中间产物。PGI 带双环,除五碳环外,还有一个含氧的五碳环,又称为前列环素(prostacyclin)。根据 R_1 及 R_2 侧链双键数目,前列腺素又分为 1、2、3 三类,在字母右下角标示,如 $PGF_1\alpha$ 和 $PGF_2\alpha$。
>
> 　　前列腺素具有很强的生物活性。PGE_2 能诱发炎症,促进局部血管扩张,使毛细血管通透性增加,引起红、肿、热、痛等症状。PGE_2、PGA_2 能使动脉平滑肌舒张,有降血压作用。PGE_2 及 PGI_2 能抑制胃酸分泌,促进胃肠平滑肌蠕动。卵泡产生的 PGE_2、$PGF_2\alpha$

在排卵过程中起重要作用。$PGF_2\alpha$ 可使卵巢平滑肌收缩,引起排卵。子宫释放的 $PGF_2\alpha$ 能使黄体溶解。分娩时子宫内膜释出的 $PGF_2\alpha$ 能使子宫收缩加强,促进分娩。

血小板产生的血栓素 A_2、PGE_2 能促进血小板聚集和血管收缩,促进凝血及血栓形成。血管内皮细胞释放的 PGI_2 有很强的舒血管及抗血小板聚集作用,抑制凝血及血栓形成,即有抗血栓素 A_2 作用。PGI_3 能抑制花生四烯酸从膜磷脂释放,抑制 PGI_2 及血栓素 A_2 合成。

2. 下丘脑-垂体-卵巢轴

规律月经的出现是生殖功能成熟的重要标志,而月经周期的调节是一个非常复杂的过程,主要涉及下丘脑、垂体和卵巢。下丘脑分泌 GnRH,通过调节垂体促性腺激素的分泌,调控卵巢功能。卵巢分泌的性激素对下丘脑-垂体又有反馈调节作用。下丘脑、垂体与卵巢之间相互调节、相互影响,形成一个完整而协调的神经内分泌系统,称为下丘脑-垂体-卵巢轴(hypothalamic-pituitary-ovarian axis,HPO 轴)。除下丘脑、垂体和卵巢激素之间的相互调节外,抑制素-激活素-卵泡抑制素系统也参与对月经周期的调节。下丘脑-垂体-卵巢轴的神经内分泌活动受到大脑高级中枢的影响,其他内分泌腺与月经亦有关系。

3. 下丘脑对腺垂体的调节

GnRH 由下丘脑弓状核神经元合成和分泌,通过垂体门脉系统到达并作用于腺垂体,调节垂体两种激素——卵泡刺激素(FSH)和黄体生成素(LH)的合成与释放,使垂体的两种促性腺激素离开细胞,进入血液循环。GnRH 呈脉冲式分泌,脉冲间隔为 60～120 分钟,其频率与月经周期时相有关。

4. 腺垂体对卵巢的调节

垂体前叶通过分泌促性腺激素(包括 FSH 和 LH)及催乳素(PRL)来调节卵巢的生殖和内分泌功能。FSH、LH 可以直接影响卵巢的周期活动。

FSH 是卵泡发育必需的激素,生理作用包括:①直接促进窦前卵泡及窦卵泡颗粒细胞增殖与分化,分泌卵泡液,使卵泡生长发育;②激活颗粒细胞芳香化酶,合成与分泌雌二醇;③在前一周期的黄体晚期及卵泡早期,促使卵巢内窦卵泡群的募集;④促使颗粒细胞合成并分泌 IGF 及其受体、抑制素、激活素等物质,并与这些物质协同作用,调节优势卵泡的选择与非优势卵泡的闭锁退化;⑤在卵泡期晚期与雌激素协同,诱导颗粒细胞生成 LH 受体,为排卵及黄素化做准备。

LH 的生理作用包括:①在卵泡期刺激卵泡膜细胞合成雄激素,主要是雄烯二酮,为雌二醇的合成提供底物;②排卵前促使卵母细胞最终成熟及排卵;③在黄体期维持黄体功能,促进孕激素、雌二醇和抑制素 A 的合成与分泌。

5. 卵巢激素的反馈作用

卵巢具有生殖和内分泌双重功能,卵巢分泌的雌、孕激素对下丘脑和垂体具有反馈调节作用。

(1)雌激素对下丘脑有正、负两方面的反馈作用。在卵泡早期,一定水平的雌激素对下丘脑产生负反馈,抑制 GnRH 的分泌,减少垂体促性腺激素的分泌;在卵泡期晚期,当雌激素的分泌达到阈值并维持 48 小时以上时,雌激素可发挥正反馈作用,刺激 LH 分泌高峰,诱导排卵。在黄体期,协同孕激素对下丘脑有负反馈作用。

(2)在排卵前,低水平的孕激素可增强雌激素对促性腺激素的正反馈作用。在黄体期,高水平的孕激素对促性腺激素的脉冲式分泌产生负反馈作用。

6. 其他内分泌腺的影响

下丘脑-垂体-卵巢轴也受其他内分泌腺功能的影响,如甲状腺、肾上腺及胰腺的功能异常均可导致月经失调,甚至闭经。

(1)甲状腺:甲状腺分泌的甲状腺激素不仅参与机体各种物质的新陈代谢,还对性腺的发育成熟、维持正常月经和生殖功能具有重要影响。青春期以前发生甲状腺功能减退者可有性发育障碍,使青春期延迟,生育期则出现月经失调。甲状腺功能轻度亢进时甲状腺激素分泌与释放增加,子宫内膜过度增生,临床表现为月经过多、过频,甚至发生功能失调性子宫出血;当甲状腺功能亢进进一步加重时,甲状腺激素的分泌、释放及代谢等过程受到抑制,临床表现为月经稀发、月经减少,甚至闭经。

(2)肾上腺:肾上腺不仅具有合成和分泌糖皮质激素、盐皮质激素的功能,还能合成和分泌少量雄激素和极微量雌激素、孕激素。肾上腺皮质是女性雄激素的主要来源。少量雄激素为正常女性阴毛、腋毛、肌肉和全身发育所必需。若雄激素分泌过多,则可抑制下丘脑分泌 GnRH,并对抗雌激素,使卵巢功能受到抑制而出现闭经,甚至出现男性化特征。

(3)胰腺:胰岛分泌的胰岛素不仅参与糖代谢,而且对维持正常的卵巢功能有重要影响。胰岛素依赖型糖尿病患者常伴有卵巢功能低下。在胰岛素拮抗的高胰岛素血症患者,过多的胰岛素将促进卵巢产生过多雄激素,从而发生高雄激素血症,导致月经失调,甚至闭经。

7. 异常子宫出血

1)异常子宫出血的定义　异常子宫出血(abnormal uterine bleeding,AUB)是妇科临床常见的症状和疾病,指与正常月经的周期频率、周期规律性、经期长度、经期出血量中任何一项不符合、源自宫腔的异常出血。2011 年国际妇产科联盟(International Federation of Gynecology and Obstetrics,FIGO)针对育龄期非妊娠女性提出了异常子宫出血的概念,并根据不同病因进行了新的分类,废用"功能性子宫出血(功血)"一词。中华医学会妇产科学分会妇科内分泌学组也根据上述标准制定了我国异常子宫出血诊治指南(表 11.1)。

表 11.1　正常子宫出血(月经)与异常子宫出血的术语及范围

月经的临床评价指标	术　语	范　围
周期频率	闭经	6 个月及以上月经不来潮
	正常	(28±7)天
	月经频发	<21 天
	月经稀发	>35 天
周期规律性[a]	规律月经	<7 天
	不规律月经	≥7 天
经期长度	正常	≤7 天
	经期延长	>7 天

月经的临床评价指标	术　语	范　围
经期出血量	月经过多	自觉经量多,影响生活质量
	月经过少	自觉经量较以往明显减少,点滴状

注:周期规律性[a]指近1年的周期之间月经的变化范围。

2)异常子宫出血相关术语

(1)月经过多(heavy menstrual bleeding,HMB):月经期失血过多,影响女性的身体、社交、情绪和(或)日常生活质量。无论是否存在贫血,只要影响患者的生活质量,即应诊断。

(2)月经过少(light menstrual bleeding):女性自觉经量较以往明显减少,表现为点滴出血、时间缩短,通常1次经量不能浸透1张日用型卫生巾。但是,是否需要治疗应该取决于症状是否可能影响患者的健康、生育,需要由医师评估,寻找病因,提供合适的咨询和必要的规范治疗。

(3)经间期出血(intermenstrual bleeding,IMB):有规律的、在可预期的月经之间发生的出血,包括随机出现和每个周期固定时间发生的出血。

(4)突破性出血(breakthrough bleeding,BTB):周期性使用雌激素和孕激素组合制剂时,计划外的子宫内膜出血。

3)国际妇产科联盟的异常子宫出血病因新分类系统　既往我国将异常子宫出血病因分为器质性疾病、功能失调和医源性病因三大类。FIGO将异常子宫出血病因分为两大类9个类型,按英语首字母缩写为PALM-COEIN(表11.2)。"PALM"指子宫本身的结构性改变,可采用影像学技术和(或)组织病理学方法明确诊断;而"COEIN"多无明显的子宫结构性改变(其他病因所致异常子宫出血除外)。

表11.2　国际妇产科联盟的异常子宫出血病因新分类系统——PALM-COEIN系统

PALM		COEIN
子宫内膜息肉(polyp)		全身凝血相关疾病(coagulopathy)
子宫腺肌病(adenomyosis)		排卵障碍(ovulatory dysfunction)
子宫平滑肌瘤(leiomyoma)	黏膜下(SM)	子宫内膜局部异常(endometrial)
	其他部位(O)	
子宫内膜恶变和不典型增生(malignancy and hyperplasia)		医源性(iatrogenic)
		其他病因(not otherwise classified)

11.1.3　青春期女性生殖健康相关疾病有哪些

常见的女性生殖健康相关疾病包括青春期延迟、青春期功能失调性子宫出血、意外妊娠、性早熟、多囊卵巢综合征、生殖道感染、痛经、先天性子宫阴道缺如综合征(Mayer-Rokitansky-Kuster-Hauser syndrome,MRKH syndrome,MRKH综合征)、先天性无阴道、先天性卵巢不发育、轻型先天性肾上腺皮质增生症等。

(1)青春期延迟或性成熟延迟:性发育晚于实际年龄的正常性发育平均值2个标准差时,仍缺乏下丘脑-垂体-性腺轴激活的临床体征。诊断的传统年龄界限是女孩13岁,男孩

14 岁。导致青春期延迟的机制不明,生理性青春期延迟又称体制性青春期延迟,占青春期延迟的 10%～30%,具有家族遗传倾向,此类患儿身材矮小,骨发育延迟,但最终生长发育正常,并具有生育功能。病理性青春期延迟有体制性、解剖性、高促性腺激素性、低促性腺激素性、内分泌代谢性疾病和男性化肿瘤、全身性疾病等各种病因。青春期延迟重要的是病因诊断,治疗原则是对因治疗、加强心理治疗。

(2) 青春期异常子宫出血:下丘脑-垂体-卵巢轴功能失调、子宫和子宫内膜因素、营养失调、紧张与压力过重、情绪影响等因素是引起青春期异常子宫出血的主要病因。患儿因为年龄较小,缺乏生理知识,异常子宫出血后并未正确对待,导致出血量过多引发贫血症状等。临床医师在给予规范化治疗的同时,要注重患儿精神生理因素,减少因大出血引起的恐慌。

(3) 意外妊娠:随着性生活年龄的提前,多数青少年,尤其是留守儿童,缺乏对青春期性知识的了解,青少年意外妊娠的发病率逐渐增高,医务人员需加强对青少年的安全性行为、避孕方法及人工流产危害的宣教。

(4) 生殖道感染:近年生殖道感染发病率增加,与青少年性行为过早、性活动紊乱、人工流产增加有关,主要表现为外阴炎、阴道炎、泌尿系统感染相关症状及盆腔炎,需要告知养成正确的生活卫生习惯、正确的外阴清洗方法,同时提供规范的治疗方法。

(5) 多囊卵巢综合征:发病机制不清楚,可能与遗传、环境、心理因素等密切相关。

11.2　痛经

11.2.1　什么是痛经

痛经(dysmenorrhea)是女性常见症状之一,为伴随月经的疼痛。表现为在月经期或行经前后出现的下腹疼痛、坠胀,可伴有头痛、头晕、乏力、恶心、呕吐、腹泻、腰腿痛等不适症状,偶尔发生晕厥及发热,严重者甚至影响学习、生活及工作。长期反复出现的痛经,将会引起中枢神经系统结构和功能协调的异常改变,从而加重痛经,形成恶性循环。痛经根据有无器质性原因,分为原发性痛经(primary dysmenorrhea,PD)和继发性痛经(secondary dysmenorrhea,SD)。

11.2.2　什么是原发性痛经,如何诊断

1. 原发性痛经的定义、临床表现和发病率

原发性痛经,又称为功能性痛经,是指生殖器官无器质性病变情况下的痛经,由子宫内膜撕裂引起的疼痛性子宫收缩,排卵功能通常正常。其特征是在月经来潮期间出现的下腹部疼痛、坠胀,腰部酸痛,同时可伴有乏力、头痛、背痛、恶心、头晕、呕吐等不适,通常此病多在月经初潮后不久(一般 2 年内)发病,一般经历妊娠、生产后疼痛会明显缓解,少数会一直持续到绝经,疼痛严重程度与家族史、吸烟、月经初潮年龄、月经期、经量等有关。

原发性痛经是绝大多数青春期和育龄期女性在月经期间常见的妇科疾病之一,30%～50% 的青春期女性有不同程度的痛经,原发性痛经占所有痛经类型的 90% 以上,原发性痛经的疼痛通常在月经来潮前或经期前几小时出现,痛经程度在月经来潮 24～36 小时达到高峰,持续天数不等。原发性痛经除下腹痛外还伴随其他生理及心理症状,具有发病率高、复

发率高的特点。原发性痛经一般不会引起其他不良后果,但近几年随着生活节奏的加快,学习、工作等压力的增大,青春期原发性痛经的发病率持续增长,周期性、反复出现的痛经,不仅会导致部分原发性痛经患儿课堂注意力下降,还会限制日常活动,严重影响女性经期的正常学习和工作,还关系到今后生育功能及健康状况。

2. 原发性痛经的病因

原发性痛经发生的具体病因不明,目前认为其原因主要是少女生殖系统没有完全成熟。此外,月经期一些细胞因子,如前列腺素、精氨酸血管升压素(arginine-vasopressin,AVP)、内源性缩宫素及 β-内啡肽等物质增加也会导致原发性痛经的发生,精神、神经因素及个人疼痛感受阈值也会影响原发性痛经。

1)前列腺素与原发性痛经　目前越来越多的研究认为原发性痛经的发生与月经来潮时子宫内膜前列腺素含量增高密切相关,前列腺素释放理论是原发性痛经研究较多的发病机制之一,前列腺素过度生成导致子宫肌层过度收缩和子宫血管收缩,子宫血流减少,最终导致痛经。

前列腺素是原发性痛经者子宫组织炎性反应的重要效应因子,可导致宫内压力升高和子宫收缩异常。痛经患者子宫内膜及经血中前列腺素浓度明显高于非痛经患者,且前列腺素水平变化与痛经程度呈正相关,前列腺素 $PGF_2\alpha$ 和 PGE_2 都是由女性生殖器官中的子宫内膜合成的,是导致原发性痛经的主要物质。痛经患者血清中 $PGF_2\alpha$ 含量升高、PGE_2 含量降低,$PGF_2\alpha$ 可引起子宫平滑肌过度收缩而减少血流灌注造成子宫缺血,还直接参与子宫内膜的螺旋动脉收缩,在非妊娠子宫中,PGE_2 的作用与 $PGF_2\alpha$ 相反,可扩张血管,抑制子宫平滑肌的自发性收缩,两者相互拮抗,故当 $PGF_2\alpha/PGE_2$ 的比值升高时,子宫平滑肌出现过度收缩、缺血、缺氧,发生痛经。此外,$PGF_2\alpha$ 还能增加神经末梢对疼痛的敏感性,降低疼痛感知阈值,增多的前列腺素进入血液循环,还可引起心血管和消化道等症状。因此提高 PGE_2 水平,降低 $PGF_2\alpha$ 水平,调节 $PGF_2\alpha/PGE_2$ 平衡稳态是治疗原发性痛经的关键。

2)精氨酸血管升压素与原发性痛经　精氨酸血管升压素是一种强烈收缩子宫的物质,与痛经的形成密切相关,作用比缩宫素更显著,主要作用于子宫肌层小血管,精氨酸血管升压素一方面通过作用于子宫 V1 升压素受体,引起子宫肌层活动增强和子宫收缩,另一方面通过促进前列腺素的合成和增加子宫平滑肌对缩宫药物的敏感性,减少子宫运血而致痛经。

3)雌二醇、孕激素与原发性痛经　西医研究认为,下丘脑-垂体-卵巢轴功能紊乱是引发原发性痛经的重要因素,下丘脑释放的促性腺激素释放激素(GnRH)经血液输送到腺垂体与 GnRH 受体结合,进而影响垂体分泌 FSH 和 LH。FSH、LH 一方面作用于卵巢,使其产生孕激素和雌二醇,另一方面能对下丘脑-垂体-卵巢轴产生负反馈调节,使整个系统处于动态平衡,痛经引发的孕激素和雌二醇分泌紊乱,又导致下丘脑 GnRH 脉冲分泌亢进,形成恶性循环。雌、孕激素在作用上是相互拮抗的,雌二醇含量增高导致细胞膜磷脂中的花生四烯酸释放,通过环氧合酶分解,引发子宫内前列腺素等一系列致痛物质的生成,从而使得子宫平滑肌痉挛、缺血、缺氧而出现痛经,孕激素的含量增高可抑制前列腺素的合成,舒张子宫平滑肌,刺激机体产生镇痛物质,缓解痛经症状。痛经期间,机体孕激素分泌减少、雌二醇分泌增加,排卵前后外周血中雌二醇会出现两个高水平峰值,降低血清雌二醇含量、升高孕激素含量是缓解原发性痛经的方法之一。

3. 原发性痛经的诊断和鉴别诊断

1)原发性痛经的诊断　通常出现月经期下腹部坠痛,妇科检查无阳性体征,临床即可诊断原发性痛经。

（1）发病时间：月经初潮后 2 年内出现，多见于青春期的少女。

（2）疼痛发生的时间：在多数月经期都会出现疼痛，疼痛通常在月经来潮后便开始，最早可出现在经前 12 小时，一般行经的第 1 天疼痛最为剧烈，在 12～72 小时逐渐缓解。

（3）疼痛的部位：通常位于下腹部（脐以下，耻骨以上），可放射至腰骶部、肛门、阴道和大腿内侧区域。

（4）疼痛的性质：一般呈现阵发性、痉挛性疼痛，或呈胀痛，或伴下坠感，但也可能呈持续钝痛。

（5）伴随症状：可伴有恶心、呕吐、腹泻、头晕、乏力等症状，严重时面色苍白、冷汗不止、手足发凉，甚至晕厥。

（6）体格检查：下腹部有轻压痛，无肌紧张，无反跳痛。在疼痛发作时做合诊或肛腹诊可有子宫压痛，但无严重的宫颈举痛和附件增厚、压痛。

（7）辅助检查：通常无明显异常改变。

2）原发性痛经的鉴别诊断　主要与继发性痛经相鉴别。

11.2.3　什么是继发性痛经，继发性痛经如何诊断

1. 继发性痛经的定义、临床表现和发病率

继发性痛经有明确病因，多由生殖器官器质性疾病引起，如子宫内膜异位症、子宫腺肌病、盆腔感染、子宫内膜息肉、黏膜下肌瘤、宫腔粘连、宫颈狭窄、子宫畸形、盆腔充血综合征、阴道横隔、内分泌失调等。继发性痛经多在月经初潮数年后出现，通常在 20 岁、30 岁以后才出现，部分患者是在生产后出现痛经，而且疼痛一般出现在月经开始一段时间之后，每次疼痛都会比上一次疼痛更重。如果不及时治疗导致痛经的原发病，疼痛一般会越来越重。继发性痛经会影响生育能力，30％～40％患者存在妊娠困难。

2. 继发性痛经的诊断

当出现异常子宫出血（如月经过多、不规律/不频繁出血或经间期出血等），经期疼痛以非中线盆腔疼痛为主，疼痛无明显伴随症状，或存在性交痛、排便困难，疼痛症状进行性加重等表现时，需要高度警惕继发性痛经。

继续性痛经需要根据病史、体格检查及必要的辅助检查以明确是何种疾病引起的。

（1）发病时间：月经初潮后数年突然发病，多见于育龄期女性，特殊类型如子宫内膜异位症可能发生于青少年，先天性子宫出口梗阻可在月经初潮后不久引起痛经。

（2）疼痛的部位：疼痛常局限于下腹部和耻骨上区，通常以中线部位的疼痛最剧烈，但部分患者也有可能出现重度背痛和（或）大腿痛。也有可能出现非中线的疼痛，尤其是单侧疼痛。

（3）体格检查：通常合并有子宫内膜异位症、子宫腺肌病，可发现宫内异常病灶或（和）子宫增大、压痛。

（4）辅助检查：①盆腔 B 超检查有助于诊断子宫内膜异位症、盆腔炎性疾病、子宫腺肌病，排除妊娠、肿瘤等，必要时可完善盆腔 MRI、腹腔镜、子宫输卵管碘油造影、宫腔镜等检查。②血液检查，如血常规白细胞计数是否增高，有助于诊断盆腔炎性疾病；子宫内膜异位症患者血清 CA125 水平可能增高，重症患者增高明显，考虑重度子宫内膜异位症或疑有深部异位症者，可动态监测 CA125 水平；血人绒毛膜促性腺激素（hCG）检查有利于判断是否

存在异位妊娠或宫内妊娠流产。

11.2.4　痛经严重程度如何判定

由于疼痛是一种主观的感受,每个人疼痛的阈值不同,心理承受能力也不同,所以痛经无法客观衡量、明确定义。

目前常用的疼痛判定方法主要是视觉模拟评分法(visual analogue scale,VAS)。即在一个 10 cm 长的标尺上,两端分别标明"0"和"10"的字样。"0"代表无痛,"10"代表最剧烈的疼痛。让患者根据自己以往的经验对当前所感受疼痛的程度,在标尺上标出相应位置,起点(0 点)至记号点的距离(以 cm 表示),即为评分值(表 11.3)。

表 11.3　痛经严重程度分级

分　　级	腹部症状	日常活动	其他症状	是否需要药物
0 级	不痛	不受影响	没有	不需要
1 级	轻度	较少受影响	没有	极少需要
2 级	中度	明显受影响	少许	通常需要
3 级	重度	严重受影响	明显的	药物效果不佳

注:对所有出现重度腹部症状(3 级)的女性均应例行妇科检查和(或)盆腔超声检查,以排查继发性痛经的原因。所有有性生活的青春期痛经女性,即使症状轻微,也应接受妇科检查,但若其病史符合典型原发性痛经,则可暂不行妇科检查。对于无性生活的女性,除非治疗后痛经仍然存在,否则可暂不行妇科检查。

11.2.5　西医如何治疗痛经

由于青春期女性痛经以原发性痛经为主,本书着重介绍原发性痛经的治疗;继发性痛经治疗主要是确定病因再针对原发病进行治疗。

1. 原发性痛经的一般治疗

(1)重视患者的心理治疗,保持心情愉快,向患者说明"月经"是正常的生理现象,可以帮助患者缓解焦虑,树立信心从而消除紧张及焦虑等情绪以缓解疼痛。

(2)经期适度劳动和运动可有助于子宫内膜脱落,运动产生的多巴胺也会缓解疼痛,经期运动通常以乒乓球、体操、慢跑等有氧运动为主,根据自身情况合理制订运动时间及运动强度,以不感觉劳累为度,疼痛严重时应当卧床休息,可热敷下腹部。

(3)平时可进行适度锻炼,如练八段锦,每天 30 分钟,月经期停止。

(4)经前期和经期避免进生冷、辛辣、油腻等刺激性强的食物,体质虚弱者平时应注意饮食搭配,合理改善营养状态。

(5)注意保持经期个人卫生。

(6)疼痛难以缓解时可至医院就诊,辅以药物治疗。

2. 原发性痛经的药物治疗

(1)非甾体抗炎药(NSAID):此类药物的作用机制是通过阻断环氧合酶通路,抑制前列腺素的合成,从而使子宫张力和收缩性减弱,以达到治疗痛经的效果,为临床治疗原发性痛经最常用的药物,此类药物的治疗有效率可达 80%,在痛经发作无法忍耐时或出现疼痛时可选择性使用,通常月经来潮时立即使用效果最佳,推荐在月经来潮前 24 小时开始口服,一般连用 2~3 天,在疼痛缓解后停用。临床常用的药物有布洛芬、酮洛芬、甲氯芬那酸、双氯芬酸、甲芬那酸、萘普生等,长期使用此类药物会出现胃黏膜损伤、肝功能异常及凝血功能障碍等不良反应。

(2)避孕药:如无激素类避孕药使用禁忌证,可以选择口服避孕药的途径治疗痛经,激素类避孕药也是治疗痛经的一线疗法,复方口服避孕药是常用的治疗痛经的激素类避孕药。首先口服避孕药可以减少经量,其次可以抑制排卵,降低月经血中前列腺素、血管加压素及缩宫素(催产素)的水平,达到改变卵巢激素失衡状态,抑制子宫异常活动的目的,以缓解痛经的症状。此方法主要适用于无生育需求,或者有避孕需求、无法耐受非甾体抗炎药副作用或非甾体抗炎药治疗无效的患者,疗效达 90% 以上。

11.2.6　中医如何治疗痛经

痛经,中医学亦称为"经行腹痛",病因主要包括生活所伤、情志不和、六淫邪气等,病位主要在冲任与胞宫,同时与肝、脾、肾三脏密切相关。病因病机可概括为"不荣则痛"或"不通则痛"。经前至经时胞宫由藏到泻,冲任气血变化急骤,致病邪气较易侵犯机体引起痛经,因此,治疗时可顺应胞宫的充盈或亏虚,适时而调、因时论治。

1. 痛经的辨证论治

痛经中医治疗以辨证分型为主,首辨虚实,定补法或攻法,次辨寒热性质,再辨脏腑经络位置。原发性痛经的中医常见证型主要有气滞血瘀、寒凝血瘀、湿热蕴结、气血亏虚及肝肾亏损等,证候要素以血瘀、湿滞、阳虚(寒凝)为主。青年女性原发性痛经患者多为素体阳虚、气血不足,以活血化瘀、温经散寒、调经止痛、健脾益肾为基本治疗原则,一般治疗 3 个月经周期。气血亏虚型、肝肾亏损型等虚证患者,可在经前就开始服药,同时月经后期最好加补益气血的药物,从而濡养胞宫;实证患者的药物治疗时间可选择在每次行经前 3～7 天至月经来潮 2～4 天。

1)气滞血瘀型

(1)证候:经前或经期,小腹胀痛拒按,或伴胸胁乳房胀痛,或月经先后无定期、量少,或经行不畅,经色紫黯有块、血块排出后疼痛减弱,常伴有心烦急躁易怒,经净疼痛消失,舌紫黯或有瘀点,脉弦涩或弦滑。

(2)治法:行气活血,化瘀止痛。

(3)方药:膈下逐瘀汤加减(五灵脂、当归、川芎、桃仁、牡丹皮、赤芍、乌药、延胡索、甘草、香附、红花、枳壳)。

(4)中成药:丹莪妇康煎膏、元胡止痛片、复方益母片、舒尔经颗粒、血府逐瘀丸等。

2)寒凝血瘀型

(1)证候:经前或经期小腹冷痛拒按,得热痛减,或经期延后,月经量少,经色紫黯有块,或畏寒身痛,手足欠温,面色白,舌黯苔白润或腻,脉沉紧。

(2)治法:温经散寒,化瘀止痛。

(3)方药:少腹逐瘀汤加减(小茴香、干姜、延胡索、没药、当归、川芎、肉桂、赤芍、蒲黄、五灵脂)。

(4)中成药:田七痛经胶囊、艾附暖宫丸、少腹逐瘀胶囊、温经颗粒、痛经片、益母草颗粒等。

3)湿热蕴结型

(1)证候:经前小腹疼痛拒按,有灼热感,或伴腰骶胀痛,或平时少腹时痛,经期加剧,或低热起伏,伴经色暗红,质稠有块,或带下黄稠,小便短黄,大便不爽,舌红、苔黄腻,脉弦数或滑数。

(2)治法:清热除湿,化瘀止痛。

(3)方药:清热调血汤加减(当归、川芎、白芍、地黄、黄连、香附、桃仁、红花、延胡索、牡丹皮、莪术)。

(4)中成药:临床并无药证完全相符的中成药,可适当选择妇科千金片。

4)气血亏虚型

(1)证候:经期或经后1~2天出现小腹隐痛,喜温喜按,经血色淡,量少质稀,或月经后期,面色萎黄无华,神疲乏力,气短懒言,纳少便溏。舌质淡红、苔薄白,脉虚细。

(2)治法:益气养血,调经止痛。

(3)方药:圣愈汤加减(熟地黄、白芍、川芎、人参、当归、黄芪)或八珍汤加减(当归、川芎、熟地黄、白芍、人参、甘草、茯苓、白术)。

(4)中成药:八珍颗粒、妇康宁片、调经止痛片、妇康片、当归片、养血当归糖浆、妇科十味丸等。

5)肝肾亏损型

(1)证候:经期或经后小腹隐痛,月经量少色淡,腰部酸痛,头晕耳鸣。舌质淡红、苔薄白,脉沉细。

(2)治法:益肾养肝,调经止痛。

(3)方药:益肾调经汤加减(巴戟天、杜仲、续断、乌药、艾叶、当归、熟地黄、白芍、益母草)或调肝汤加减(山药、阿胶、当归、白芍、山茱萸、巴戟天、甘草)。

(4)中成药:妇科调经片、六味地黄丸等。

2. 痛经的中医药外治法

1)中药穴位敷贴

(1)方法1:肉桂、延胡索各10 g,吴茱萸、小茴香、没药各20 g,共研细末,用益母草膏调成糊状,于经前3天或痛经时敷脐,每天换药1次,至经来痛止后停药。1个月经周期为1个疗程,可连用3个疗程。

(2)方法2:制南星、三棱、莪术、冰片等研细末,用凡士林调成糊状,取中极穴、关元穴、气海穴,于患者月经来潮前1周开始,每天1次,每次6~8小时,贴至患者痛经消失而停止,3个月经周期为1个疗程。

2)针灸治疗　针灸治疗可通过调节人体血液微循环,改善子宫及附件的微循环,解除痉挛性收缩,从而达到止痛的目的。针刺得气后,留针约30分/次,1次/天,针刺于月经前7天开始,直至月经的第3天,1个疗程包括1个月经周期,需连续3个疗程。

(1)实证:毫针泻法。主穴:三阴交穴、中极穴。配穴:寒凝者加归来穴、地机穴;气滞者加太冲穴;腹胀者加天枢穴、气海穴;胁痛者加阳陵泉穴、光明穴;胸闷者加内关穴。

(2)虚证:毫针补法。主穴:三阴交穴、足三里穴、气海穴。配穴:气血亏虚加脾俞穴、胃俞穴;肝肾不足加太溪穴、肝俞穴、肾俞穴;头晕耳鸣加悬钟穴。

临床可随证加减变化,如热盛可加刺太冲穴,寒重可加艾灸或温针,气滞加刺肝俞穴,血瘀加刺血海穴等。

3)耳穴治疗　耳为宗脉之所聚,与人体脏腑经络联系紧密。耳穴就是分布在耳郭上的腧穴,是内在疾病反映于外的反应点,故在耳郭的相应部位出现压痛敏感,刺激相应的反应点对原发性痛经有较好的治疗作用。

（1）选穴：内生殖器、内分泌、神门、肾、肝、皮质下。

（2）方法：每天按压 3～4 次，每次 3～4 分钟，均于月经来潮前 5 天开始干预，隔天更换 1 次，每个月经周期治疗 4 次为 1 个疗程。

4）推拿治疗 推拿治疗原发性痛经一是通过纠正骨盆不正，改善盆腔血流及血供状态；二是推拿手法产生的酸、麻、胀等感受也可以通过神经系统传至大脑皮质，同时与疼痛信号在中枢、皮质内相互影响，从而将疼痛信号减弱或使其消失。月经来潮前 1 周开始治疗，每天 1 次，10 次为 1 个疗程，连续治疗 3 个疗程。

手法：双掌反复揉背腰，掌根推督脉和膀胱经，点按肝俞穴、脾俞穴、膈俞穴、胆俞穴、胃俞穴、次髎穴各 1～2 分钟，双掌擦摩肾俞穴、命门穴、八髎穴，以透热为度；其次双掌以气海穴、关元穴为中心揉小腹部 5 分钟，按揉血海穴、三阴交穴各 1～2 分钟。

辨证加减，气血亏虚者，擦督脉，按揉脾俞穴、胃俞穴、中脘穴、天枢穴、气海穴、关元穴、足三里穴；寒湿凝滞者，擦督脉、腰骶部，点压肾俞穴、命门穴；血热瘀结者，掌揉腹部，点按天枢穴、关元穴、中脘穴；气滞血瘀者，分推两侧肋弓，开三门，按揉肝俞穴、胆俞穴、膈俞穴、膻中穴、太冲穴。

5）隔物灸 隔物灸是指在施灸穴位和艾炷之间间隔诸如盐、生姜、大蒜、附子等进行施灸，以局部皮肤潮红湿润且患者能耐受为度，施灸治疗于每次经行前 1 周开始，1 次/天，至月经来潮，连续治疗 3 个月经周期。

（1）方法 1。隔盐灸神阙穴：患者取平卧位，将干燥的粗盐填入肚脐，并平铺约1 cm，直径约 2 cm，将艾炷放于肚脐上，共灸 3 壮。隔姜灸：将直径约 3 cm 以及厚度约 0.3 cm 的新鲜生姜片中间，用针扎数个孔，置于关元穴、双侧子宫穴、双侧地机穴、双侧血海穴、双侧三阴交穴上，再在其中心上放置质量约 1.5 g 的艾炷点燃施灸，若患者感觉灼痛，可将姜片提起离开皮肤片刻，每穴依痛经程度施灸 3～5 壮。

（2）方法 2。自制药物贴，将五灵脂 1 g、蒲黄 1 g、肉桂 2 g、干姜 1 g、细辛 1 g、延胡索 2 g、香附 1 g、全蝎 2 g 等药物研碎成细粉，制成厚度约1 cm，大小约为 4 cm×3 cm 的药贴。将药贴置于神阙穴和关元穴两穴。将艾灸盒置于药贴上，每天每穴完成 8 壮。月经来潮前 5 天开始治疗，连续治疗 7 天，共治疗 3 个月经周期。

6）热敏灸 热敏灸是将点燃的艾条在距离皮肤 2～3 cm 处，先行回旋灸 1 分钟温热局部气血，继以雀啄灸 1 分钟加强敏化，循经往返灸 1 分钟激发经气，再施以温和灸发动感传、开通经络。当患者感觉到某点出现透热、扩热、传热、局部不热（或微热）远部热、表面不热（或微热）深部热，或出现其他非热感（如酸、胀、压、重）等感传时，此点即为热敏点，在此热敏点上实施艾条悬灸，直至透热、扩热或感传现象消失。月经来潮前 3 天开始治疗，每天 1 次，每次 60 分钟，每个月经周期治疗 7 天为 1 个疗程，共治疗 3 个疗程。

取穴 1：以次髎穴为中心，在八髎穴（左右上髎、次髎、中髎、下髎）区域内。

取穴 2：选取关元穴、中极穴、三阴交穴（双侧）。

7）雷火灸 选关元穴、中极穴、子宫穴（双侧）、地机穴、水道穴等穴位，点燃雷火灸条（规格为 2.5 cm×10 cm）的一端后将其装入特定的灸具中，悬于施灸部位，艾条距离皮肤 3～5 cm，月经来潮前 7 天开始，每天 1 次，每次 20 分钟，月经来潮则停止，共治疗 3 个月经周期。

8）其他治疗 如拔罐、中药熏洗、脐疗、穴位注射、导引术、穴位埋线、物理疗法等外治法在临床上也有一定的效果。

你问我答

正常月经的表现是怎样的？

当卵巢产生的雌激素足以使子宫内膜增殖，雌激素达到一定水平且有明显波动时，引起子宫内膜脱落即出现月经。经血呈暗红色，一次月经的总失血量正常为 20～60 ml，超过 80 ml 为月经过多。正常月经具有周期性及自限性，月经周期（两次月经第 1 天的间隔时间）一般为 21～35 天，平均为 28 天，经期（每次月经持续时间）一般为 2～8 天，平均为 4～6 天。有些人会出现下腹及腰骶部下坠不适或子宫收缩痛，并可出现腹泻等胃肠功能紊乱症状，少数人可有头痛及轻度神经系统不稳定症状。

月经初潮后的月经周期都不规律是正常的吗？

女性第一次月经来潮称月经初潮，初潮年龄多在 13～14 岁，一般晚于乳房发育 2.5 年，受遗传因素、体重、营养状况等影响。由于此时中枢对雌激素的正反馈机制尚未成熟，即使卵泡发育成熟也不能排卵，故月经周期常不规律，一般经过 5～7 年建立规律的周期性排卵后，月经周期才会逐渐正常。

需要注意的是，此时女孩心理变化较大，开始出现性意识，情绪和智力会发生明显变化，容易激动，想象力和判断力也明显增强，需要及时进行心理引导。

经期进食冰冷、辛辣刺激的食物，会加剧痛经吗？

会。女性平时或经期，如嗜食寒凉生冷食品，血为寒凝，以致血行受阻，不通则痛，可加重痛经；又多食此类食品，易伤脾阳，使寒湿不化，伤于下焦，客于胞中，血被寒凝致痛经。所以素体气阳虚者，或女性正值经期或经期前后，应忌食生冷和寒凉性食品。此类食品包括各类冷饮、各种冰冻饮料、生拌凉菜、螃蟹、田螺、蚌肉、蛏子、梨、柿子、西瓜、黄瓜、荸荠、柚、橙子等。

对于湿热下注、湿热蕴结胞宫的痛经患者，再食辛辣温热之品，会加重盆腔充血和炎症，或造成子宫肌肉过度收缩，而使痛经加重。辛辣温热之品有辣椒、花椒、胡椒等。

口服红糖水有用吗？

有用。中医认为，红糖性温、味甘、入脾经。红糖具有和脾暖肝、补血、活血、通瘀以及排泄恶露的功效。口服红糖水可以暖胞宫，活络气血，促进血液循环，可以减轻痛经。红糖水还可以帮助身体迅速补充能量。

痛经影响生育吗？生育后会解除痛经吗？

原发性痛经者盆腔生殖器官无器质性病变，所以对生育没有影响。但是，继发性痛经者盆腔生殖器官有器质性病变，病因复杂，会引起子宫发育不良，也可以引起子宫内膜异位症、内分泌失调、盆腔炎症等，甚至造成卵巢囊肿的表现，这时会对生育产生影响。因此，出现经期疼痛的情况，一定要去医院进行性激素、子宫及附件 B 超检查，必要时行腹腔镜检查，判断痛经的类型，及时给予药物治疗，避免出现影响生育的问题。

部分女性在生育后痛经可以得到缓解，但是由于痛经病因复杂，如果症状严重，须及时前往医院就诊治疗。对于生育后仍然存在痛经的女性，前往医院检查确定痛经类型和原因后，进行具体治疗，可有效缓解和治疗痛经，提升患者的生活质量。

痛经什么情况下需要前往医院就诊？

当出现疼痛剧烈、使用止痛药后仍无明显减轻，或疼痛持续性加重，或远离经期时仍存在疼痛时,应及时前往医院就诊。

痛经患者日常可以选择哪些食疗方?

痛经患者平时饮食应多样化,不可偏食,在月经来潮前 3～5 天饮食宜以清淡易消化为主。不宜吃得过饱,尤其应避免进生冷食物和刺激性食物。另外痛经患者无论在经前或经后,都应保持大便通畅。因为便秘可诱发痛经和增加疼痛感。经前期可采用中医食疗方预防或减轻痛经,具体配方如下。

(1)血虚型痛经,食疗方组成:乌鸡 1 只,当归 100 g,黄芪 30 g,生姜 5 片。

(2)气滞型痛经,食疗方组成:白萝卜 200 g,枳实 50 g,香附 30 g。

(3)血瘀型痛经,食疗方组成:猪排骨 500 g,藏红花 10 g,丹参 100 g,川芎 100 g,红糖 60 g。

(4)寒湿凝滞型痛经,食疗方组成:马鞭草 30 g,猪蹄 2 只,黄酒、生油各 30 g。

痛经患者年纪小,能吃止痛药吗?

青春期原发性痛经可以使用止痛药,疼痛并不是月经或者成长过程中必须经历的感受,过度的疼痛不仅会影响患者的生活、学习和工作,还会引起患者的恐慌情绪,导致患者产生焦虑心理、惧怕月经,而且会导致经血逆流,造成子宫内膜异位症等疾病,进一步加重痛经。长期痛经还会降低人体的疼痛阈值,使患者对痛经以外的其他疼痛刺激及慢性疼痛更为敏感。非甾体抗炎药可调节机体前列腺素水平,改善由于前列腺素含量增高而刺激子宫平滑肌过度收缩、血管痉挛等引起的疼痛,还可以间接调节血管通透性及灌注功能,避免子宫及附件出现缺血状态。

每个月都可以吃止痛药吗?

是的。每个月都可以吃止痛药,每次月经来潮前 24 小时吃止痛药以预防剧烈疼痛,止痛效果会好于月经来潮后才开始服用。通常在经期服用 3 天即可,连续服用不超过 5 天,因青春期女性体重及疼痛程度差异很大,具体的用药及用法用量需咨询医师或者药师。常用的止痛药有布洛芬缓释胶囊,一般推荐用餐时或餐后口服,一天 2 次,最好间隔 12 小时以上。

每个人都可以吃止痛药吗?

不是。虽然止痛药(非甾体抗炎药)是西医治疗原发性痛经的第一线药物,但是仍有 15%～25% 的患者对其镇痛作用不敏感,而且长期服用可能会诱发或加重胃、十二指肠溃疡及溃疡出血。

吃止痛药会上瘾吗?

不会。止痛药分为两种,一种是解热镇痛抗炎药,也称为非甾体抗炎药,常见的有布洛芬、双氯芬酸钠、阿司匹林等,在医院、药店均可购买;另一种止痛药是吗啡、芬太尼等,这一类也就是我们俗称的"毒品",具有上瘾性,这类止痛药主要适用于癌症、肿瘤晚期的剧烈疼痛,市面上难以购买,即使在医院也需要特定疾病及医师的特殊处方才能购得,所以不用担心购买的止痛药具有成瘾性。

痛经为什么要吃避孕药?

吃避孕药是治疗痛经的主要方法之一,通过多种途径起到治疗作用:①通过抑制排卵,减少内源性激素产生,降低前列腺素、血管加压素及催产素在血中的水平,达到抑制平滑肌活动的作用;②可以抑制子宫内膜生长,减少子宫内膜局部前列腺素的合成,减少经量。

11.3 青春期多囊卵巢综合征

11.3.1 什么是多囊卵巢综合征,有什么特征

1. 多囊卵巢综合征的特征

多囊卵巢综合征(polycystic ovary syndrome,PCOS)是青春期及育龄期女性常见的妇科内分泌疾病之一,以长期无排卵、高雄激素血症(hyperandrogenism)、卵巢多囊改变为基本特征,普遍存在胰岛素抵抗。

2. 多囊卵巢综合征的临床表现

多囊卵巢综合征多起病于青春期,临床表现呈异质性,主要临床表现如下。

(1)月经失调为其最主要的症状。多表现为月经稀发(周期36天~6个月)或闭经,闭经前常有经量过少或月经稀发。也可表现为不规则子宫出血,月经周期或行经期或经量无规律性。青春期少女月经初潮2年后仍未建立规律的月经周期,仍有月经稀发或闭经,需要考虑多囊卵巢综合征。

(2)不孕:生育期女性因排卵障碍导致不孕。

(3)多毛、痤疮是高雄激素血症最常见的表现:出现不同程度多毛,以性毛为主,阴毛浓密且呈男性型倾向,延及肛周、腹股沟或腹中线,也有出现上唇和(或)下颌细须或乳晕周围有长毛等(图11.1)。油脂性皮肤及痤疮常见,与体内雄激素积聚致皮脂腺分泌旺盛有关。另外,短暂的痤疮是青春期的常见问题,可能并不表示雄激素分泌过多。

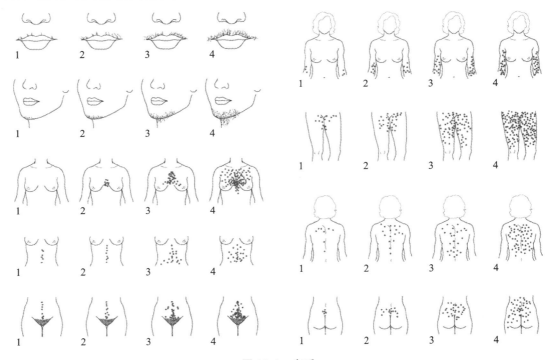

图 11.1 多毛

（4）约 50% 的多囊卵巢综合征患者超重或肥胖，且常呈腹型肥胖（腰围/臀围≥0.8）；肥胖与胰岛素抵抗、雄激素分泌过多、游离睾酮比例增加及瘦素抵抗有关。

（5）黑棘皮病：阴唇、颈背部、腋下、乳房下和腹股沟等处皮肤皱褶部位出现灰褐色色素沉着，呈对称性，皮肤增厚，质地柔软。

3. 多囊卵巢综合征的危害

多囊卵巢综合征不但严重影响患者的生殖功能，而且随着病程发展，远期并发症如子宫内膜癌发病率增加，高雄激素血症、胰岛素抵抗、脂代谢异常、糖代谢异常、心血管疾病等相关的代谢失调危险也会增加。

11.3.2　多囊卵巢综合征的病因有哪些，发病机制是怎样的

多囊卵巢综合征目前发病机制尚不明确，可能由遗传因素与环境因素相互作用所致。

1. 多囊卵巢综合征的先天因素

（1）遗传因素：多囊卵巢综合征是一种多基因病，与遗传有关，有家族聚集性，母亲患有多囊卵巢综合征是女儿发生青春期多囊卵巢综合征的一个危险因素；卵巢多囊样改变，高雄激素血症和代谢综合征，这些特征都具有遗传性，通常是在青春期促性腺激素达到成熟水平时才开始显现。目前发现可能与多囊卵巢综合征发生有关的基因主要有以下几类：①与甾体激素合成和作用相关的基因；②与促性腺激素作用和调节相关的基因，如 LH 受体基因；③与糖代谢和能量平衡相关的基因，如胰岛素基因；④主要组织相容性复合体；⑤编码炎症因子的基因；⑥调节基因和表型表达的一些遗传结构变异，如端粒酶等。

（2）宫内因素：①胎儿在宫内暴露于高雄激素的环境中，即使经过相关治疗后，雄激素水平恢复正常，若为女性患儿，仍然可表现出一系列多囊卵巢综合征的典型症状，对于高雄激素血症女性，要注意非经典型 21-羟化酶缺陷症筛查；②胎儿营养不良。

2. 多囊卵巢综合征的后天因素

（1）胰岛素抵抗的高胰岛素血症：胰岛素受体广泛存在于卵巢的各种细胞成分中，当胰岛素与其受体结合后，一方面增加雄激素的分泌，导致高雄激素血症，另一方面抑制性激素结合球蛋白的合成，促进卵巢内卵泡膜细胞的增生，最终导致多囊卵巢综合征。

（2）肥胖：肥胖既是青春期多囊卵巢综合征的重要发病因素，也可以是其临床表现之一。肥胖可以使体内性激素结合球蛋白的水平下降，也可以促进雄激素、胰岛素分泌，作用于卵巢，最终使卵巢出现多囊样改变。

（3）药物因素：某些药物，如丙戊酸钠等可导致多囊卵巢综合征发生的风险增加。

3. 雄激素与多囊卵巢综合征的关系

正常女性血液循环中的雄激素有雄烯二酮、睾酮、脱氢表雄酮及硫酸脱氢表雄酮，主要来源于卵巢和肾上腺，少部分来源于腺外转化。在正常女性中，雄激素水平主要受下丘脑-垂体肾上腺轴和下丘脑-垂体-卵巢轴两条神经内分泌轴调节。

雄激素水平是维持正常卵巢功能的关键，雄激素可以直接通过雄激素受体发挥作用，刺激原始卵泡发育启动，也可以作为雌激素底物，在芳香化酶的作用下转化为雌激素，以刺激卵泡的发育和成熟。雄激素缺乏不利于卵巢正常发育，适量的雄激素可以促进卵巢发育，但过量的雄激素则会导致多囊卵巢综合征。

高雄激素血症是多囊卵巢综合征发生的核心生理病理机制，在多囊卵巢综合征的发生和发展中起重要作用，与其他的临床表现密切相关。多囊卵巢综合征女性下丘脑 GnRH 分

泌频率升高,进而引起 LH 分泌增加,刺激卵泡膜细胞分泌过多的雄激素,同时 FSH 的相对缺乏会抑制颗粒细胞内雄激素向雌激素转化,进而导致雄激素水平进一步升高。过量雄激素会导致颗粒细胞功能障碍,刺激大量小卵泡异常生长,同时促进卵泡过早黄素化,造成卵泡发育停滞,妨碍优势卵泡出现,进而导致稀发排卵或无排卵,影像学出现多囊卵巢形态。肾上腺网状带分泌过多雄激素,在外周组织(如脂肪)转化形成雌激素,雌激素负反馈作用于下丘脑-垂体-性腺轴,增加下丘脑 LH 分泌,促进卵巢合成雄激素。

4. 胰岛素抵抗与多囊卵巢综合征

多囊卵巢综合征患者胰岛素抵抗(insulin resistance,IR)的主要机制是丝氨酸磷酸化异常增加,一方面胰岛素受体丝氨酸残基异常升高的磷酸化导致胰岛素信号通路受到抑制,进而出现葡萄糖代谢异常,导致胰岛素抵抗;另一方面,雄激素合成酶(P450c17α)丝氨酸磷酸化异常,引起卵巢及肾上腺合成的雄激素增多,导致高雄激素血症。多囊卵巢综合征患者胰岛素抵抗可能还与血液循环中某些炎症因子[如白细胞介素-6(IL-6)、肿瘤坏死因子-α(tumor necrosis factor-α,TNF-α)、C 反应蛋白(C-reactive protein,CRP)]和脂肪细胞因子(如瘦素、脂联素和雄激素)的异常有关。

5. 青春期多囊卵巢综合征的高危人群

对于月经初潮 2 年后仍有月经不规律的女性,如有以下高危因素,应进行多囊卵巢综合征的相关筛查。

(1)母亲有多囊卵巢综合征病史,或父亲有秃顶病史,或有肥胖、心血管疾病、糖尿病、高血压、代谢综合征等病史或家族史。

(2)胎儿时生长受限、出生后快速生长或过高出生体重,儿童期或青春期前超重或肥胖,尤其是腹型肥胖。

(3)肾上腺皮质机能早现或阴毛提前出现。

(4)月经初潮提前或持续无排卵。

(5)不同疾病情况下的高胰岛素血症。

11.3.3　如何诊断青春期多囊卵巢综合征

多囊卵巢综合征的诊断可遵循如下路径(图 11.2)。

1. 青春期多囊卵巢综合征的诊断标准

对于青春期多囊卵巢综合征的诊断必须同时具有以下 4 个指标。

(1)月经初潮后月经稀发持续至少 2 年或闭经。

(2)高雄激素临床表现(中重度痤疮、多毛)或高雄激素血症(血清总睾酮、游离雄激素指数)。

(3)超声示多囊卵巢综合征表现:至少一侧卵巢内直径 2~9 mm 的卵泡数≥12 个,和(或)卵巢体积≥10 ml。

(4)排除其他疾病。

2. 闭经和月经稀发的诊断

月经紊乱、月经不规律是青春期多囊卵巢综合征的主要临床表现。

1)闭经　闭经的定义如下。

(1)原发性闭经:年龄>14 岁,第二性征未发育;或者年龄>16 岁,第二性征已发育,月经还未来潮。

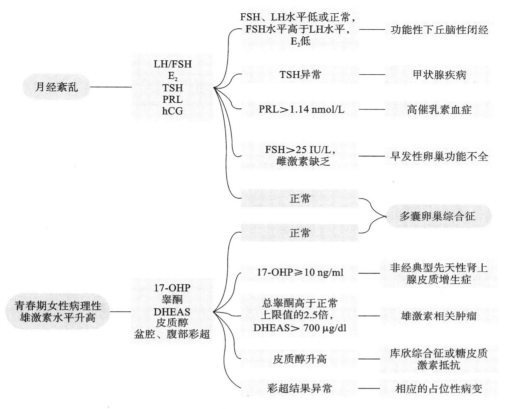

图 11.2 多囊卵巢综合征的诊断路径

（2）继发性闭经：正常月经周期建立后，月经停止 6 个月以上，或按自身原有月经周期停止 3 个月经周期以上。

闭经按生殖轴病变和功能失调的部位可分为以下几个类型。

（1）下丘脑性闭经。

（2）垂体性闭经。

（3）卵巢性闭经。

（4）子宫性闭经。

（5）下生殖道发育异常性闭经。

世界卫生组织（WHO）将闭经归纳为以下 3 种类型。

（1）Ⅰ型：无内源性雌激素产生，FSH 水平正常或低下，催乳素水平正常，无下丘脑-垂体器质性病变的证据。

（2）Ⅱ型：有内源性雌激素产生，FSH 及催乳素水平正常。

（3）Ⅲ型：FSH 水平升高，提示卵巢功能衰竭。

2）月经稀发 在月经初潮后 5 年内，月经稀发的定义如下。

（1）初潮后 0～1 年：少于 6 次月经（平均月经周期＞60 天）。

（2）初潮后 1～3 年：每年少于 8 次月经，即每年缺失 4 次以上月经（平均月经周期＞45 天）。

（3）初潮后 3 年至围绝经期：每年少于 9 次月经，即每年缺失 3 次以上月经（平均月经周期＞38 天）。

3. 多囊卵巢综合征的排除诊断

1）高雄激素血症或高雄激素症状的鉴别诊断

（1）库欣综合征：由多种病因引起的以高皮质醇血症为特征的临床综合征。约 80％的患者会出现月经周期紊乱，并常出现多毛体征。根据测定血皮质醇水平的昼夜节律、24 小时尿游离皮质醇、小剂量地塞米松抑制试验可确诊库欣综合征。

（2）非经典型先天性肾上腺皮质增生症：占高雄激素血症女性的 1％～10％。临床主要表现为血清雄激素水平和（或）17α-羟孕酮、孕酮水平的升高，部分患者可出现超声下的多囊卵巢（polycystic ovarian morphology，PCOM）及月经紊乱。根据血基础 17α-羟孕酮水平［≥6.06 nmol/L（即 2 ng/ml）］和促肾上腺皮质激素刺激 60 分钟后 17α-羟孕酮反应［≥30.3 nmol/L（即 10 ng/ml）］可诊断非经典型先天性肾上腺皮质增生症。

（3）卵巢或肾上腺分泌雄激素的肿瘤：患者快速出现男性化体征，血清睾酮或脱氢表雄酮水平显著升高，如血清睾酮水平达 5.21～6.94 nmol/L（即 150～200 ng/dl）或高于检测实验室上限值的 2.5 倍。部分患者可通过超声、MRI 等影像学检查协助鉴别诊断。

（4）其他：药物性高雄激素血症须有服药史。特发性多毛有阳性家族史，血睾酮水平及卵巢超声检查均正常。

2）排卵障碍的鉴别诊断

（1）功能性下丘脑性闭经：通常血清 FSH、LH 水平低或正常，FSH 水平高于 LH 水平，E2 相当于或低于早卵泡期水平，无高雄激素血症，在闭经前常有快速体重减轻或精神心理障碍、压力大等诱因。

（2）甲状腺疾病：根据甲状腺功能测定和抗甲状腺抗体测定可诊断。建议疑似多囊卵巢综合征的患者常规检测血清促甲状腺激素（TSH）水平及抗甲状腺抗体。

（3）高催乳素血症：催乳素（PRL）与雌孕激素协同作用，促进乳房的发育和乳腺的分泌。下丘脑释放的多巴胺能抑制催乳素分泌，而促甲状腺素释放激素（TRH）能刺激催乳素分泌。非妊娠期催乳素水平升高，可表现为闭经泌乳综合征。部分多囊卵巢综合征患者有轻度的催乳素升高。高催乳素血症一般以血清催乳素水平超过 1.14 nmol/L 为标准。高催乳素血症患者通常会有溢乳的临床表现；血清催乳素水平升高较明显，而 LH、FSH 水平偏低，有雌激素水平下降或缺乏的表现，垂体 MRI 检查可能显示垂体占位性病变。

（4）早发性卵巢功能不全（premature ovarian insufficiency，POI）：指女性在 40 岁以前出现卵巢功能减退，主要表现为月经异常（闭经、月经稀发或频发），促性腺激素水平升高（FSH＞25 IU/L），雌激素水平波动性下降等。

11.3.4 西医如何治疗青春期多囊卵巢综合征

1. 治疗原则

青春期多囊卵巢综合征发病机制不明，无有效的治愈方案，以对症治疗为主，且需长期的健康管理。临床处理应该根据患者的年龄和治疗需求，采取个体化对症治疗措施，以达到缓解临床症状、解决生育问题、维护健康和提高生活质量的目的。本节主要讲述青春期多囊卵巢综合征的治疗，针对无生育要求，改善月经周期、多毛、痤疮及控制体重的患者。

2. 生活方式干预

生活方式干预应在药物治疗之前和(或)伴随药物治疗同时进行,包括饮食控制、运动、行为干预等,可有效改善超重或肥胖青春期多囊卵巢综合征患者健康相关的生活质量。生活方式干预是青春期多囊卵巢综合征的第一线治疗方法,尤其是对于超重和肥胖的青春期多囊卵巢综合征患者,但要注意的是,青春期多囊卵巢综合征患者减重应循序渐进,以不影响青春期正常发育为原则,一般建议 3~6 个月减重 5%~10%。

(1) 饮食干预法:制订每天热量摄入目标,做好饮食记录,科学合理地调节饮食结构。监测热量的摄入和健康食物的选择是饮食控制的主要组成部分。坚持限制热量摄入,选择高纤维、低糖负荷(45% 的糖,35% 的脂肪,20% 的蛋白质)或低脂饮食(55% 的糖,25% 的脂肪,20% 的蛋白质)是减少体脂、减轻体重及改善临床症状的重要干预措施之一。

(2) 运动干预法:运动可有效减轻体重和预防体重增加。青少年建议多进行运动,每天至少进行 60 分钟的中到高等强度的运动,搭配每周至少 3 次的肌肉强化活动,减少久坐的行为,结合低热量饮食,是最有效的减重方法。应予个体化方案,根据个人意愿和个人体力的限度而制订。

(3) 认知行为干预法:认知行为治疗是一种心理治疗,帮助患者逐步改变易于引起疾病的不良行为和情绪状态,可以使传统的饮食干预或运动干预措施更有效。

3. 心理干预

多囊卵巢综合征相关的临床表现如多毛、痤疮和肥胖以及青春期多囊卵巢综合征都会使青春期女性产生焦虑、自卑等负面心理,青春期多囊卵巢综合征患者焦虑症和抑郁症的患病率显著高于同龄人,因此临床治疗及生活中,都应注重患者的情绪保护,给予心理安慰及鼓励,使患者减轻心理压力和缓解抑郁情绪。

4. 调整月经周期

调整月经周期适用于青春期、育龄期无生育要求、因排卵障碍引起月经紊乱的患者。对于月经稀发但有规律排卵的患者,如无生育或避孕要求,周期长度短于 2 个月,可观察随诊,不需用药。

(1) 周期性使用孕激素:青春期多囊卵巢综合征患者体内常由于不排卵或排卵不良导致孕激素缺乏或不足,易导致子宫内膜过度增生,甚至子宫内膜癌。周期性使用孕激素可以作为青春期多囊卵巢综合征患者的首选治疗方法。推荐使用天然孕激素或地屈孕酮,优点是不抑制下丘脑-垂体-卵巢轴的功能或抑制程度较轻,更适合青春期患者;对代谢影响小。缺点是无降低雄激素、治疗多毛及避孕的作用。用药时间一般为每个周期 10~14 天。具体药物有地屈孕酮(10~20 mg/d)、微粒化黄体酮(100~200 mg/d)、醋酸甲羟孕酮(10 mg/d)、黄体酮(肌内注射 20 mg/d,每个月 3~5 天)。

(2) 短效复方口服避孕药(combined oral contraceptive,COC):短效复方口服避孕药不仅可调整月经周期、预防子宫内膜增生,还可使高雄激素症状减轻,可作为育龄期无生育要求的多囊卵巢综合征患者的首选药物;青春期患者可酌情使用。3~6 个周期后可停药观察,症状复发后可再用药(如无生育要求,育龄期推荐持续使用)。用药时需注意复方口服避孕药的禁忌证。

(3) 雌孕激素序贯治疗:极少数多囊卵巢综合征患者胰岛素抵抗严重,雌激素水平较低、子宫内膜薄,单一孕激素治疗后子宫内膜无撤药出血反应,需要采取雌孕激素序贯治疗。可口服雌二醇 1~2 mg/d(每个月 21~28 天),月经周期后 10~14 天加用孕激素,孕激素的选择和用法同上述"周期性使用孕激素"。对伴有低雌激素症状的青春期多囊卵巢综合征患者可作为首选治疗方法,既可控制月经紊乱,又可缓解低雌激素症状,具体方案参照《中国绝经管理与绝经激素治疗指南 2023 版》。

5. 高雄激素血症的治疗

缓解高雄激素症状是治疗的主要目的。

(1) 短效复方口服避孕药。指南建议将短效复方口服避孕药作为青春期多囊卵巢综合征患者高雄激素血症及多毛、痤疮的首选药物。对于有高雄激素临床表现的月经初潮前女孩,若青春期发育已进入晚期(如乳房发育≥Tanner Ⅳ级)(参见本书有关章节),如有需求也可选用复方口服避孕药治疗。治疗痤疮,一般用药 3~6 个月可见效;如为治疗性毛过多,至少需要服药 6 个月才显效,这是由于体毛的生长有固有的周期;停药后可能复发。中重度痤疮或性毛过多的患者,可到皮肤科就诊,配合相关的药物局部治疗或物理治疗。

(2) 螺内酯(spironolactone),又名安体舒通。与雄激素受体有很强的亲和力,可以与雄激素受体结合,具有抗雄激素样作用,还可以抑制 5α-还原酶而减少双氢睾酮的合成。临床上多用于治疗多囊卵巢综合征、多毛、女性脱发等。每天剂量 50~200 mg,推荐剂量为 100 mg/d,至少使用 6 个月才见效。但大剂量使用时,需注意高钾血症,建议定期复查血钾。育龄期患者在服药期间建议采取避孕措施。

6. 肥胖和高胰岛素血症的治疗

(1) 肥胖:生活方式干预、减少体脂是肥胖多囊卵巢综合征患者的基础治疗方案。基础治疗控制效果不好的肥胖患者可以选择口服奥利司他以减少脂肪吸收。

(2) 高胰岛素血症:生活方式干预为一线治疗方法,先于或与胰岛素增敏剂治疗同时进行。推荐药物:二甲双胍,为胰岛素增敏剂,能抑制肠道葡萄糖的吸收、肝糖原异生和输出,增加组织对葡萄糖的摄取利用,提高胰岛素敏感性,有降低高血糖的作用,但不降低正常血糖,最大剂量推荐 1500 mg/d,疗程至少 3 个月。对于肥胖的青春期多囊卵巢综合征及糖耐量减退患者可明显改善糖耐量,同时降低雄激素水平。

11.3.5　中医如何治疗多囊卵巢综合征

多囊卵巢综合征属于中医学"月经后期""月经稀发""不孕""癥瘕"等疾病范畴。

1. 多囊卵巢综合征的辨证论治

中医学认为,多囊卵巢综合征发病机制主要与肾、肝、脾密切相关,肾虚不能蒸腾津液、脾虚水湿不运、聚湿生痰,肝郁气机阻滞,气滞血瘀、瘀久可化热,导致痰、热、瘀阻滞胞宫。故临床常分为肾虚、脾虚痰湿、气滞血瘀、肝郁化火等证型。选方用药上以补肾调经、疏肝清热、健脾除湿、化痰通络、活血祛瘀等为主。

1)肾阴虚证

(1) 证候:月经初潮迟至,月经后期,量少,色淡,质稀,渐至闭经,或月经延长,崩漏不止;婚久不孕,形体瘦小,面额痤疮,唇周细须显现,头晕耳鸣,腰膝酸软,手足心热,便秘溲黄;舌质红,少苔或无苔,脉细数。

(2) 治法:滋肾填精,调经助孕。

(3) 方药:左归丸去川牛膝(熟地黄、山药、枸杞子、山茱萸、菟丝子、鹿角胶、龟甲胶)。

2）肾阳虚证

（1）证候：月经初潮迟至，月经后期，量少，色淡，质稀，渐至闭经，或月经周期紊乱，经量多或淋漓不尽；婚久不孕，形体较胖，腰痛时作，头晕耳鸣，面额痤疮，性毛浓密，小便清长，大便时溏；舌淡，苔白，脉沉弱。

（2）治法：温肾助阳，调经助孕。

（3）方药：右归丸去肉桂，加补骨脂、淫羊藿（附子、熟地黄、山药、山茱萸、枸杞子、菟丝子、鹿角胶、当归、杜仲、补骨脂、淫羊藿）。

3）脾虚痰湿证

（1）证候：月经后期，量少，色淡，或月经稀发，甚则闭经，形体肥胖，多毛；头晕胸闷，喉间多痰，肢倦神疲，脘腹胀闷；带下量多，婚久不孕；舌体胖大，色淡，苔厚腻，脉沉滑。

（2）治法：化痰除湿，通络调经。

（3）方药：苍附导痰丸加减（茯苓、半夏、陈皮、甘草、苍术、香附、南星、枳壳、生姜、神曲）。

4）气滞血瘀证

（1）证候：月经后期，量少或数月不行，经行有块，甚则闭经不孕；精神抑郁，烦躁易怒，胸胁胀满，乳房胀痛；舌质暗红或有瘀点、瘀斑，脉沉弦涩。

（2）治法：理气活血，祛瘀通经。

（3）方药：膈下逐瘀汤加减（当归、川芎、赤芍、桃仁、红花、枳壳、延胡索、五灵脂、乌药、香附、牡丹皮、甘草）。

5）肝郁化火证

（1）证候：月经稀发，量少，甚则闭经，或月经紊乱，崩漏淋漓；毛发浓密，面部痤疮，经前胸胁、乳房胀痛，肢体肿胀，大便秘结，小便黄，带下量多，外阴时痒；舌红，苔黄厚，脉沉弦或弦数。

（2）治法：疏肝理气，泻火调经。

（3）方药：丹栀逍遥散（牡丹皮、栀子、当归、白芍、柴胡、白术、茯苓、煨姜、薄荷、甘草）。

2. 中成药治疗多囊卵巢综合征

在辨证基础上选用六味地黄丸、苍附导痰丸、启宫丸、龙胆泻肝汤等。

3. 中医其他疗法

临床可运用耳穴疗法、针刺疗法、穴位埋线、中药熏蒸疗法联合情志调节等方式治疗多囊卵巢综合征，以调整患者的卵巢功能、激素水平，改善患者临床症状。

1）耳穴疗法　耳穴压籽可以显著降低青春期超重/肥胖多囊卵巢综合征患者的体重和体质指数，改善性激素水平异常及胰岛素抵抗。

取穴：内分泌、脾、胃、三焦、大肠、饥点、内生殖器，单侧耳穴贴压王不留行籽，保留 3～5 天。每周与对侧耳朵交替。嘱患者自行按压，每天 4 次，每次 5 分钟。

2）针刺疗法

取穴：主穴为关元穴、中极穴、子宫穴、大赫穴；实证（脾虚痰湿、气滞血瘀型）者配内关穴、水分穴、天枢穴、丰隆穴、三阴交穴、列缺穴；虚证（气血不足、肾阳虚型）者配肾俞穴、脾俞穴、足三里穴、血海穴、三阴交穴、太溪穴。

方法：选用合适规格毫针针刺，按常规深度针刺，行提插捻转平补平泻法，捻转角度为 45°～90°，频率为每分钟 50～100 次，留针 30 分钟，每 10 分钟行针 1 次。每天 1 次，1 个月为

1 个疗程,以治疗 3 个疗程为宜,动态监测相关指标,病情严重者酌情延长治疗时间。

3)穴位埋线　穴位埋线是运用埋线针将羊肠线或其他可吸收蛋白线输送至穴位,从而对穴位起到长时间的缓和性刺激,起到恢复机体功能、调节自身代谢平衡的作用,是一种重要的中医学外治法。现代研究表明,穴位埋线可通过调节下丘脑-垂体-性腺轴,降低垂体催乳素水平,下调血清雌二醇含量,从而调整机体内分泌紊乱状态。临床上根据辨证选取不同穴位。

 # 你问我答

青春期女性出现哪些症状时需要考虑多囊卵巢综合征的可能?

月经稀发是青春期多囊卵巢综合征的早期征象,正常青春期女性容易出现月经失调,大多数女性在月经初潮后 3～5 年会达到正常的月经周期,若青春期女性月经来潮 2 年后尚未建立规律的月经周期,仍有月经稀发或闭经,需要考虑青春期多囊卵巢综合征的可能,尤其当合并多毛、痤疮时,需就医以排除功能性和器质性病变。

只做 B 超可以确诊青春期多囊卵巢综合征吗?

不能。多囊卵巢形态是成人多囊卵巢的关键诊断标准,但是这些参数在健康的青春期女性中也常见。因此,对于青春期多囊卵巢综合征的患者,可能存在卵巢多囊性形态学改变,但单独的多囊卵巢形态不能用于诊断青春期多囊卵巢综合征。

可以直接用成人多囊卵巢的诊断标准来确诊青春期多囊卵巢综合征吗?

不能。首先,无排卵性周期及伴有月经不规则在正常青春期很常见。其次,成人雄激素过多的常见体征用于青春期不够准确,因为此时的多毛可能是青春发育期的表现,并且寻常痤疮也很常见。再次,青春期测定睾酮浓度不够准确,因为无排卵性周期中血清睾酮浓度会升高,青春期女性的雄激素水平无可靠标准,并且青春期雄激素过多对于成年后雄激素过多的预测作用尚不明确。最后,基于成人标准判定的卵巢多囊样改变在正常青春期女性中较常见。

多囊卵巢综合征具有遗传性吗?

有。青春期多囊卵巢综合征是一种复杂的遗传性状,类似于心血管疾病、2 型糖尿病和代谢综合征,在青春期多囊卵巢综合征患者的母亲和姐妹中,青春期多囊卵巢综合征的患病率是 20%～40%,明显高于一般人群,此现象强烈支持青春期多囊卵巢综合征的遗传基础。

青春期多囊卵巢综合征的筛查内容有哪些?

(1)是否有血睾酮水平升高及雄激素过多临床表现(中重度多毛,持续存在的痤疮)。

(2)是否有排卵障碍(月经初潮后 2 年及以上,月经周期持续短于 21 天或超过 45 天)。

(3)15 岁或乳房发育 2～3 年仍无月经来潮。

多囊卵巢综合征患者可能出现受孕困难吗? 使用避孕药会影响生育吗?

患者并不是都会出现受孕困难,部分青春期多囊卵巢综合征女性能妊娠,但未超重的女性通常更加容易妊娠。如果超重,减轻体重可使月经更加规律,增加受孕概率。

使用避孕药并不影响生育,部分多囊卵巢综合征患者存在排卵障碍,因此出现妊娠困难,并不是由避孕药导致的。由于青春期多囊卵巢综合征患者不同的年龄和治疗需求、临床表现的高度异质性,因此,临床处理应该根据患者主诉、治疗需求、代谢改变,采取个体化对症治疗措施。对于有妊娠要求的女性,可以采用减重以及选择促进排卵药物治疗。

怎样预防多囊卵巢综合征？

（1）慎起居，应起居有常，保证充足的睡眠，夜间不宜超过 23 时入睡。

（2）畅情志，通过情志相胜疗法调畅气机，改善不良情绪。

（3）调饮食，应保证蛋白质等营养充分的前提下，调整饮食结构、少食肥甘厚味之物，增加谷薯等膳食纤维的摄入，并配合运动等，减轻体重，维持健康。

（4）适度运动，根据自身精力，选择 1～2 种中医运动方式，如导引、吐纳、五禽戏、太极拳、八段锦等，也可与跳绳、跑步、游泳等运动方式相结合，不仅可以锻炼身体，也可养形以安神，使形健神旺。

青春期多囊卵巢综合征患者如何选择合适的运动？

青春期多囊卵巢综合征患者可根据自身身体素质与运动基础选择合适的运动形式，关键在于长期坚持，将运动习惯作为日常生活的重要组成部分。

（1）肥胖型青春期多囊卵巢综合征患者：坚持规律的锻炼计划可达到减重以及降低体脂率的目的，并且能够有效纠正代谢紊乱、促进血液循环、调节激素水平。运动形式多种多样，目前应用较多的干预手段是有氧运动（如快走、慢跑、跳绳、游泳），建议每周至少 3 次，每次 30～60 分钟，运动中保持心率在 120 次/分以上，以达到更好的运动效果。

（2）正常体质指数的"瘦型"青春期多囊卵巢综合征患者：抗阻力运动是克服阻力并使骨骼肌收缩，以提高肢体力量和肌肉强度与密度的无氧运动。机体肌肉量增加后，静息能量消耗升高，有助于改善青春期多囊卵巢综合征女性的生殖和代谢参数。

青春期多囊卵巢综合征患者饮食如何选择？

青春期多囊卵巢综合征患者饮食应注意营养均衡，合理搭配，糖、维生素、蛋白质、优质脂肪均不可或缺。同时需限制高脂肪食品（尤其是饱和脂肪酸）的摄入，以利于控制和管理青春期多囊卵巢综合征患者的代谢状态。推荐使用地中海饮食或生酮饮食。地中海饮食，即一种由多不饱和脂肪酸、低血糖指数糖、膳食纤维、维生素、抗氧化剂以及适量动物蛋白构成的健康饮食。生酮饮食，即一种脂肪比例高，糖比例低，蛋白质和其他营养素适量的配方饮食。

 参考文献

［1］ 徐丛剑，华克勤.实用妇产科学［M］.4 版.北京：人民卫生出版社，2018.

［2］ 王天有，申昆玲，沈颖.诸福棠实用儿科学［M］.9 版.北京：人民卫生出版社，2022.

［3］ 谢幸，孔北华，段涛.妇产科学［M］.北京：人民卫生出版社，2018.

［4］ 冯作化，药立波.生物化学与分子生物学［M］.3 版.北京：人民卫生出版社，2015.

［5］ 中华医学会妇产科学分会妇科内分泌学组.异常子宫出血诊断与治疗指南（2022更新版）［J］.中华妇产科杂志，2022，57（7）：481-490.

［6］ Fraser I S，Critchley H O，Broder M，et al. The FIGO recommendations on terminologies and definitions for normal and abnormal uterine bleeding［J］. Semin Reprod Med，2011，29（5）：383-390.

［7］ Burnett M，Lemyre M. No. 345-Primary Dysmenorrhea Consensus Guideline［J］. J Obstet Gynaecol Can，2017，39（7）：585-595.

［8］　陈孝平,汪建平,赵继宗.外科学[M].北京:人民卫生出版社,2018.

［9］　陈志霞,梁洁莎.痛经的中医辨证论治探讨[J].中国医药导报,2010,7(8):73-74.

［10］　谈勇.中医妇科学[M].4 版.北京:中国中医药出版社,2016.

［11］　傅山.傅青主女科[M].北京:人民卫生出版社,2006.

［12］　吴冬红.敷脐疗法治疗原发性痛经 120 例[J].中医外治杂志,2007,16(5):9.

［13］　王澍欣,李艳慧.中药穴位贴敷治疗原发性痛经实证患者 31 例临床观察[J].中医杂志,2009,50(6):526-528.

［14］　刘宝瑛.针灸治疗原发性痛经 39 例疗效观察[J].山西中医学院学报,2007,8(6):40-41.

［15］　贾小格.按摩治疗原发性痛经 48 例疗效观察[J].按摩与导引,2008,24(3):21-23.

［16］　曾芙英.隔物灸治疗寒凝血瘀型原发性痛经的临床观察[J].中国中医药科技,2021,28(5):827-828.

［17］　王婉桐,王昕.隔药灸治疗寒凝血瘀证原发性痛经患者焦虑和抑郁的疗效观察[J].广州中医药大学学报,2020,37(4):680-685.

［18］　张琴,王慧娟,吕淑娟,等.少腹逐瘀汤联合雷火灸治疗寒湿凝滞型痛经临床研究[J].河南中医,2023,43(3):446-449.

［19］　庞蓉.痛经的饮食调护[J].甘肃中医,2008,21(9):42.

［20］　张国伟,于海瑞,付美琦,等.青春期多囊卵巢综合征诊疗的研究进展[J].中国生育健康杂志,2020,31(2):187-190.

［21］　Hatch R,Rosenfield R L,Kim M H,et al. Hirsutism:implications,etiology,and management[J]. Am J Obstet Gynecol,1981,140(7):815-830.

［22］　Kliegman R M. Nelson textbook of pediatrics[M]. 21st ed. Philadelphia,MO:Elsevier,2019.

［23］　潘丁玮,邱建萍,孙红.青春期多囊卵巢综合征的中西医发病机制及治疗进展[J].新疆中医药,2021,39(6):86-89.

［24］　张祎俐,石鸿娇,赵彤,等.雄激素与卵巢卵泡发育的相关研究进展[J].医学综述,2022,28(5):871-875.

［25］　中华医学会妇产科学分会内分泌学组及指南专家组.多囊卵巢综合征中国诊疗指南[J].中华妇产科杂志,2018,53(1):2-6.

［26］　中华医学会妇产科学分会内分泌学组,田秦杰.闭经诊断与治疗指南(试行)[J].中华妇产科杂志,2011,46(9):712-716.

［27］　陈子江,田秦杰,乔杰,等.早发性卵巢功能不全的临床诊疗中国专家共识[J].中华妇产科杂志,2017,52(9):577-581.

［28］　潘美竹,张颐.青春期多囊卵巢综合征患者生活方式的干预对提高生活质量的影响[J].中国实用妇科与产科杂志,2022,38(8):859-861.

［29］　中华医学会妇产科学分会绝经学组.中国绝经管理与绝经激素治疗指南(2018)[J].协和医学杂志,2018,9(6):512-525.

［30］　张玉珍.中医妇科学[M].北京:中国中医药出版社,2017.

［31］　李妍,郝松莉,张春兰,等.耳穴压籽治疗青春期超重/肥胖多囊卵巢综合征临床

观察[J].现代中西医结合杂志,2018,27(35):3877-3879,3906.

[32] 李宁.针刺合耳穴贴压治疗多囊卵巢综合征疗效及安全性评价[J].中国针灸,2013,33(11):961-964.

（于晓林　王　莉　何柳霞　王文广　王林群　黄晓琳）

附录
儿童生长发育常用图表

附录1   儿童生长发育相关国家标准和部委标准

GB/T 16133—2014   儿童青少年脊柱弯曲异常的筛查

GB/T 16134—2011   中小学生健康检查表规范

GB/T 31178—2014   儿童青少年发育水平的综合评价

GB/T 31179—2014   儿童安全与健康一般指南

TY/T 3001—2006   中国青少年儿童手腕骨成熟度及评价方法

TY/T 501—2022   儿童青少年身体姿态测试指标与方法

WS 276—2007   地方性甲状腺肿诊断标准

WS/T 404.1—2012   临床常用生化检验项目参考区间 第1部分:血清丙氨酸氨基转移酶、天门冬氨酸氨基转移酶、碱性磷酸酶和γ-谷氨酰基转移酶

WS/T 404.2—2012   临床常用生化检验项目参考区间 第2部分:血清总蛋白、白蛋白

WS/T 404.3—2012   临床常用生化检验项目参考区间 第3部分:血清钾、钠、氯

WS/T 404.4—2018   临床常用生化检验项目参考区间 第4部分:血清总胆红素、直接胆红素

WS/T 404.5—2015   临床常用生化检验项目参考区间 第5部分:血清尿素、肌酐

WS/T 404.6—2015   临床常用生化检验项目参考区间 第6部分:血清总钙、无机磷、镁、铁

WS/T 404.7—2015   临床常用生化检验项目参考区间 第7部分:血清乳酸脱氢酶、肌酸激酶

WS/T 404.8—2015   临床常用生化检验项目参考区间 第8部分:血清淀粉酶

WS/T 404.9—2018   临床常用生化检验项目参考区间 第9部分:血清C-反应蛋白、前白蛋白、转铁蛋白、β_2-微球蛋白

WS/T 404.10—2022   临床常用生化检验项目参考区间 第10部分:血清三碘甲状腺原氨酸、甲状腺素、游离三碘甲状腺原氨酸、游离甲状腺素、促甲状腺激素

WS/T 423—2022   7岁以下儿童生长标准

WS/T 441—2013   人群贫血筛查方法

WS/T 456—2014   学龄儿童青少年营养不良筛查

WS/T 465—2015   人群铁缺乏筛查方法

WS/T 479—2015   0～6岁儿童健康管理技术规范

WS/T 553—2017   人群维生素A缺乏筛查方法

WS/T 579—2017   0～5岁儿童睡眠卫生指南

WS/T 580—2017   0～6岁儿童发育行为评估量表

WS/T 586—2018   学龄儿童青少年超重与肥胖筛查

WS/T 600—2018   人群叶酸缺乏筛查方法

WS/T 610—2018   7～18岁儿童青少年血压偏高筛查界值

WS/T 611—2018   7～18岁儿童青少年高腰围筛查界值

WS/T 612—2018   7～18岁儿童青少年身高发育等级评价

WS/T 663—2020　中小学生屈光不正筛查规范
WS/T 678—2020　婴幼儿辅食添加营养指南
WS/T 779—2021　儿童血细胞分析参考区间
WS/T 780—2021　儿童临床常用生化检验项目参考区间

附录2　0～18岁儿童身高、体重的百分位数标准值

年龄/岁	男						女					
	体重/kg			身高/cm			体重/kg			身高/cm		
	P_3	P_{50}	P_{97}	P_3	P_{50}	P_{97}	P_3	P_{50}	P_{97}	P_3	P_{50}	P_{97}
0	2.62	3.32	4.12	47.1	50.4	53.8	2.57	3.21	4.04	46.6	49.7	53.0
0.5	6.80	8.41	10.37	64.0	68.4	73.0	6.34	7.77	9.59	62.5	66.8	71.2
1.0	8.16	10.05	12.37	71.5	76.5	81.8	7.70	9.40	11.57	70.0	75.0	80.2
1.5	9.19	11.29	13.90	76.9	82.7	88.7	8.73	10.65	13.11	76.0	81.5	87.4
2.0	10.22	12.54	15.46	82.1	88.5	95.3	9.76	11.92	14.71	80.9	87.2	93.9
2.5	11.11	13.64	16.83	86.4	93.3	100.5	10.65	13.05	16.16	85.2	92.1	99.3
3.0	11.94	14.65	18.12	89.7	96.8	104.1	11.50	14.13	17.55	88.6	95.6	102.9
3.5	12.73	15.63	19.38	93.4	100.6	108.1	12.32	15.16	18.89	92.4	99.4	106.8
4.0	13.52	16.64	20.71	96.7	104.1	111.8	13.10	16.17	20.24	95.8	103.1	110.6
4.5	14.37	17.75	22.24	100.0	107.7	115.7	13.89	17.22	21.67	99.2	106.7	114.7
5.0	15.26	18.98	24.00	103.3	111.3	119.6	14.64	18.26	23.14	102.3	110.2	118.4
5.5	16.09	20.18	25.81	106.4	114.7	123.3	15.39	19.33	24.72	105.4	113.5	122.0
6.0	16.80	21.26	27.55	109.1	117.7	126.6	16.10	20.37	26.30	108.1	116.6	125.4
6.5	17.53	22.45	29.57	111.7	120.7	129.9	16.80	21.44	27.96	110.6	119.4	128.6
7.0	18.48	24.06	32.41	114.6	124.0	133.7	17.58	22.64	29.89	113.3	122.5	132.1
7.5	19.43	25.72	35.45	117.4	127.1	137.2	18.39	23.93	32.01	116.0	125.6	135.5
8.0	20.32	27.33	38.49	119.9	130.0	140.4	19.20	25.25	34.23	118.5	128.5	138.7
8.5	21.18	28.91	41.49	122.3	132.7	143.6	20.05	26.67	36.69	121.0	131.3	141.9
9.0	22.04	30.46	44.35	124.6	135.4	146.5	20.93	28.19	39.41	123.3	134.1	145.1
9.5	22.95	32.09	47.24	126.7	137.9	149.4	21.89	29.87	42.51	125.7	137.0	148.5
10.0	23.89	33.74	50.01	128.7	140.2	152.0	22.98	31.76	45.97	128.3	140.1	152.0
10.5	24.96	35.58	52.93	130.7	142.6	154.9	24.22	33.80	49.59	131.1	143.3	155.6
11.0	26.21	37.69	56.07	132.9	145.3	158.1	25.74	36.10	53.33	134.2	146.6	159.2
11.5	27.59	39.98	59.40	135.3	148.4	161.7	27.43	38.40	56.67	137.2	149.7	162.1
12.0	29.09	42.49	63.04	138.1	151.9	166.0	29.33	40.77	59.64	140.2	152.4	164.5
12.5	30.74	45.13	66.81	141.1	155.6	170.2	31.22	42.89	61.86	142.9	154.6	166.3

续表

年龄/岁	男						女					
	体重/kg			身高/cm			体重/kg			身高/cm		
	P_3	P_{50}	P_{97}	P_3	P_{50}	P_{97}	P_3	P_{50}	P_{97}	P_3	P_{50}	P_{97}
13.0	32.82	48.08	70.83	145.0	159.5	174.2	33.09	44.79	63.45	145.0	156.3	167.6
13.5	35.03	50.85	74.33	148.8	163.0	177.2	34.82	46.42	64.55	146.7	157.6	168.6
14.0	37.36	53.37	77.20	152.3	165.9	179.4	36.38	47.83	65.36	147.9	158.6	169.3
14.5	39.53	55.43	79.24	155.3	168.2	181.0	37.71	48.97	65.93	148.9	159.4	169.8
15.0	41.43	57.08	80.60	157.5	169.8	182.0	38.73	49.82	66.30	149.5	159.8	170.1
15.5	43.05	58.39	81.49	159.1	171.0	182.8	39.51	50.45	66.55	149.9	160.1	170.3
16.0	44.28	59.35	82.05	159.9	171.6	183.2	39.96	50.81	66.69	149.8	160.1	170.3
16.5	45.30	60.12	82.44	160.5	172.1	183.5	40.29	51.07	66.78	149.9	160.2	170.4
17.0	46.04	60.68	82.70	160.9	172.3	183.7	40.44	51.20	66.82	150.1	160.3	170.5
17.5	46.61	61.10	82.88	161.1	172.5	183.9	40.58	51.31	66.86	150.3	160.3	170.6
18.0	47.01	61.40	83.00	161.3	172.7	183.9	40.71	51.41	66.89	150.4	160.6	170.7

注:3岁之前测卧位身长,3岁之后(包含3岁)测立位身高;表中年龄为整岁龄,如0.5岁指半岁(即6月龄),7.5岁为7岁半。

(李辉,季成叶,宗心南,等.中国0~18岁儿童、青少年身高、体重的标准化生长曲线[J].中华儿科杂志,2009,47(7):487-492.)

附录3　中国0~18岁男童的BMI百分位数值表

（单位:kg/m²）

年龄/岁	百　分　位						
	P_3	P_5	P_{15}	P_{50}	P_{85}	P_{95}	P_{97}
0	11.2	11.4	12.0	13.1	14.3	15.0	15.3
0.5	15.3	15.6	16.4	18.0	19.7	20.8	21.2
1.0	14.8	15.1	15.8	17.2	18.7	19.8	20.2
1.5	14.3	14.5	15.2	16.5	17.9	18.9	19.2
2.0	14.3	14.5	15.1	16.3	17.7	18.6	19.0
2.5	14.0	14.2	14.8	16.0	17.3	18.2	18.6
3.0	13.7	14.0	14.5	15.7	17.0	17.9	18.2
3.5	13.5	13.8	14.3	15.5	16.8	17.6	18.0
4.0	13.4	13.6	14.2	15.3	16.7	17.6	17.9
4.5	13.3	13.5	14.1	15.2	16.6	17.5	17.9

续表

年龄/岁	百 分 位						
	P₃	P₅	P₁₅	P₅₀	P₈₅	P₉₅	P₉₇
5.0	13.2	13.4	14.0	15.2	16.7	17.6	18.1
5.5	13.2	13.4	14.0	15.3	16.8	17.9	18.3
6.0	13.1	13.4	14.0	15.3	17.0	18.1	18.6
6.5	13.1	13.3	14.0	15.5	17.2	18.4	19.0
7.0	13.1	13.4	14.1	15.6	17.5	18.8	19.4
7.5	13.1	13.4	14.2	15.8	17.8	19.2	19.9
8.0	13.2	13.5	14.3	16.0	18.1	19.7	20.4
8.5	13.2	13.5	14.4	16.2	18.5	20.2	20.9
9.0	13.3	13.7	14.6	16.4	18.9	20.7	21.5
9.5	13.4	13.8	14.7	16.7	19.2	21.2	22.0
10.0	13.6	13.9	14.9	17.0	19.6	21.7	22.6
10.5	13.7	14.1	15.1	17.2	20.1	22.2	23.1
11.0	13.9	14.3	15.3	17.5	20.5	22.7	23.6
11.5	14.1	14.5	15.6	17.8	20.8	23.1	24.2
12.0	14.3	14.7	15.8	18.1	21.2	23.6	24.6
12.5	14.5	14.9	16.0	18.4	21.6	24.0	25.1
13.0	14.7	15.1	16.2	18.7	21.9	24.4	25.5
13.5	14.8	15.3	16.4	18.9	22.3	24.8	25.9
14.0	15.0	15.4	16.7	19.2	22.6	25.1	26.3
14.5	15.2	15.6	16.9	19.4	22.9	25.5	26.6
15.0	15.4	15.8	17.1	19.7	23.1	25.8	26.9
15.5	15.5	16.0	17.2	19.9	23.4	26.1	27.2
16.0	15.7	16.1	17.4	20.1	23.6	26.3	27.5
16.5	15.8	16.3	17.6	20.3	23.9	26.6	27.8
17.0	16.0	16.5	17.8	20.5	24.1	26.8	28.0
17.5	16.1	16.6	17.9	20.7	24.3	27.1	28.3
18.0	16.3	16.7	18.1	20.8	24.5	27.3	28.5

注:2岁之前 BMI 按身长计算,2岁之后(包含2岁)按身高计算;表中年龄为整岁龄,如0.5岁指半岁(即6月龄),7.5岁为7岁半。

(李辉,季成叶,宗心南,等. 中国0~18岁儿童、青少年体块指数的生长曲线[J]. 中华儿科杂志,2009,47(7):493-498.)

附录4　中国 0～18 岁女童的 BMI 百分位数值表

（单位：kg/m²）

年龄/岁	百　分　位						
	P₃	P₅	P₁₅	P₅₀	P₈₅	P₉₅	P₉₇
0	11.1	11.3	11.9	13.0	14.3	15.1	15.4
0.5	15.0	15.2	16.0	17.4	19.0	20.1	20.5
1.0	14.5	14.8	15.5	16.7	18.2	19.2	19.6
1.5	13.9	14.2	14.8	16.0	17.4	18.3	18.7
2.0	13.9	14.1	14.8	15.9	17.3	18.2	18.6
2.5	13.6	13.9	14.5	15.6	17.0	17.9	18.3
3.0	13.5	13.7	14.3	15.4	16.8	17.7	18.0
3.5	13.3	13.5	14.1	15.3	16.6	17.5	17.9
4.0	13.2	13.4	14.0	15.2	16.5	17.5	17.8
4.5	13.0	13.3	13.9	15.1	16.5	17.4	17.8
5.0	12.9	13.2	13.8	15.0	16.5	17.5	17.9
5.5	12.8	13.1	13.7	15.0	16.5	17.5	18.0
6.0	12.8	13.0	13.7	15.0	16.5	17.6	18.1
6.5	12.7	13.0	13.6	15.0	16.6	17.8	18.2
7.0	12.7	12.9	13.6	15.0	16.7	17.9	18.5
7.5	12.7	12.9	13.7	15.1	16.9	18.2	18.7
8.0	12.7	13.0	13.7	15.2	17.1	18.5	19.0
8.5	12.7	13.0	13.8	15.4	17.4	18.8	19.4
9.0	12.8	13.1	13.9	15.6	17.7	19.2	19.9
9.5	13.0	13.3	14.1	15.8	18.0	19.7	20.4
10.0	13.1	13.4	14.3	16.1	18.4	20.1	20.9
10.5	13.3	13.6	14.5	16.4	18.8	20.7	21.5
11.0	13.5	13.9	14.8	16.7	19.3	21.2	22.0
11.5	13.8	14.1	15.1	17.1	19.7	21.7	22.6
12.0	14.0	14.4	15.4	17.4	20.2	22.3	23.2
12.5	14.3	14.6	15.7	17.8	20.6	22.8	23.7
13.0	14.5	14.9	16.0	18.1	21.1	23.2	24.2
13.5	14.8	15.2	16.2	18.5	21.4	23.7	24.7
14.0	15.0	15.4	16.5	18.8	21.8	24.1	25.1
14.5	15.2	15.6	16.7	19.1	22.1	24.5	25.5

续表

年龄/岁	百 分 位						
	P_3	P_5	P_{15}	P_{50}	P_{85}	P_{95}	P_{97}
15.0	15.4	15.8	17.0	19.3	22.4	24.8	25.9
15.5	15.6	16.0	17.2	19.5	22.7	25.1	26.1
16.0	15.8	16.2	17.3	19.5	22.7	25.1	26.1
16.5	15.9	16.3	17.5	19.9	23.1	25.5	26.6
17.0	16.0	16.4	17.6	20.0	23.3	25.7	26.8
17.5	16.2	16.6	17.7	20.2	23.4	25.9	27.0
18.0	16.3	16.7	17.9	20.3	23.6	26.1	27.2

注:2岁之前BMI按身长计算,2岁之后(包含2岁)按身高计算;表中年龄为整岁龄,如0.5岁指半岁(即6月龄),7.5岁为7岁半。

(李辉,季成叶,宗心南,等. 中国0~18岁儿童、青少年体块指数的生长曲线[J]. 中华儿科杂志,2009,47(7):493-498.)

 # 附录5 0~3岁男童年龄别头围的百分位数值

（单位:cm）

年 龄	P_3	P_{10}	P_{25}	P_{50}	P_{75}	P_{90}	P_{97}
0 月	31.9	32.7	33.4	34.3	35.2	36.0	36.8
1 月	34.8	35.5	36.2	37.0	37.8	38.5	39.2
2 月	36.9	37.6	38.3	39.1	39.9	40.6	41.3
3 月	38.3	39.0	39.7	40.5	41.3	42.0	42.7
4 月	39.4	40.1	40.8	41.6	42.4	43.1	43.9
5 月	40.3	41.0	41.7	42.5	43.4	44.1	44.9
6 月	41.1	41.8	42.5	43.4	44.2	44.9	45.7
7 月	41.8	42.5	43.2	44.0	44.9	45.6	46.4
8 月	42.4	43.1	43.8	44.6	45.5	46.2	47.0
9 月	42.8	43.5	44.3	45.1	46.0	46.7	47.5
10 月	43.2	43.9	44.7	45.5	46.4	47.1	47.9
11 月	43.6	44.3	45.0	45.8	46.7	47.5	48.3
1 岁	43.8	44.6	45.3	46.1	47.0	47.8	48.6
1 岁 1 月	44.1	44.8	45.5	46.4	47.2	48.0	48.8
1 岁 2 月	44.3	45.0	45.8	46.6	47.5	48.2	49.0
1 岁 3 月	44.5	45.2	46.0	46.8	47.7	48.5	49.3
1 岁 4 月	44.7	45.4	46.2	47.0	47.9	48.7	49.4
1 岁 5 月	44.9	45.6	46.3	47.2	48.0	48.8	49.6

续表

年　龄	P₃	P₁₀	P₂₅	P₅₀	P₇₅	P₉₀	P₉₇
1 岁 6 月	45.1	45.8	46.5	47.4	48.2	49.0	49.8
1 岁 7 月	45.2	46.0	46.7	47.5	48.4	49.2	50.0
1 岁 8 月	45.4	46.1	46.9	47.7	48.6	49.4	50.2
1 岁 9 月	45.6	46.3	47.0	47.9	48.8	49.6	50.4
1 岁 10 月	45.7	46.5	47.2	48.1	48.9	49.7	50.5
1 岁 11 月	45.9	46.6	47.4	48.2	49.1	49.9	50.7
2 岁	46.0	46.7	47.5	48.3	49.2	50.0	50.8
2 岁 3 月	46.3	47.1	47.8	48.7	49.5	50.4	51.2
2 岁 6 月	46.6	47.3	48.1	48.9	49.8	50.6	51.5
2 岁 9 月	46.8	47.5	48.3	49.2	50.0	50.9	51.7
3 岁	47.0	47.7	48.5	49.3	50.2	51.1	51.9

注:年龄为整月或整岁。

（中华人民共和国国家卫生健康委员会.7 岁以下儿童生长标准:WS/T 423—2022［S］.北京:中国标准出版社,2023.）

附录 6　0～3 岁女童年龄别头围的百分位数值

（单位：cm）

年　龄	P₃	P₁₀	P₂₅	P₅₀	P₇₅	P₉₀	P₉₇
0 月	31.5	32.3	33.1	33.9	34.8	35.6	36.3
1 月	34.2	34.9	35.6	36.3	37.1	37.8	38.5
2 月	36.2	36.8	37.5	38.2	39.0	39.6	40.3
3 月	37.5	38.1	38.8	39.5	40.3	41.0	41.6
4 月	38.5	39.1	39.8	40.6	41.4	42.1	42.7
5 月	39.3	40.0	40.7	41.5	42.3	43.0	43.7
6 月	40.0	40.7	41.4	42.2	43.0	43.8	44.5
7 月	40.7	41.4	42.1	42.9	43.7	44.5	45.2
8 月	41.2	42.0	42.7	43.5	44.3	45.0	45.8
9 月	41.7	42.4	43.2	44.0	44.8	45.6	46.3
10 月	42.1	42.9	43.6	44.4	45.2	46.0	46.8
11 月	42.5	43.2	44.0	44.8	45.6	46.4	47.1
1 岁	42.8	43.5	44.3	45.1	45.9	46.7	47.5
1 岁 1 月	43.1	43.8	44.5	45.4	46.2	47.0	47.8
1 岁 2 月	43.3	44.1	44.8	45.6	46.5	47.3	48.0

续表

年　龄	P₃	P₁₀	P₂₅	P₅₀	P₇₅	P₉₀	P₉₇
1岁3月	43.5	44.3	45.0	45.9	46.7	47.5	48.3
1岁4月	43.7	44.5	45.2	46.1	46.9	47.7	48.5
1岁5月	43.9	44.6	45.4	46.2	47.1	47.9	48.7
1岁6月	44.1	44.8	45.6	46.4	47.3	48.1	48.8
1岁7月	44.2	45.0	45.7	46.6	47.4	48.2	49.0
1岁8月	44.4	45.1	45.9	46.7	47.6	48.4	49.2
1岁9月	44.6	45.3	46.1	46.9	47.8	48.6	49.4
1岁10月	44.7	45.4	46.2	47.1	47.9	48.7	49.5
1岁11月	44.8	45.6	46.3	47.2	48.1	48.9	49.7
2岁	45.0	45.7	46.5	47.3	48.2	49.0	49.8
2岁3月	45.3	46.0	46.8	47.6	48.5	49.3	50.2
2岁6月	45.5	46.3	47.1	47.9	48.8	49.7	50.5
2岁9月	45.8	46.6	47.3	48.2	49.1	49.9	50.8
3岁	46.1	46.8	47.6	48.5	49.4	50.3	51.1

注:年龄为整月或整岁。

（中华人民共和国国家卫生健康委员会. 7岁以下儿童生长标准:WS/T 423—2022［S］. 北京:中国标准出版社,2023.）

附录7　0～2岁男童身长别体重的标准差数值

（单位：kg）

身长/cm	－3 SD	－2 SD	－1 SD	中位数	＋1 SD	＋2 SD	＋3 SD
45	1.8	2.0	2.1	2.3	2.5	2.8	3.0
46	1.9	2.1	2.3	2.5	2.7	3.0	3.3
47	2.1	2.3	2.5	2.7	2.9	3.2	3.5
48	2.2	2.4	2.6	2.9	3.2	3.5	3.8
49	2.4	2.6	2.8	3.1	3.4	3.7	4.0
50	2.5	2.8	3.0	3.3	3.6	3.9	4.3
51	2.7	3.0	3.2	3.5	3.8	4.2	4.6
52	2.9	3.2	3.4	3.8	4.1	4.5	4.9
53	3.1	3.4	3.7	4.0	4.4	4.8	5.3
54	3.3	3.6	3.9	4.3	4.7	5.2	5.7
55	3.6	3.9	4.2	4.6	5.0	5.5	6.1
56	3.8	4.1	4.5	4.9	5.3	5.9	6.5

身长/cm	-3 SD	-2 SD	-1 SD	中位数	+1 SD	+2 SD	+3 SD
57	4.0	4.4	4.8	5.2	5.7	6.2	6.9
58	4.3	4.6	5.0	5.5	6.0	6.6	7.3
59	4.5	4.9	5.3	5.8	6.3	7.0	7.7
60	4.7	5.1	5.6	6.1	6.7	7.3	8.1
61	5.0	5.4	5.9	6.4	7.0	7.7	8.5
62	5.2	5.6	6.1	6.7	7.3	8.0	8.8
63	5.4	5.9	6.4	6.9	7.6	8.3	9.2
64	5.7	6.1	6.6	7.2	7.9	8.7	9.6
65	5.9	6.3	6.9	7.5	8.2	9.0	9.9
66	6.1	6.6	7.1	7.7	8.5	9.3	10.3
67	6.3	6.8	7.3	8.0	8.7	9.6	10.6
68	6.5	7.0	7.6	8.2	9.0	9.9	10.9
69	6.7	7.2	7.8	8.5	9.2	10.1	11.2
70	6.9	7.4	8.0	8.7	9.5	10.4	11.5
71	7.1	7.6	8.2	8.9	9.7	10.7	11.8
72	7.3	7.8	8.4	9.1	10.0	10.9	12.1
73	7.4	8.0	8.6	9.3	10.2	11.2	12.3
74	7.6	8.2	8.8	9.5	10.4	11.4	12.6
75	7.8	8.3	9.0	9.7	10.6	11.6	12.9
76	7.9	8.5	9.2	9.9	10.8	11.9	13.1
77	8.1	8.7	9.4	10.1	11.0	12.1	13.3
78	8.3	8.9	9.5	10.3	11.2	12.3	13.6
79	8.4	9.0	9.7	10.5	11.4	12.5	13.8
80	8.6	9.2	9.9	10.7	11.6	12.7	14.1
81	8.8	9.4	10.1	10.9	11.8	13.0	14.3
82	8.9	9.6	10.3	11.1	12.0	13.2	14.5
83	9.1	9.7	10.5	11.3	12.3	13.4	14.8
84	9.3	9.9	10.6	11.5	12.5	13.6	15.0
85	9.5	10.1	10.8	11.7	12.7	13.9	15.3
86	9.6	10.3	11.0	11.9	12.9	14.1	15.5
87	9.8	10.5	11.2	12.1	13.1	14.4	15.8
88	10.0	10.7	11.4	12.3	13.4	14.6	16.1
89	10.2	10.9	11.7	12.6	13.6	14.9	16.4
90	10.4	11.1	11.9	12.8	13.8	15.1	16.6

续表

身长/cm	−3 SD	−2 SD	−1 SD	中位数	+1 SD	+2 SD	+3 SD
91	10.6	11.3	12.1	13.0	14.1	15.4	16.9
92	10.8	11.5	12.3	13.2	14.3	15.6	17.2
93	11.0	11.7	12.5	13.4	14.6	15.9	17.5
94	11.2	11.9	12.7	13.7	14.8	16.1	17.8
95	11.4	12.1	12.9	13.9	15.1	16.4	18.1
96	11.6	12.3	13.2	14.2	15.3	16.7	18.4
97	11.8	12.5	13.4	14.4	15.6	17.0	18.7
98	12.0	12.8	13.6	14.7	15.9	17.3	19.0
99	12.2	13.0	13.9	14.9	16.1	17.6	19.3
100	12.5	13.2	14.1	15.2	16.4	17.9	19.7

注:身长为整数。

（中华人民共和国国家卫生健康委员会.7岁以下儿童生长标准:WS/T 423—2022[S].北京:中国标准出版社,2023.）

附录8 0～2岁女童身长别体重的标准差数值

（单位：kg）

身长/cm	−3 SD	−2 SD	−1 SD	中位数	+1 SD	+2 SD	+3 SD
45	1.8	2.0	2.2	2.3	2.6	2.8	3.1
46	2.0	2.1	2.3	2.5	2.8	3.0	3.3
47	2.1	2.3	2.5	2.7	3.0	3.2	3.5
48	2.2	2.4	2.7	2.9	3.2	3.5	3.8
49	2.4	2.6	2.8	3.1	3.4	3.7	4.0
50	2.6	2.8	3.0	3.3	3.6	3.9	4.3
51	2.7	3.0	3.2	3.5	3.8	4.2	4.6
52	2.9	3.2	3.5	3.8	4.1	4.5	5.0
53	3.2	3.4	3.7	4.0	4.4	4.8	5.3
54	3.4	3.6	4.0	4.3	4.7	5.2	5.7
55	3.6	3.9	4.2	4.6	5.0	5.5	6.1
56	3.8	4.1	4.5	4.9	5.3	5.8	6.4
57	4.0	4.4	4.7	5.1	5.6	6.2	6.8
58	4.3	4.6	5.0	5.4	5.9	6.5	7.2
59	4.5	4.8	5.2	5.7	6.2	6.8	7.6
60	4.7	5.1	5.5	6.0	6.5	7.2	7.9

续表

身长/cm	-3 SD	-2 SD	-1 SD	中位数	+1 SD	+2 SD	+3 SD
61	4.9	5.3	5.7	6.2	6.8	7.5	8.3
62	5.1	5.5	6.0	6.5	7.1	7.8	8.6
63	5.3	5.7	6.2	6.8	7.4	8.1	9.0
64	5.6	6.0	6.5	7.0	7.7	8.4	9.3
65	5.8	6.2	6.7	7.3	7.9	8.7	9.7
66	6.0	6.4	6.9	7.5	8.2	9.0	10.0
67	6.1	6.6	7.1	7.7	8.4	9.3	10.3
68	6.3	6.8	7.3	8.0	8.7	9.5	10.6
69	6.5	7.0	7.5	8.2	8.9	9.8	10.9
70	6.7	7.2	7.7	8.4	9.1	10.1	11.1
71	6.9	7.4	7.9	8.6	9.4	10.3	11.4
72	7.0	7.5	8.1	8.8	9.6	10.5	11.7
73	7.2	7.7	8.3	9.0	9.8	10.8	11.9
74	7.4	7.9	8.5	9.2	10.0	11.0	12.2
75	7.5	8.1	8.7	9.4	10.2	11.2	12.4
76	7.7	8.2	8.9	9.6	10.4	11.4	12.7
77	7.9	8.4	9.0	9.8	10.6	11.6	12.9
78	8.0	8.6	9.2	9.9	10.8	11.9	13.1
79	8.2	8.7	9.4	10.1	11.0	12.1	13.4
80	8.3	8.9	9.6	10.3	11.2	12.3	13.6
81	8.5	9.1	9.7	10.5	11.4	12.5	13.9
82	8.7	9.3	9.9	10.7	11.6	12.8	14.1
83	8.9	9.4	10.1	10.9	11.9	13.0	14.4
84	9.0	9.6	10.3	11.1	12.1	13.2	14.6
85	9.2	9.8	10.5	11.3	12.3	13.5	14.9
86	9.4	10.0	10.7	11.6	12.5	13.7	15.2
87	9.6	10.2	10.9	11.8	12.8	14.0	15.4
88	9.8	10.4	11.1	12.0	13.0	14.2	15.7
89	9.9	10.6	11.3	12.2	13.2	14.5	16.0
90	10.1	10.8	11.5	12.4	13.5	14.7	16.3
91	10.3	11.0	11.8	12.7	13.7	15.0	16.6
92	10.5	11.2	12.0	12.9	14.0	15.3	16.9
93	10.7	11.4	12.2	13.1	14.2	15.6	17.2
94	10.9	11.6	12.4	13.4	14.5	15.8	17.5

续表

身长/cm	−3 SD	−2 SD	−1 SD	中位数	+1 SD	+2 SD	+3 SD
95	11.1	11.8	12.7	13.6	14.8	16.1	17.8
96	11.3	12.0	12.9	13.9	15.0	16.4	18.2
97	11.5	12.3	13.1	14.1	15.3	16.8	18.5
98	11.7	12.5	13.4	14.4	15.6	17.1	18.9
99	12.0	12.7	13.6	14.7	15.9	17.4	19.2
100	12.2	13.0	13.9	14.9	16.2	17.7	19.6

注:身长为整数。

(中华人民共和国国家卫生健康委员会. 7岁以下儿童生长标准:WS/T 423—2022［S］. 北京:中国标准出版社,2023.)

 # 附录9 2～7岁男童身高别体重的标准差数值

(单位:kg)

身高/cm	−3 SD	−2 SD	−1 SD	中位数	+1 SD	+2 SD	+3 SD
75	7.9	8.5	9.1	9.9	10.8	11.8	13.0
76	8.1	8.6	9.3	10.1	11.0	12.0	13.3
77	8.2	8.8	9.5	10.3	11.2	12.2	13.5
78	8.4	9.0	9.7	10.5	11.4	12.5	13.8
79	8.5	9.1	9.8	10.6	11.6	12.7	14.0
80	8.7	9.3	10.0	10.8	11.8	12.9	14.2
81	8.9	9.5	10.2	11.0	12.0	13.1	14.5
82	9.0	9.7	10.4	11.2	12.2	13.3	14.7
83	9.2	9.9	10.6	11.4	12.4	13.6	15.0
84	9.4	10.0	10.8	11.6	12.6	13.8	15.2
85	9.6	10.2	11.0	11.8	12.8	14.0	15.5
86	9.8	10.4	11.2	12.1	13.1	14.3	15.7
87	10.0	10.6	11.4	12.3	13.3	14.5	16.0
88	10.1	10.8	11.6	12.5	13.5	14.8	16.3
89	10.3	11.0	11.8	12.7	13.8	15.0	16.6
90	10.5	11.2	12.0	12.9	14.0	15.3	16.8
91	10.7	11.4	12.2	13.2	14.2	15.5	17.1
92	10.9	11.6	12.4	13.4	14.5	15.8	17.4
93	11.1	11.8	12.6	13.6	14.7	16.1	17.7
94	11.3	12.0	12.9	13.8	15.0	16.3	18.0

身高/cm	−3 SD	−2 SD	−1 SD	中位数	+1 SD	+2 SD	+3 SD
95	11.5	12.2	13.1	14.1	15.2	16.6	18.3
96	11.7	12.5	13.3	14.3	15.5	16.9	18.6
97	11.9	12.7	13.6	14.6	15.8	17.2	18.9
98	12.2	12.9	13.8	14.8	16.1	17.5	19.2
99	12.4	13.2	14.1	15.1	16.3	17.8	19.6
100	12.6	13.4	14.3	15.4	16.6	18.1	19.9
101	12.9	13.7	14.6	15.7	16.9	18.5	20.3
102	13.1	13.9	14.9	16.0	17.3	18.8	20.7
103	13.3	14.2	15.1	16.3	17.6	19.2	21.1
104	13.6	14.4	15.4	16.6	17.9	19.5	21.5
105	13.8	14.7	15.7	16.8	18.2	19.9	21.9
106	14.0	14.9	16.0	17.1	18.6	20.2	22.3
107	14.3	15.2	16.2	17.4	18.9	20.6	22.7
108	14.5	15.4	16.5	17.8	19.2	21.0	23.2
109	14.7	15.7	16.8	18.1	19.6	21.4	23.7
110	15.0	15.9	17.1	18.4	20.0	21.8	24.2
111	15.2	16.2	17.4	18.7	20.3	22.3	24.7
112	15.4	16.5	17.7	19.1	20.7	22.8	25.2
113	15.7	16.7	18.0	19.4	21.2	23.3	25.8
114	15.9	17.0	18.3	19.8	21.6	23.8	26.5
115	16.2	17.3	18.6	20.2	22.1	24.3	27.2
116	16.4	17.6	19.0	20.6	22.6	24.9	27.9
117	16.7	17.9	19.3	21.0	23.1	25.6	28.7
118	16.9	18.2	19.7	21.5	23.6	26.2	29.5
119	17.2	18.5	20.1	21.9	24.2	26.9	30.4
120	17.5	18.9	20.5	22.4	24.8	27.6	31.3
121	17.8	19.2	20.9	22.9	25.4	28.4	32.2
122	18.0	19.5	21.3	23.4	26.0	29.2	33.2
123	18.3	19.9	21.7	23.9	26.6	30.0	34.3
124	18.6	20.2	22.1	24.4	27.3	30.8	35.3
125	18.9	20.6	22.6	25.0	27.9	31.6	36.4
126	19.2	20.9	23.0	25.5	28.6	32.5	37.5
127	19.4	21.3	23.4	26.0	29.3	33.4	38.6
128	19.7	21.6	23.9	26.6	30.0	34.2	39.8

续表

身高/cm	−3 SD	−2 SD	−1 SD	中位数	+1 SD	+2 SD	+3 SD
129	20.0	21.9	24.3	27.1	30.7	35.1	40.9
130	20.2	22.3	24.7	27.7	31.3	36.0	42.1

注:身高为整数。

（中华人民共和国国家卫生健康委员会.7岁以下儿童生长标准:WS/T 423—2022[S].北京:中国标准出版社,2023.）

 # 附录10　2～7岁女童身高别体重的标准差数值

（单位:kg）

身高/cm	−3 SD	−2 SD	−1 SD	中位数	+1 SD	+2 SD	+3 SD
75	7.7	8.2	8.8	9.5	10.4	11.4	12.6
76	7.8	8.4	9.0	9.7	10.6	11.6	12.8
77	8.0	8.5	9.2	9.9	10.8	11.8	13.1
78	8.1	8.7	9.3	10.1	11.0	12.0	13.3
79	8.3	8.9	9.5	10.3	11.2	12.2	13.5
80	8.5	9.0	9.7	10.5	11.4	12.5	13.8
81	8.6	9.2	9.9	10.7	11.6	12.7	14.0
82	8.8	9.4	10.1	10.9	11.8	12.9	14.3
83	9.0	9.6	10.3	11.1	12.0	13.2	14.5
84	9.2	9.8	10.5	11.3	12.2	13.4	14.8
85	9.3	10.0	10.7	11.5	12.5	13.6	15.1
86	9.5	10.1	10.9	11.7	12.7	13.9	15.4
87	9.7	10.3	11.1	11.9	12.9	14.1	15.6
88	9.9	10.5	11.3	12.1	13.2	14.4	15.9
89	10.1	10.7	11.5	12.4	13.4	14.7	16.2
90	10.3	10.9	11.7	12.6	13.6	14.9	16.5
91	10.4	11.1	11.9	12.8	13.9	15.2	16.8
92	10.6	11.3	12.1	13.1	14.2	15.5	17.1
93	10.8	11.5	12.4	13.3	14.4	15.8	17.4
94	11.0	11.8	12.6	13.5	14.7	16.0	17.7
95	11.2	12.0	12.8	13.8	15.0	16.4	18.1
96	11.5	12.2	13.1	14.1	15.2	16.7	18.4
97	11.7	12.4	13.3	14.3	15.5	17.0	18.8
98	11.9	12.7	13.6	14.6	15.8	17.3	19.1
99	12.1	12.9	13.8	14.9	16.1	17.6	19.5

续表

身高/cm	−3 SD	−2 SD	−1 SD	中位数	+1 SD	+2 SD	+3 SD
100	12.3	13.1	14.1	15.1	16.4	18.0	19.9
101	12.5	13.4	14.3	15.4	16.7	18.3	20.2
102	12.8	13.6	14.6	15.7	17.0	18.6	20.6
103	13.0	13.8	14.8	16.0	17.3	19.0	21.0
104	13.2	14.1	15.1	16.3	17.7	19.3	21.4
105	13.4	14.3	15.3	16.5	18.0	19.7	21.8
106	13.6	14.5	15.6	16.8	18.3	20.1	22.2
107	13.8	14.8	15.9	17.1	18.6	20.4	22.6
108	14.1	15.0	16.1	17.4	19.0	20.8	23.1
109	14.3	15.3	16.4	17.8	19.3	21.2	23.6
110	14.5	15.5	16.7	18.1	19.7	21.7	24.1
111	14.7	15.8	17.0	18.4	20.1	22.1	24.6
112	15.0	16.1	17.3	18.8	20.5	22.6	25.1
113	15.2	16.3	17.6	19.1	20.9	23.1	25.7
114	15.4	16.6	17.9	19.5	21.3	23.6	26.3
115	15.7	16.9	18.3	19.9	21.8	24.1	27.0
116	15.9	17.2	18.6	20.3	22.3	24.7	27.6
117	16.2	17.5	18.9	20.7	22.7	25.3	28.4
118	16.4	17.7	19.3	21.1	23.2	25.9	29.1
119	16.7	18.1	19.6	21.5	23.8	26.5	29.9
120	16.9	18.4	20.0	22.0	24.3	27.1	30.7
121	17.2	18.7	20.4	22.4	24.9	27.8	31.5
122	17.5	19.0	20.8	22.9	25.4	28.5	32.4
123	17.7	19.3	21.2	23.4	26.0	29.2	33.2
124	18.0	19.6	21.6	23.8	26.6	29.9	34.1
125	18.3	20.0	22.0	24.3	27.2	30.7	35.0
126	18.5	20.3	22.4	24.8	27.8	31.4	36.0
127	18.8	20.6	22.8	25.3	28.4	32.2	36.9
128	19.1	20.9	23.2	25.8	29.0	32.9	37.8
129	19.3	21.3	23.5	26.3	29.6	33.7	38.8
130	19.6	21.6	23.9	26.8	30.2	34.4	39.7

注:身高为整数。

（中华人民共和国国家卫生健康委员会. 7 岁以下儿童生长标准：WS/T 423—2022［S］. 北京：中国标准出版社，2023.）

附录 11　7 岁以下男童年龄别 BMI 的标准差数值

（单位：kg/m²）

年　龄	−3 SD	−2 SD	−1 SD	中位数	+1 SD	+2 SD	+3 SD
0 月	10.2	11.1	12.1	13.2	14.4	15.7	17.1
1 月	11.8	12.9	14.0	15.1	16.4	17.7	19.2
2 月	13.1	14.2	15.4	16.7	18.1	19.7	21.4
3 月	13.6	14.8	16.0	17.4	19.0	20.8	22.7
4 月	13.9	15.0	16.3	17.8	19.4	21.2	23.3
5 月	14.0	15.1	16.4	17.9	19.5	21.4	23.5
6 月	14.1	15.2	16.4	17.9	19.5	21.4	23.5
7 月	14.1	15.2	16.4	17.8	19.4	21.3	23.4
8 月	14.1	15.1	16.3	17.7	19.3	21.1	23.2
9 月	14.0	15.1	16.2	17.6	19.1	20.9	23.0
10 月	14.0	15.0	16.1	17.5	19.0	20.7	22.8
11 月	13.9	14.9	16.0	17.3	18.8	20.5	22.6
1 岁	13.8	14.8	15.9	17.1	18.6	20.3	22.3
1 岁 1 月	13.7	14.7	15.7	17.0	18.4	20.1	22.1
1 岁 2 月	13.6	14.6	15.6	16.8	18.3	19.9	21.9
1 岁 3 月	13.5	14.5	15.5	16.7	18.1	19.7	21.7
1 岁 4 月	13.5	14.4	15.4	16.6	18.0	19.6	21.5
1 岁 5 月	13.4	14.3	15.3	16.5	17.8	19.4	21.4
1 岁 6 月	13.3	14.2	15.2	16.4	17.7	19.3	21.2
1 岁 7 月	13.3	14.1	15.1	16.3	17.6	19.2	21.1
1 岁 8 月	13.2	14.1	15.0	16.2	17.5	19.1	21.0
1 岁 9 月	13.2	14.0	15.0	16.1	17.4	19.0	20.9
1 岁 10 月	13.1	13.9	14.9	16.0	17.3	18.9	20.8
1 岁 11 月	13.0	13.9	14.8	15.9	17.2	18.8	20.7
2 岁	13.2	14.0	15.0	16.1	17.4	19.0	20.9
2 岁 3 月	13.1	13.9	14.8	15.9	17.2	18.8	20.7
2 岁 6 月	12.9	13.7	14.7	15.8	17.0	18.6	20.4
2 岁 9 月	12.9	13.6	14.6	15.6	16.9	18.4	20.3
3 岁	12.8	13.6	14.5	15.5	16.8	18.3	20.1
3 岁 3 月	12.7	13.5	14.4	15.4	16.7	18.2	20.1
3 岁 6 月	12.7	13.4	14.3	15.4	16.6	18.1	20.0

续表

年　龄	－3 SD	－2 SD	－1 SD	中位数	＋1 SD	＋2 SD	＋3 SD
3 岁 9 月	12.6	13.4	14.3	15.3	16.6	18.1	20.0
4 岁	12.6	13.3	14.2	15.3	16.6	18.1	20.1
4 岁 3 月	12.5	13.3	14.2	15.3	16.6	18.2	20.2
4 岁 6 月	12.5	13.3	14.2	15.3	16.6	18.2	20.3
4 岁 9 月	12.4	13.2	14.1	15.3	16.6	18.3	20.5
5 岁	12.4	13.2	14.1	15.3	16.7	18.4	20.7
5 岁 3 月	12.3	13.1	14.1	15.3	16.7	18.6	21.0
5 岁 6 月	12.3	13.1	14.1	15.3	16.8	18.7	21.4
5 岁 9 月	12.2	13.1	14.1	15.3	16.9	18.9	21.7
6 岁	12.2	13.1	14.1	15.4	17.0	19.1	22.1
6 岁 3 月	12.2	13.0	14.1	15.4	17.1	19.3	22.5
6 岁 6 月	12.1	13.0	14.1	15.4	17.2	19.5	22.9
6 岁 9 月	12.1	13.0	14.1	15.4	17.2	19.7	23.3

注:2 岁以下适用于以体重和身长计算的 BMI,2~7 岁以下适用于以体重和身高计算的 BMI。年龄为整月或整岁。

（中华人民共和国国家卫生健康委员会. 7 岁以下儿童生长标准:WS/T 423—2022〔S〕. 北京:中国标准出版社,2023.）

附录 12　7 岁以下女童年龄别 BMI 的标准差数值

（单位:kg/m²）

年　龄	－3 SD	－2 SD	－1 SD	中位数	＋1 SD	＋2 SD	＋3 SD
0 月	10.0	10.9	12.0	13.1	14.2	15.4	16.7
1 月	11.7	12.6	13.5	14.7	15.9	17.3	18.9
2 月	12.7	13.7	14.8	16.1	17.5	19.1	20.9
3 月	13.2	14.3	15.4	16.7	18.3	20.0	22.0
4 月	13.5	14.6	15.7	17.1	18.6	20.5	22.6
5 月	13.7	14.7	15.9	17.3	18.8	20.7	22.9
6 月	13.7	14.8	15.9	17.3	18.9	20.8	23.0
7 月	13.7	14.8	15.9	17.3	18.9	20.7	22.9
8 月	13.7	14.7	15.9	17.2	18.8	20.6	22.8
9 月	13.7	14.6	15.8	17.1	18.6	20.4	22.5
10 月	13.6	14.6	15.7	17.0	18.4	20.2	22.3
11 月	13.5	14.5	15.6	16.8	18.3	20.0	22.0
1 岁	13.4	14.4	15.4	16.7	18.1	19.8	21.8

续表

年 龄	−3 SD	−2 SD	−1 SD	中位数	+1 SD	+2 SD	+3 SD
1岁1月	13.4	14.3	15.3	16.5	17.9	19.6	21.6
1岁2月	13.3	14.2	15.2	16.4	17.8	19.4	21.3
1岁3月	13.2	14.1	15.1	16.3	17.6	19.2	21.1
1岁4月	13.1	14.0	15.0	16.2	17.5	19.1	21.0
1岁5月	13.1	13.9	14.9	16.0	17.4	18.9	20.8
1岁6月	13.0	13.8	14.8	15.9	17.3	18.8	20.7
1岁7月	12.9	13.8	14.7	15.9	17.2	18.7	20.5
1岁8月	12.9	13.7	14.7	15.8	17.1	18.6	20.4
1岁9月	12.8	13.7	14.6	15.7	17.0	18.5	20.3
1岁10月	12.8	13.6	14.5	15.6	16.9	18.4	20.2
1岁11月	12.7	13.5	14.5	15.6	16.8	18.3	20.1
2岁	12.9	13.7	14.7	15.8	17.0	18.6	20.4
2岁3月	12.8	13.6	14.5	15.6	16.9	18.4	20.2
2岁6月	12.6	13.5	14.4	15.5	16.7	18.2	20.1
2岁9月	12.6	13.4	14.3	15.4	16.6	18.1	20.0
3岁	12.5	13.3	14.2	15.3	16.5	18.1	19.9
3岁3月	12.4	13.2	14.1	15.2	16.5	18.0	19.9
3岁6月	12.4	13.2	14.1	15.2	16.5	18.0	19.9
3岁9月	12.3	13.1	14.0	15.1	16.4	18.0	20.0
4岁	12.2	13.0	14.0	15.1	16.4	18.0	20.0
4岁3月	12.2	13.0	13.9	15.0	16.4	18.0	20.1
4岁6月	12.1	12.9	13.9	15.0	16.4	18.1	20.2
4岁9月	12.1	12.9	13.9	15.0	16.4	18.1	20.3
5岁	12.0	12.9	13.8	15.0	16.4	18.2	20.5
5岁3月	12.0	12.8	13.8	15.0	16.4	18.3	20.6
5岁6月	11.9	12.8	13.8	15.0	16.5	18.4	20.8
5岁9月	11.9	12.8	13.8	15.0	16.5	18.4	21.0
6岁	11.9	12.7	13.8	15.0	16.6	18.5	21.2
6岁3月	11.9	12.7	13.8	15.0	16.6	18.6	21.4
6岁6月	11.8	12.7	13.8	15.0	16.6	18.7	21.5
6岁9月	11.8	12.7	13.8	15.0	16.7	18.8	21.7

注:2岁以下适用于以体重和身长计算的BMI,2~7岁以下适用于以体重和身高计算的BMI。年龄为整月或整岁。

(中华人民共和国国家卫生健康委员会.7岁以下儿童生长标准:WS/T 423—2022[S].北京:中国标准出版社,2023.)

附录 13　6～18 岁男女学龄儿童青少年分年龄 BMI 筛查消瘦界限范围

（单位：kg/m²）

年龄/岁	男　　生		女　　生	
	中重度消瘦	轻度消瘦	中重度消瘦	轻度消瘦
6.0～	≤13.2	13.3～13.4	≤12.8	12.9～13.1
6.5～	≤13.4	13.5～13.8	≤12.9	13.0～13.3
7.0～	≤13.5	13.6～13.9	≤13.0	13.1～13.4
7.5～	≤13.5	13.6～13.9	≤13.0	13.1～13.5
8.0～	≤13.6	13.7～14.0	≤13.1	13.2～13.6
8.5～	≤13.6	13.7～14.0	≤13.1	13.2～13.7
9.0～	≤13.7	13.8～14.1	≤13.2	13.3～13.8
9.5～	≤13.8	13.9～14.2	≤13.2	13.3～13.9
10.0～	≤13.9	14.0～14.4	≤13.3	13.4～14.0
10.5～	≤14.0	14.1～14.6	≤13.4	13.5～14.1
11.0～	≤14.2	14.3～14.9	≤13.7	13.8～14.3
11.5～	≤14.3	14.4～15.1	≤13.9	14.0～14.5
12.0～	≤14.4	14.5～15.4	≤14.1	14.2～14.7
12.5～	≤14.5	14.6～15.6	≤14.3	14.4～14.9
13.0～	≤14.8	14.9～15.9	≤14.6	14.7～15.3
13.5～	≤15.0	15.1～16.1	≤14.9	15.0～15.6
14.0～	≤15.3	15.4～16.4	≤15.3	15.4～16.0
14.5～	≤15.5	15.6～16.7	≤15.7	15.8～16.3
15.0～	≤15.8	15.9～16.9	≤16.0	16.1～16.6
15.5～	≤16.0	16.1～17.0	≤16.2	16.3～16.8
16.0～	≤16.2	16.3～17.3	≤16.4	16.5～17.0
16.5～	≤16.4	16.5～17.5	≤16.5	16.6～17.1
17.0～	≤16.6	16.7～17.7	≤16.6	16.7～17.2
17.5～18.0	≤16.8	16.9～17.9	≤16.7	16.8～17.3

（中华人民共和国国家卫生健康委员会.学龄儿童青少年营养不良筛查：WS/T 456—2014[S].北京：中国标准出版社，2014.）

附录 14　6～18 岁学龄儿童青少年性别年龄别 BMI 筛查超重与肥胖界值

单位：kg/m²

年　龄/岁	男　生		女　生	
	超重	肥胖	超重	肥胖
6.0～	16.4	17.7	16.2	17.5
6.5～	16.7	18.1	16.5	18.0
7.0～	17.0	18.7	16.8	18.5
7.5～	17.4	19.2	17.2	19.0
8.0～	17.8	19.7	17.6	19.4
8.5～	18.1	20.3	18.1	19.9
9.0～	18.5	20.8	18.5	20.4
9.5～	18.9	21.4	19.0	21.0
10.0～	19.2	21.9	19.5	21.5
10.5～	19.6	22.5	20.0	22.1
11.0～	19.9	23.0	20.5	22.7
11.5～	20.3	23.6	21.1	23.3
12.0～	20.7	24.1	21.5	23.9
12.5～	21.0	24.7	21.9	24.5
13.0～	21.4	25.2	22.2	25.0
13.5～	21.9	25.7	22.6	25.6
14.0～	22.3	26.1	22.8	25.9
14.5～	22.6	26.4	23.0	26.3
15.0～	22.9	26.6	23.2	26.6
15.5～	23.1	26.9	23.4	26.9
16.0～	23.3	27.1	23.6	27.1
16.5～	23.5	27.4	23.7	27.4
17.0～	23.7	27.6	23.8	27.6
17.5～	23.8	27.8	23.9	27.8
18.0～	24.0	28.0	24.0	28.0

（中华人民共和国国家卫生健康委员会.学龄儿童青少年超重与肥胖筛查:WS/T 586—2018[S].北京:中国标准出版社,2018.）

附录 15　7～18 岁儿童青少年高腰围筛查界值

（单位：cm）

年　龄/岁	男　生		女　生	
	P_{75}	P_{90}	P_{75}	P_{90}
7	58.4	63.6	55.8	60.2
8	60.8	66.8	57.6	62.5
9	63.4	70.0	59.8	65.1
10	65.9	73.1	62.2	67.8
11	68.1	75.6	64.6	70.4
12	69.8	77.4	66.8	72.6
13	71.3	78.6	68.5	74.0
14	72.6	79.6	69.6	74.9
15	73.8	80.5	70.4	75.5
16	74.8	81.3	70.9	75.8
17	76.7	82.1	71.2	76.0
18	76.8	83.0	71.3	76.1

（中华人民共和国国家卫生健康委员会.7～18 岁儿童青少年高腰围筛查界值：WS/T 611—2018[S]. 北京：中国标准出版社，2018.）

 附录 16　中国 15 个省市区 7～18 岁男生腰围 LMS 法分析结果

（单位：cm）

年龄/岁	受检人数	百 分 位 数										
		P_3	P_5	P_{10}	P_{15}	P_{25}	P_{50}	P_{75}	P_{85}	P_{90}	P_{95}	P_{97}
7～	6235	46.56	47.32	48.60	49.54	51.07	54.49	58.99	62.10	64.61	69.18	72.93
8～	6232	47.70	48.53	49.91	50.94	52.60	56.32	61.23	64.63	67.37	72.36	76.46
9～	6212	48.92	49.82	51.32	52.42	54.22	58.25	63.56	67.23	70.19	75.57	79.96
10～	6238	50.27	51.23	52.83	54.01	55.93	60.22	65.88	69.77	72.91	78.58	83.18
11～	6223	51.75	52.74	54.42	55.65	57.65	62.13	68.01	72.05	75.29	81.12	85.83
12～	6129	53.32	54.34	56.05	57.31	59.36	63.92	69.89	73.97	77.23	83.07	87.77
13～	6227	54.96	55.99	57.71	58.98	61.03	65.59	71.52	75.56	78.77	84.51	89.08
14～	6147	56.56	57.59	59.30	60.56	62.59	67.09	72.91	76.85	79.98	85.51	89.90
15～	6398	57.99	59.01	60.70	61.94	63.94	68.37	74.05	77.87	80.88	86.18	90.35
16～	6236	59.16	60.17	61.84	63.07	65.05	69.39	74.94	78.63	81.53	86.61	90.56

续表

年龄 /岁	受检 人数	百分位数										
		P_3	P_5	P_{10}	P_{15}	P_{25}	P_{50}	P_{75}	P_{85}	P_{90}	P_{95}	P_{97}
17～	6101	60.11	61.11	62.78	63.99	65.94	70.21	75.64	79.23	82.03	86.90	90.67
18	5480	60.96	61.95	63.60	64.80	66.73	70.94	76.24	79.74	82.45	87.14	90.74

(季成叶,马军,何忠虎,等.中国汉族学龄儿童青少年腰围正常值[J].中国学校卫生,2010,31(3):257-259.)

附录 17 中国 15 个省市区 7～18 岁女生腰围 LMS 法分析结果

（单位:cm）

年龄 /岁	受检 人数	百分位数										
		P_3	P_5	P_{10}	P_{15}	P_{25}	P_{50}	P_{75}	P_{85}	P_{90}	P_{95}	P_{97}
7～	5947	45.12	45.81	46.97	47.82	49.20	52.23	56.15	58.81	60.91	64.66	67.65
8～	6167	46.09	46.85	48.10	49.02	50.50	53.77	57.97	60.79	63.01	66.94	70.02
9～	5964	47.23	48.04	49.40	50.39	52.00	55.51	59.99	62.97	65.30	69.37	72.53
10～	6061	48.66	49.54	51.00	52.07	53.78	57.53	62.26	65.38	67.80	71.97	75.17
11～	6173	50.43	51.36	52.91	54.04	55.85	59.77	64.68	67.87	70.33	74.52	77.69
12～	6116	52.36	53.33	54.94	56.11	57.96	61.97	66.93	70.12	72.55	76.66	79.73
13～	6111	54.14	55.13	56.75	57.93	59.80	63.82	68.72	71.84	74.20	78.14	81.05
14～	6118	55.56	56.55	58.18	59.36	61.23	65.21	70.01	73.03	75.30	79.05	81.79
15～	6382	56.59	57.59	59.22	60.40	62.26	66.19	70.89	73.83	76.01	79.61	82.21
16～	6231	57.28	58.28	59.91	61.08	62.94	66.83	71.46	74.33	76.46	79.95	82.46
17～	6188	57.73	58.72	60.35	61.52	63.37	67.24	71.82	74.65	76.74	80.16	82.61
18	4991	58.05	59.05	60.68	61.84	63.63	67.53	72.08	74.88	76.95	80.31	82.72

(季成叶,马军,何忠虎,等.中国汉族学龄儿童青少年腰围正常值[J].中国学校卫生,2010,31(3):257-259.)

附录 18 儿童膳食能量需要量(EER)、宏量营养素可接受范围(AMDR)、蛋白质推荐摄入量(RNI)

人群	EER/(kcal/d)		AMDR/(%E)				RNI	
							蛋白质(g/d)	
	男	女	总糖	添加糖	总脂肪	饱和 脂肪酸	男	女
0～6 月	90 kcal/(kg・d)	90 kcal/(kg・d)	—	—	48(AI)	—	9(AI)	9(AI)
7～12 月	80kcal/(kg・d)	80kcal/(kg・d)	—	—	40(AI)	—	20	20
1 岁	900	800	50～65	—	35(AI)	—	25	25

续表

人群	EER/(kcal/d)		AMDR/(%E)				RNI 蛋白质(g/d)	
	男	女	总糖	添加糖	总脂肪	饱和脂肪酸	男	女
2 岁	1100	1000	50～65	—	35(AI)	—	25	25
3 岁	1250	1200	50～65	—	35(AI)	—	30	30
4 岁	1300	1250	50～65	<10	20～30	<8	30	30
5 岁	1400	1300	50～65	<10	20～30	<8	30	30
6 岁	1400	1250	50～65	<10	20～30	<8	35	35
7 岁	1500	1350	50～65	<10	20～30	<8	40	40
8 岁	1650	1450	50～65	<10	20～30	<8	40	40
9 岁	1750	1550	50～65	<10	20～30	<8	45	45
10 岁	1800	1650	50～65	<10	20～30	<8	50	50
11 岁	2050	1800	50～65	<10	20～30	<8	60	55
14～17 岁	2500	2000	50～65	<10	20～30	<8	75	60

(中国营养学会.中国居民膳食指南(2022)[M].北京:人民卫生出版社,2022.)

 # 附录 19　中国男性儿童青少年血压参照标准

(单位:mmHg)

年龄/岁	SBP				DBP-K4				DBP-K5			
	P_{50}	P_{90}	P_{95}	P_{99}	P_{50}	P_{90}	P_{95}	P_{99}	P_{50}	P_{90}	P_{95}	P_{99}
3	90	102	105	112	57	66	69	73	54	66	69	73
4	91	103	107	114	58	67	70	74	55	67	70	74
5	93	106	110	117	60	69	72	77	56	68	71	77
6	95	108	112	120	61	71	74	80	58	69	73	78
7	97	111	115	123	62	73	77	83	59	71	74	80
8	98	113	117	125	63	75	78	85	61	72	76	82
9	99	114	119	127	64	76	79	86	62	74	77	83
10	101	115	120	129	64	76	80	87	64	74	78	84
11	102	117	122	131	65	77	81	88	64	75	78	84
12	103	119	124	133	66	78	81	88	65	75	78	84

续表

年龄/岁	SBP				DBP-K4				DBP-K5			
	P₅₀	P₉₀	P₉₅	P₉₉	P₅₀	P₉₀	P₉₅	P₉₉	P₅₀	P₉₀	P₉₅	P₉₉
13	104	120	125	135	66	78	82	89	65	75	79	84
14	106	122	127	138	67	79	83	90	65	76	79	84
15	107	124	129	140	69	80	84	90	66	76	79	85
16	108	125	130	141	70	81	85	91	66	76	79	85
17	110	127	132	142	71	82	85	91	67	77	80	86

（米杰,王天有,孟玲慧,等.中国儿童青少年血压参照标准的研究制定[J].中国循证儿科杂志,2010,5(1):4-14.）

 附录20 中国女性儿童青少年血压参照标准

（单位:mmHg）

年龄/岁	SBP				DBP-K4				DBP-K5			
	P₅₀	P₉₀	P₉₅	P₉₉	P₅₀	P₉₀	P₉₅	P₉₉	P₅₀	P₉₀	P₉₅	P₉₉
3	89	101	104	110	57	66	68	72	55	66	68	72
4	90	102	105	112	58	67	69	73	56	67	69	73
5	92	104	107	114	59	68	71	76	57	68	71	76
6	93	106	110	117	61	70	73	78	58	69	72	78
7	95	108	112	120	62	72	75	81	59	70	73	79
8	97	111	115	123	63	74	77	83	60	71	74	81
9	98	112	117	125	63	75	78	85	61	72	76	82
10	99	114	118	127	64	76	80	86	62	73	77	83
11	101	116	121	130	65	77	80	87	64	74	77	83
12	102	117	122	132	66	78	81	88	65	75	78	84
13	103	118	123	132	66	78	81	88	65	75	78	84
14	104	118	123	132	67	78	82	88	65	75	78	84
15	104	118	123	132	67	78	82	88	65	75	78	84
16	104	119	123	132	68	78	82	88	65	75	78	84
17	105	119	124	133	68	79	82	88	66	76	78	84

（米杰,王天有,孟玲慧,等.中国儿童青少年血压参照标准的研究制定[J].中国循证儿科杂志,2010,5(1):4-14.）

附录21 3～17岁男童年龄别及身高别血压参照标准

（单位:mmHg）

年龄 /岁	身高范围 /cm	收 缩 压				舒 张 压			
		P_{50}	P_{90}	P_{95}	P_{99}	P_{50}	P_{90}	P_{95}	P_{99}
3	<96	88	99	102	108	54	62	65	72
	96～97	88	100	103	109	54	63	65	72
	98～100	89	101	104	110	54	63	66	72
	101～103	90	102	105	112	54	63	66	73
	104～106	91	103	107	113	55	63	66	73
	107～108	92	104	107	114	55	63	66	73
	≥109	93	105	108	115	55	63	66	73
4	<102	89	101	104	111	55	64	67	74
	102～104	90	102	105	111	55	64	67	74
	105～107	91	103	106	113	55	64	67	74
	108～110	92	104	108	114	56	64	67	74
	111～113	93	106	109	115	56	64	67	74
	114～116	94	107	110	117	56	65	68	75
5	<109	92	104	107	114	56	65	68	75
	109～110	92	104	107	114	56	65	68	75
	111～113	93	105	109	115	56	65	68	75
	114～117	94	106	110	117	57	65	69	76
	118～120	95	108	111	118	57	66	69	76
	121～123	96	109	112	119	58	67	70	77
	≥124	97	110	113	120	58	67	70	77
6	<114	93	105	109	115	57	66	69	76
	114～116	94	106	110	116	57	66	69	76
	117～119	95	107	111	117	58	67	70	77
	120～123	96	108	112	119	58	67	70	78
	124～126	97	110	113	120	59	68	71	78
	127～129	98	111	115	121	59	69	72	79
	≥130	99	112	116	123	60	69	73	80

年龄 /岁	身高范围 /cm	收缩压				舒张压			
		P_{50}	P_{90}	P_{95}	P_{99}	P_{50}	P_{90}	P_{95}	P_{99}
7	<118	94	106	110	117	58	67	70	77
	118~120	95	107	111	118	58	67	70	78
	121~123	96	108	112	119	59	68	71	78
	124~127	97	110	113	120	59	68	72	79
	128~131	98	112	115	122	60	70	73	81
	132~135	100	113	117	124	61	71	74	82
	≥136	100	114	117	125	62	71	74	82
8	<121	95	108	111	118	59	68	71	78
	121~123	95	108	112	119	59	68	71	79
	124~127	97	110	113	120	60	69	72	80
	128~132	98	111	115	122	61	70	73	81
	133~136	99	113	117	124	62	71	74	82
	137~139	101	114	118	125	62	72	75	83
	≥140	102	115	119	127	63	73	76	84
9	<125	96	109	112	119	60	69	72	80
	125~128	96	109	113	120	60	69	73	80
	129~132	98	111	115	122	61	71	74	82
	133~137	99	113	117	124	62	72	75	83
	138~142	101	115	119	126	63	73	76	84
	143~145	102	116	120	128	64	74	77	85
	≥146	103	117	121	129	64	74	77	85
10	<130	97	110	114	121	61	70	74	81
	130~132	98	111	115	122	62	71	74	82
	133~137	99	113	116	124	62	72	75	83
	138~142	101	115	119	126	63	73	77	85
	143~147	102	117	120	128	64	74	77	85
	148~151	104	118	122	130	64	74	77	86
	≥152	105	119	123	131	64	74	77	86
11	<134	98	111	115	122	62	72	75	83
	134~137	99	112	116	124	63	72	76	84
	138~142	100	114	118	126	64	73	77	85
	143~148	102	116	120	128	64	74	78	86
	149~153	104	119	123	130	64	74	78	86
	154~157	106	120	124	132	64	74	78	86
	≥158	106	121	125	133	64	74	78	86

年龄 /岁	身高范围 /cm	收　缩　压				舒　张　压			
		P_{50}	P_{90}	P_{95}	P_{99}	P_{50}	P_{90}	P_{95}	P_{99}
12	<140	100	113	117	125	64	73	77	85
	140~144	101	115	119	126	64	74	78	86
	145~149	102	117	121	128	65	75	78	86
	150~155	104	119	123	131	65	75	78	86
	156~160	106	121	125	133	65	75	78	86
	161~164	108	123	127	135	65	75	78	87
	≥165	108	124	128	136	65	75	78	87
13	<147	102	116	120	128	65	75	78	86
	147~151	103	117	121	129	65	75	78	87
	152~156	104	119	123	131	65	75	79	87
	157~162	106	121	125	133	65	75	79	87
	163~167	108	123	128	136	65	75	79	87
	168~171	110	125	130	138	66	76	79	87
	≥172	110	126	130	139	66	76	79	88
14	<154	103	118	122	130	65	75	79	87
	154~157	104	119	124	132	65	75	79	87
	158~162	106	121	125	133	65	75	79	87
	163~167	108	123	128	136	65	75	79	87
	168~172	109	125	130	138	66	76	79	88
	173~176	111	127	131	140	66	76	80	88
	≥177	112	128	133	141	67	77	80	89
15	<158	105	120	124	132	65	76	79	87
	158~161	106	121	125	133	65	76	79	87
	162~166	107	122	127	135	66	76	79	88
	167~170	109	124	128	137	66	76	80	88
	171~174	110	126	131	139	66	77	80	89
	175~178	112	128	132	141	67	77	81	89
	≥179	113	129	133	142	67	77	81	90

续表

年龄/岁	身高范围/cm	收缩压				舒张压			
		P_{50}	P_{90}	P_{95}	P_{99}	P_{50}	P_{90}	P_{95}	P_{99}
16	<161	105	121	125	133	66	76	79	88
	161~164	106	121	126	134	66	76	79	88
	165~168	107	123	127	136	66	76	80	88
	169~172	109	125	129	138	66	76	80	88
	173~176	111	126	131	140	67	77	80	89
	177~179	112	128	133	141	67	77	81	90
	≥180	113	129	134	142	67	78	81	90
17	<163	106	121	126	134	66	76	80	88
	163~165	107	122	126	135	66	76	80	88
	166~169	108	124	128	136	66	76	80	88
	170~173	109	125	130	138	67	77	80	89
	174~177	111	127	131	140	67	77	81	89
	178~180	112	129	133	142	67	78	81	90
	≥181	113	129	134	143	68	78	82	90

（范晖,闫银坤,米杰.中国 3~17 岁儿童性别、年龄别和身高别血压参照标准[J].中华高血压杂志,2017,25(5): 428-435.）

 附录 22　3~17 岁女童年龄别及身高别血压参照标准

（单位:mmHg）

年龄/岁	身高范围/cm	收缩压				舒张压			
		P_{50}	P_{90}	P_{95}	P_{99}	P_{50}	P_{90}	P_{95}	P_{99}
3	<95	87	99	102	108	55	63	67	74
	95~96	88	99	103	109	55	63	67	74
	97~99	88	100	103	110	55	64	67	74
	100~102	89	101	104	111	55	64	67	74
	103~105	90	102	105	112	55	64	67	74
	106~107	91	103	106	113	55	64	67	75
	≥108	91	103	107	113	56	64	67	75

年龄/岁	身高范围/cm	收缩压				舒张压			
		P_{50}	P_{90}	P_{95}	P_{99}	P_{50}	P_{90}	P_{95}	P_{99}
4	<101	89	101	105	111	56	64	67	75
	101～103	89	101	105	111	56	64	67	75
	104～106	90	102	106	112	56	64	67	75
	107～109	91	103	107	113	56	64	67	75
	110～112	92	104	107	114	56	65	68	75
	113～114	93	105	109	115	56	65	68	76
5	<108	91	103	106	113	56	65	68	76
	108～109	91	103	107	113	56	65	68	76
	110～112	92	104	107	114	56	65	68	76
	113～116	93	105	109	115	57	65	68	76
	117～119	93	106	109	116	57	66	69	77
	120～122	94	107	111	117	58	66	70	77
	≥123	95	108	111	118	58	67	70	78
6	<113	92	104	108	115	57	65	69	76
	113～114	92	105	108	115	57	66	69	77
	115～118	93	106	109	116	57	66	69	77
	119～121	94	107	110	117	58	67	70	78
	122～125	95	108	112	118	58	67	71	79
	126～128	96	109	113	119	59	68	71	79
	≥129	97	110	114	121	59	69	72	80
7	<116	93	105	109	115	57	66	69	77
	116～118	93	106	109	116	57	66	69	77
	119～122	94	107	110	117	58	67	70	78
	123～126	95	108	112	119	59	68	71	79
	127～130	96	109	113	120	59	69	72	80
	131～133	97	111	114	122	60	69	73	81
	≥134	98	112	115	122	61	70	73	82

续表

年龄/岁	身高范围/cm	收缩压				舒张压			
		P_{50}	P_{90}	P_{95}	P_{99}	P_{50}	P_{90}	P_{95}	P_{99}
8	<120	94	106	110	116	58	67	70	78
	120~122	94	107	111	117	58	67	71	79
	123~126	95	108	112	119	59	68	71	79
	127~131	96	109	113	120	60	69	72	80
	132~135	98	111	115	122	61	70	73	82
	136~138	99	112	116	123	61	71	74	83
	≥139	100	113	117	124	62	71	75	83
9	<124	95	108	111	118	59	68	71	79
	124~127	95	108	112	119	59	68	72	80
	128~132	97	110	113	120	60	69	73	81
	133~136	98	111	115	122	61	71	74	82
	137~141	100	113	117	124	62	72	75	84
	142~145	101	114	118	125	63	72	76	84
	≥146	102	115	119	126	63	73	76	85
10	<130	96	109	113	120	60	69	73	81
	130~133	97	110	114	121	61	70	73	82
	134~138	99	112	115	123	62	71	75	83
	139~143	100	113	117	124	63	72	76	84
	144~147	101	115	119	126	63	73	76	85
	148~151	103	116	120	128	63	73	77	85
	≥152	103	117	121	129	64	73	77	86
11	<136	98	112	115	122	62	71	75	83
	136~139	99	113	116	123	62	72	75	84
	140~144	101	114	118	125	63	73	76	85
	145~149	102	116	120	127	64	73	77	86
	150~154	103	117	121	128	64	74	77	86
	155~157	104	118	122	130	64	74	77	86
	≥158	104	118	122	130	64	74	77	86

年龄/岁	身高范围/cm	收缩压				舒张压			
		P_{50}	P_{90}	P_{95}	P_{99}	P_{50}	P_{90}	P_{95}	P_{99}
12	＜142	100	113	117	124	63	73	76	85
	142～145	101	114	118	125	63	73	77	85
	146～150	102	116	120	127	64	74	77	86
	151～154	103	117	121	129	64	74	78	86
	155～158	104	118	122	130	64	74	78	87
	159～162	105	119	123	130	64	74	78	87
	≥163	105	119	123	131	64	74	78	87
13	＜147	101	115	119	126	64	74	77	86
	147～149	102	116	120	127	64	74	78	87
	150～153	103	117	121	128	64	74	78	87
	154～157	104	118	122	129	65	74	78	87
	158～161	105	119	123	130	65	74	78	87
	162～164	105	119	123	131	65	74	78	87
	≥165	105	119	123	131	65	75	78	87
14	＜149	102	116	120	127	65	74	78	87
	149～152	103	117	121	128	65	75	78	87
	153～155	104	118	122	129	65	75	78	87
	156～159	104	118	122	130	65	75	78	87
	160～163	105	119	123	130	65	75	78	87
	164～166	105	119	123	131	65	75	79	87
	≥167	106	120	124	131	65	75	79	88
15	＜151	103	116	120	128	65	75	79	87
	151～152	103	117	121	128	65	75	79	88
	153～156	104	118	122	129	65	75	79	88
	157～160	105	119	123	130	65	75	79	88
	161～163	105	119	123	131	65	75	79	88
	164～166	105	120	124	131	65	75	79	88
	≥167	106	120	124	131	65	75	79	88

续表

年龄/岁	身高范围/cm	收缩压				舒张压			
		P_{50}	P_{90}	P_{95}	P_{99}	P_{50}	P_{90}	P_{95}	P_{99}
16	<151	103	117	121	128	65	75	79	88
	151~153	103	117	121	129	65	75	79	88
	154~157	104	118	122	130	65	75	79	88
	158~160	105	119	123	130	65	75	79	88
	161~164	105	119	123	131	66	76	79	88
	165~167	106	120	124	131	66	76	79	88
	≥168	106	120	124	132	66	76	79	88
17	<152	103	117	121	129	66	76	79	88
	152~154	104	118	122	129	66	76	79	89
	155~157	104	118	122	130	66	76	80	89
	158~161	105	119	123	130	66	76	80	89
	162~164	105	119	124	131	66	76	80	89
	165~167	106	120	124	132	66	76	80	89
	≥168	106	120	124	132	66	76	80	89

（范晖,闫银坤,米杰.中国 3~17 岁儿童性别、年龄别和身高别血压参照标准[J].中华高血压杂志,2017,25(5)：428-435.）